加尔茨曼肩关节镜手术学

Gartsman's Shoulder Arthroscopy

（第 3 版）

原　著　Hussein Elkousy　　T. Bradley Edwards

主　审　林剑浩　北京大学人民医院 骨关节科

主　译　侯云飞　北京大学人民医院 骨关节科

译　者　倪　磊　北京大学人民医院 骨关节科

　　　　陈　坚　北京大学人民医院 骨关节科

　　　　孙铁铮　北京大学人民医院 骨关节科

　　　　姜　军　北京大学人民医院 骨关节科

　　　　侯云飞　北京大学人民医院 骨关节科

　　　　范文婷　北京大学人民医院 超声诊断科

　　　　李志坤　北京闻涛关节运动康复诊所

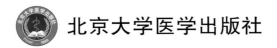

北京大学医学出版社

JIA'ERCIMAN JIANGUANJIEJING SHOUSHUXUE (DI 3 BAN)

图书在版编目（CIP）数据

　　加尔茨曼肩关节镜手术学：第 3 版 /（美）胡塞·埃
尔科 (Hussein Elkousy)，（美）T. 布拉德利·爱德华兹
(T. Bradley Edwards) 原著；侯云飞主译. 北京：北京大学
医学出版社，2023.10
　　书名原文：GARTSMAN' S SHOULDER ARTHROSCOPY,
THIRD EDITION
　　ISBN 978-7-5659-2910-6

　　Ⅰ.①加…　Ⅱ.①胡…②T…③侯…　Ⅲ.①肩关节
—关节镜—外科手术　Ⅳ.①R684

　　中国国家版本馆CIP 数据核字(2023) 第 088631 号

北京市版权局著作权合同登记号：图字：01-2023-1155

Elsevier (Singapore) Pte Ltd.
3 Killiney Road, #08-01 Winsland House I, Singapore 239519
Tel: (65) 6349-0200; Fax: (65) 6733-1817

加尔茨曼肩关节镜手术学（第 3 版）

主　　译：侯云飞
出版发行：北京大学医学出版社
地　　址：（100191）北京市海淀区学院路 38 号　北京大学医学部院内
电　　话：发行部 010-82802230；图书邮购 010-82802495
网　　址：http ://www.pumpress.com.cn
E － mail：booksale@bjmu.edu.cn
印　　刷：北京金康利印刷有限公司
经　　销：新华书店
责任编辑：冯智勇　　责任校对：靳新强　　责任印制：李　啸
开　　本：889 mm×1194 mm　1/16　印张：19.75　字数：630 千字
版　　次：2023 年 10 月第 1 版　2023 年 10 月第 1 次印刷
书　　号：ISBN 978-7-5659-2910-6
定　　价：218.00 元
版权所有，违者必究
（凡属质量问题请与本社发行部联系退换）

译者前言

随着人民生活水平的不断提高，人口老龄化已是不可避免的趋势；随着全民健身运动的普及以及体育运动职业化的不断深入，肩关节损伤患者的数量在迅速增加。肩关节损伤由于概念混淆和诊断模糊、损伤机制复杂以及治疗效果差等原因，其诊治一直是骨科领域中的难点之一。

关节镜技术被誉为20世纪骨科领域内的三大进展之一，已经彻底改变了人们对关节内疾病的认识和治疗。肩关节镜技术就是其突出典型。自进入20世纪90年代以来，肩关节镜技术进入黄金发展期，成为当前关节镜领域的热点之一。在过去的十余年里，肩关节镜技术得到了迅速普及，这对广大肩关节疾病患者来讲是一个福音。微创外科技术不仅是一种理念，还是外科技术今后进一步发展的目标。肩关节镜外科工作越来越受到国内从事肩部疾病及运动损伤治疗专家的重视。

《加尔茨曼肩关节镜手术学》是由美国得克萨斯大学运动医学中心、世界著名肩关节镜外科大师 Gary M. Gartsman 教授的同事及学生 Hussein Elkousy 和 T. Bradley Edwards 博士编写的一本非常实用的肩关节镜外科专著。本书重点围绕肩关节常见疾病及关节镜手术技术展开了简明、细致的阐述，内容涉及肩袖损伤、肩关节脱位、肩关节僵硬、骨折、关节炎、肩锁关节等相关问题，对肩关节镜的历史进行了回顾，同时对新技术、新进展也进行了展望。书中配有大量与手术步骤相匹配的图片，同时还提供了许多典型的病例，使读者对疾病诊断、手术操作等相关内容能有更加直观、清晰的理解。

翻阅本书，就如同在与作者面对面交流，令人受益匪浅。相信这部国际大师级专著的中文版的出版，能给广大骨科医生的临床实践提供借鉴和帮助，为国内肩关节镜技术的进一步普及、提高做出贡献。

本书的译者们克服了日常繁重的临床医疗、教育、科研等工作困难，利用业余时间完成了本书的翻译，在此向他们表达诚挚的谢意。翻译工作也得到了北京大学医学出版社编辑们的支持，在此向他们一并致谢！虽然译者、审校者都尽心尽力，但受水平所限，译释不当之处在所难免，还望各位不吝赐教，斧正助进，共同提高。

林剑浩
侯云飞

献　词

我要把本书献给 Gary Gartsman 医生。他帮助我掌握了肩部手术知识，提高了手术技能。他为我提供了从事肩关节外科工作的机会，并为我打开了事业的大门。我永远不会忘记他为我的职业生涯和个人提供的帮助。他的幽默让我难忘，我祝他退休生活愉快。

我也要将本书献给我的妻子 Iman 和我们的三个儿子 Laith、Sayf al Din 和 Zain al Din。感谢他们在本书撰写过程中的耐心、理解和支持。他们是我欢乐、幸福和力量的源泉。

Hussein Elkousy, MD

我要将本书献给我在肩关节镜领域的导师和好友 Gary Gartsman。15 年前，Gary 为我提供了在休斯敦的职位，从而真正改变了我的生活和职业生涯。当我在休斯敦每天都想念他的人格魅力和智慧时，我真的很高兴他在享受幸福的退休生活。

T. Bradley Edwards, MD

原著前言

在本书的上一版中，Gary Gartsman 参考了 1992 年出版的 *Arthroscopic Shoulder Surgery and Related Procedures* 一书，该书由他本人和哈佛大学的 Ellman 共同撰写。他将那本书描述为衔接传统的肩部开放手术和较新的关节镜手术这两种方法的一种尝试。尽管我们可能会看到肩关节镜技术的更多变化，但其中许多差距已被弥补。目前，几乎所有的肩部手术都可以在关节镜下完成，或者已经尝试过在关节镜下完成。事实上，许多手术现在都是在关节镜下进行的。

基于这个原因，本书第 3 版的基调与以前的版本相比略有变化。主要目标仍然是介绍如何进行肩关节镜手术，并根据我们的技术给读者提供需要考虑的知识及概念。这不尽然是基于当前循证医学的详尽介绍或文献综述。书中所描述的技术和我们处理肩关节病变的方法，包含了基于已发表数据的当今流行的观点，并且以图文并茂的方式呈现给读者，让他们应用于自己的实践。

本版内容与之前的版本相似，我们对解决肱二头肌病变和肩锁关节病变的方法进行了更多阐述。我们增加了更多关于如何处理肩袖和盂唇病变的技术介绍和图片。我们继续关注较新类型的非金属植入物，并纳入较新的无结技术。与此同时，我们保留了一些传统的内容，因为它们是所有肩关节镜医生应该熟悉的基本技能。我们更新了 70% 以上的图片，以反映自上一版出版以来肩关节镜手术的这些变化。

本书的另一个重大变化是 Gary Gartsman 在这本著作出版中的作用。本书的第 1 版于 2003 年出版，第 2 版于 2009 年出版。在这两个版本中，Gartsman 医生都提到了肩关节镜领域的一些伟大的名字和先驱者。Gartsman 医生现在已经超越了他作为肩关节外科医生的职业生涯，在肩关节镜的历史上留下了重要的一笔。本书以他的名字命名，是因为他的职业成就使他成为肩关节镜领域的精英人物。我们都很荣幸地说，他是我们的导师、同事和朋友。

Hussein Elkousy, MD
T. Bradley Edwards, MD

目　录

在本书的前一版本中，我们从当时很少有肩关节镜实践经验的外科医生进行相关训练的角度出发，进行肩关节镜教学。因此，我们将第 1 章命名为"进行过渡"。但目前，大多数年轻的骨科医生已经在住院医师或专科培训期间学习了肩关节镜技术的基本技能。尽管发生了这种变化，但是任何正在学习如何进行关节镜肩关节手术的外科医生仍然有必要制订计划或框架。实现此目的的两种基本技能包括：技术和知识。即使骨科医生在住院医师或专科培训期间可以学习肩关节镜技术的基本技能，但在各种培训计划中，这种经验差异很大。

关节镜与开放式修复

最重要的是做出决定：是采用肩关节镜手术还是使用开放式修复技术。如果外科医生对开放手术更熟悉，并且对患者的结局感到满意，那么他们可能没有理由采用肩关节镜手术。然而，外科医生会出于各种原因而决定获得或提高其关节镜检查技能（例如：相信关节镜技术会产生更好的结果；来自同事的压力；对学习新理念和新技术的渴望以及患者的需求）。

与开放手术相比，各种出版物和讲座都证明与开放手术相比，用关节镜技术治疗 2 期撞击、切除肩锁关节治疗关节炎、修复肩袖和治疗盂肱关节不稳定等可获得同样或更好的效果。

骨科医生要承受同伴的压力。当他们彼此谈论各种肩关节疾病及其治疗方法时，仅进行开放手术的外科医生可能会觉得自己落后于时代。尽管许多骨科医生通过开放式修复获得了良好的效果，但他们愿意尝试新的方法。

由于可获得知识的急剧增加，许多患者了解到了关节镜技术，并询问外科医生是通过关节镜还是采用开放技术来完成特定的手术。尽管可以提出强有力的论点来驳斥所有这些主张，但患者仍认为关节镜手术可减轻疼痛、减小瘢痕并加快康复速度。患者越来越坚持寻找能够通过关节镜进行手术的外科医生，并将关节镜视为能够治愈疾病的神奇工具。一些外科医生认为关节镜是外科手术工具箱的绝妙补充，而另一些人则根据他们的经验，只看到它的缺点。找到这其中的适当平衡是外科医生的任务（图 1.1～图 1.4）。

在开展关节镜手术之前，每位骨科医生都必须评估其执业方式并回答一些问题：您是否进行了足够多的肩关节手术？所有骨科医生都应该对诊断性盂肱关节镜检查感到熟悉，但并不是每个人都需要学习比这更高级的技术。如果您每年操作的肩关节手术少于 20～30 次，并且对开放式技术感到满意，我们不建议您花费时间和精力进行关节镜手术。在学习关节镜手术程序时，您是否有情绪上的稳定来应对不可避免的挫败感？记住，您将从熟悉而舒适

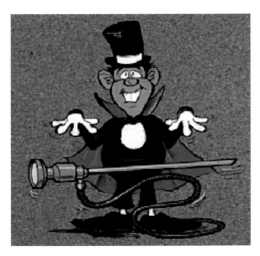

图 1.1　魔法器械？

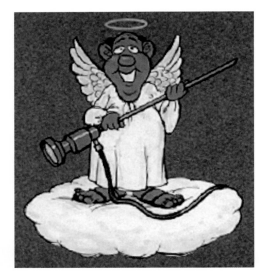

图 1.2　天使的魔杖？

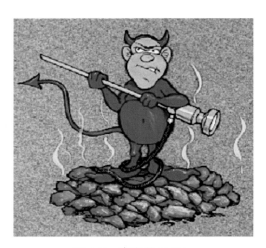

图 1.3　魔鬼的工具？

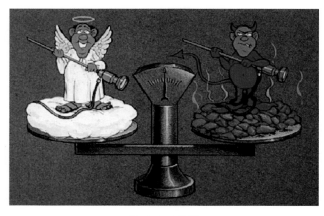

图 1.4　平衡

的状态过渡到不熟悉的、尴尬的状态。您已经具备必要的技术技能吗？如果您不能在 30 分钟或更短的时间内进行常规的关节镜下肩峰减压，那么您不具备执行更复杂的肩关节重建所需的技能。在面临更大挑战之前，先提高基本技能和速度。您如何获得必要的技能？每个外科医生必须制订一个学习计划，重点放在两个核心问题上：技术技能和知识。实际上，很难将两者分开。如果您不知道何时需要进行每个操作的用途和适应证，那么学习如何将缝线穿过盂肱下韧带进行缝合就几乎没有用处。

技术能力

　　大多数骨科医生在住院医师或专科培训期间学习肩关节镜技术的基础知识，但是对于那些没有此经历的人，可以使用其他资源。由美国骨科医师学会和北美关节镜协会开发和管理的骨科学习中心提供许多涵盖基础和高级肩关节镜技术的课程。在最先进的演讲厅中进行教学讲座、小组讨论和视频演示。该中心位于伊利诺伊州的 Rosemont，还设有一个尸体实验室，内有 48 个工作站，参与者可以练习关节镜仪器并在尸体标本上进行操作。

　　掌握关节镜技术的唯一可靠途径是练习和重复。有几门课程使用尸体让参与者磨炼自己的技能。但是，许多外科医师认为这些并不够，因为典型的课程可能包括关于关节镜下肩峰下减压，锁骨远端切除，开放 *vs* 关节镜下肩袖修复和开放 *vs* 关节镜下盂肱关节重建的讲座和操作指导。参与者没有足够的时间来学习所有技术。其他选择包括在模型或模拟器上进行操作（图 1.5 ~ 图 1.9）。这可以将技术技能提高到一定程度。我们过去开设一门小课程，仅限于 12 人注册，这门课程只关注一个主题——关节镜肩袖修复或处理盂肱关节不稳。在 2 天的时间内，参与者在塑料肩关节模型上进行修复操作，逐渐引入使用关节镜仪器和视频关节镜的技术。这使每个人都有充分的机会掌握必要的知识和技术技能（图 1.10）。后来，我们停止了该课程。

　　提升关节镜技术的最佳方法是关注开放式修复手术的细节。首先，在进行开放式修复或重建之前，趁机在关节镜下观察所有肩袖撕裂和不稳定的盂肱关节。了解一名 63 岁的全层肩袖撕裂患者的典型盂肱关节外观。从盂肱关节处，尝试找到撕裂。将关节镜移至肩峰下间隙，找到肩袖撕裂，并估算其大小和形状。请巡回护士记下这些测量值。

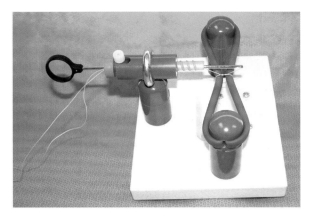

图 1.5　打结练习板

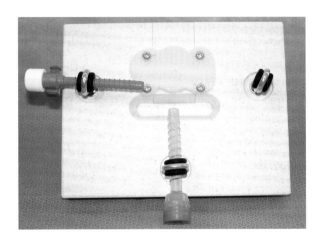

图 1.6　二维空间的肩袖修复

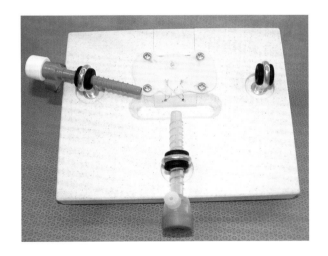

图 1.7　二维空间的肩袖修复

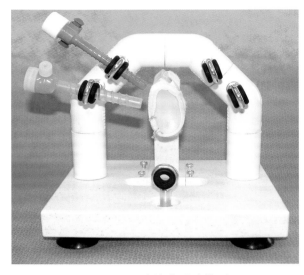

图 1.8　盂肱关节重建模型

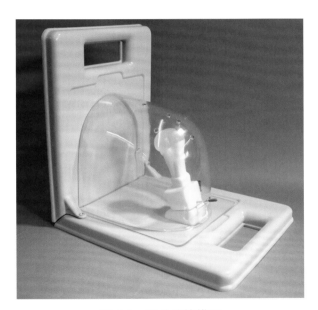

图 1.9　肩关节镜模型

接下来，打开肩关节并记录撕裂的大小和形状。通过实践，您会发现可以通过关节镜准确评估撕裂的大小和形状。在执行开放性 Bankart 手术之前，请使用关节镜确定 Bankart 病变并估算其大小，然后在开放修复期间将其与您的印象进行比较。

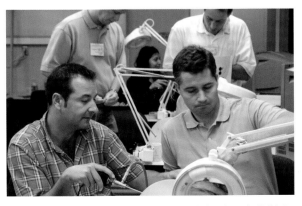

图 1.10　Joe W. King 邀请的肩袖修复课程中的学生

随着经验的增加，您的观察结果更加精确。当您从肩峰下间隙观察肩袖撕裂时，应用一个探钩测量撕裂的长度和宽度。置入抓钳并尝试确定撕裂的可修复性。抓住撕裂边缘的不同部分，然后将其拉到大结节附近的不同位置。这将帮助您学会审视通过关节镜观察的撕裂几何形状和修复后的几何形状。记下肌腱质量。在进行开放式修复并闭合皮肤后，将关节镜重新置入肩峰下空间，以查看完成修复后的外观。

从前面的描述中您可以理解，随着外科医生逐渐提高其技术水平并扩展其知识基础，从开放式修复到关节镜修复的过渡应缓慢进行。对于任何外科医生而言，一天之内很难习得关节镜下的肩袖修复术，第二天就从始至终地独自完成镜下修复则是更难的事情。使用稍后介绍的方法进行过渡可能最多需要 1 年的时间。

在操练基本的关节镜技能并增加知识的同时，学习关节镜修复所需的原理和技术步骤。例如，关节镜下肩袖的修复应从以下方面开始：盂肱关节检查，滑囊切除术，肩峰韧带处理以及肩峰成形术。您必须在该过程的各个方面都变成专家。在评估撕裂大小、几何形状和可修复性之后，您必须学会置入缝线锚钉，使缝线穿过肌腱，管理缝线并打结。幸运的是，您可以在进入手术室之前掌握这些技术。

缝线锚钉

自本书的前两版出版以来，缝线锚钉技术已发生重大变化。过去的锚钉只由金属制成。现在，我们有了聚醚醚酮（PEEK）材料、生物可吸收和生物复合材料锚钉。这些锚钉可以预装 1、2 或 3 根缝线，或者根本无缝线。过去，金属锚钉的重要特征（如孔眼方向）不再重要，因为缝线已装入许多非金属锚钉的中心。外科医生应向当地的制造商代表索要备用的缝线锚钉，并熟悉其特点。练习将锚钉置入到板中，并了解需要用多大力量。这些锚钉中的大多数都需要在放置之前创建一个导向孔。传统的金属锚钉则不需要。如果您使用最基本的金属锚钉，应该学习如何调整孔眼的方向，以使缝线容易滑动。此外，大多数（可能不是全部）锚钉固件都具有指示合适穿透深度的标志线，而金属锚钉通常具有使孔眼定向的指示线（图 1.11 ～ 图 1.13）。

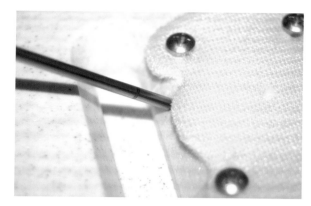

图 1.11   置入器上的激光线与孔眼平齐

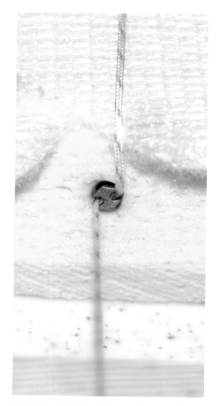

图 1.12   使孔眼与肌腱边缘平齐并可以使任一缝线自由滑动

穿过肌腱缝合

使缝线穿过肌腱或韧带有两种基本方法（图 1.14 ～ 图 1.31）。直接方法指使用器械来刺穿韧带或肌腱，并通过拉动或推动器械推出缝线。间接方法要求您使用穿过肌腱的某种单丝缝线，然后使用该单丝缝线将编织的缝线拉过软组织。

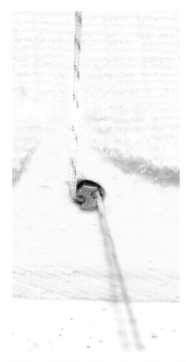

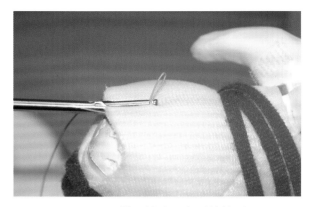

图 1.16 抽回针头，留下缝线环

图 1.13 使孔眼与肌腱边缘平齐并可以使任一缝线自由滑动

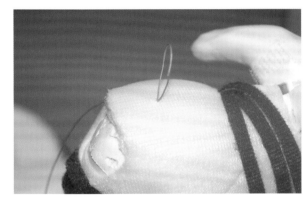

图 1.17 取回缝线枪，留下缝线环

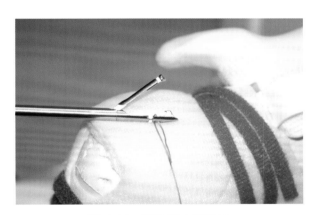

图 1.14 缝线载入缝线枪

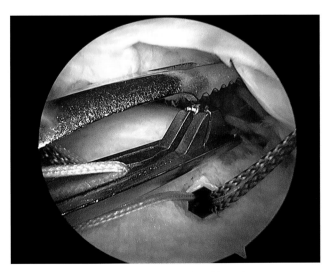

图 1.18 缝线枪的关节镜照片

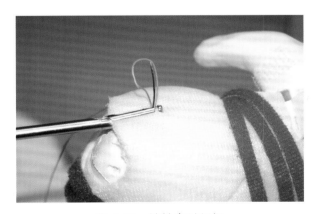

图 1.15 缝针穿过组织

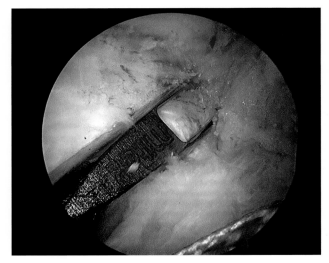

图 1.19　缝线枪抓住肩袖

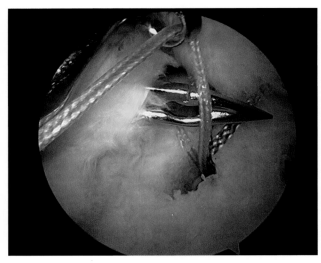

图 1.22　穿过肩袖的戳枪准备抓住锚钉的缝线

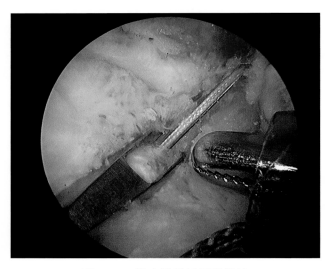

图 1.20　推出针后展开的缝线

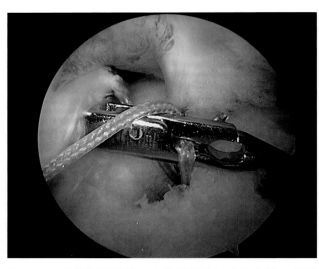

图 1.23　戳枪抓紧缝线。在将缝线拉过肩袖之前，将缝线向远侧滑入孔眼

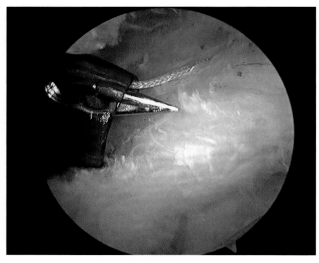

图 1.21　戳枪就位，穿刺肩袖

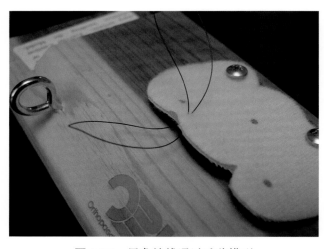

图 1.24　尼龙缝线通过毛毡模型

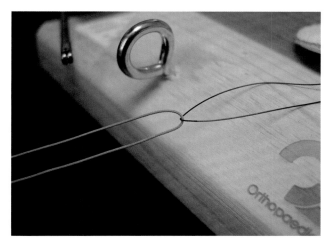

图 1.25　用于穿梭编织缝线的尼龙线

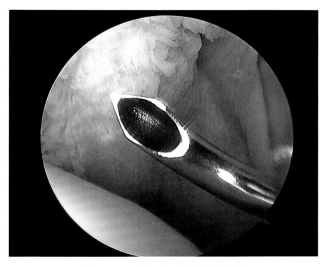

图 1.28　缝合钩尖的体内照片

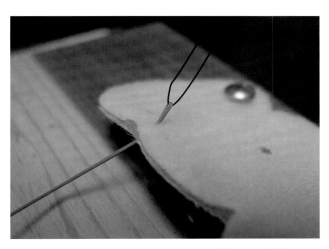

图 1.26　尼龙缝线用于将编织缝线拉过毛毡模型

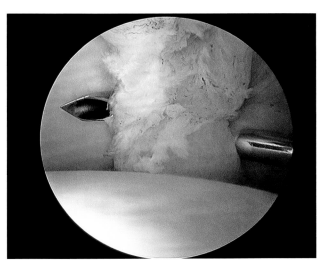

图 1.29　缝合钩穿过右肩前盂唇

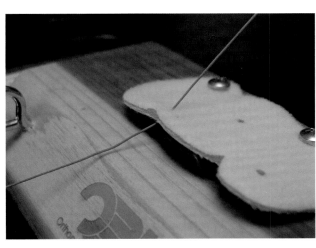

图 1.27　编织缝线穿过毛毡

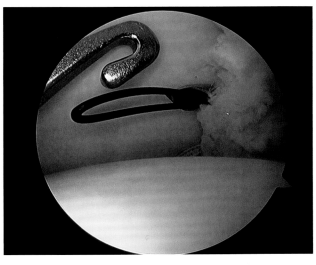

图 1.30　尼龙线环形端穿过盂唇缘

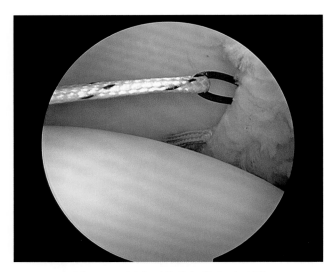

图 1.31　尼龙环将编织线穿过盂唇

缝线管理

　　缝线管理对于关节镜下肩关节重建至关重要。无论外科医生是在肩峰下间隙进行肩袖修复，还是在盂肱关节中进行盂肱关节重建，根本的问题是在过小的空间中缝线过多。有两种基本解决方案：在置入缝线时就将其打结绑扎，或通过套管或经皮切口将缝线拉出不阻挡视野或操作。尝试两种技术，确定哪种更适合您。即使在引入一根缝线后就立即打结，缝线管理也很重要。为了避免在将尖锐的器械穿过套管置入时使缝线破损，基本原则是使缝线远离工作套管。在肩峰下间隙，经皮锚钉置入是一种选择，但在盂肱关节中，由于必须穿透大量的软组织，因此并不那么容易。

　　要练习缝线管理，详细写下操作的每个步骤，并确定何时必须移动缝线。详细写下手术步骤，可以使您准确地了解需要进行多少次缝合操作。与您的手术团队成员一起讨论这些步骤，可以使他们更好地了解需要完成的工作，并对手术的复杂性有所了解。

　　您可以在进入手术室之前练习这些步骤。可以使用胶合板、毛毡和孔眼创建简单的模型，以模拟通道位置。将套管穿过孔眼，然后在中心置入锚钉。练习将缝线从一个套管移到另一个套管，直至非常熟练（参见图 1.24 ~ 图 1.27 和图 1.37 ~ 图 1.99）。兰尼·约翰逊（Lanny Johnson）喜欢说，当职业高尔夫球手打完高尔夫球后，他们便会练习高尔夫球。外科医生完成手术后，也会练习高尔夫球。也许我们可以向职业高尔夫球手学习。看到学

生练习 20 次后所取得的进步，真是太神奇了。

　　仅通过讲座和视频来教授这种复杂的操作是很困难的。每个步骤（握持器械、过线、缝线管理等）必须作为一个单独的单元进行讲授供学员掌握（图 1.32 ~ 图 1.36）。然后，必须以正确的顺序执行这些单元。在掌握了顺序之后，必须提高步骤的流畅性，直至它们成为常规操作。所有这些都应在有经验的关节镜医生的不断监督下进行，以使不良习惯在根深蒂固之前得到纠正。练习并不一定能使一个人的技术达到完美的地步，但练习却可以使人变得熟练。然而错误或无效地进行操作无益。

　　当我学习关节镜手术时，我在一张纸上画出了手术的基本步骤。从手术室借来引线器、推结器，缝线拉钩、环状抓钳、缝线和止血钳；并进行必要的操作，直到我感到熟练为止。我在这里讲述我曾经使用过的练习，并鼓励您与助手一起练习该过程，直到你们都熟悉自己的角色和必要的步骤。尽管这似乎很耗时，但这种准备在实际操作中会带来

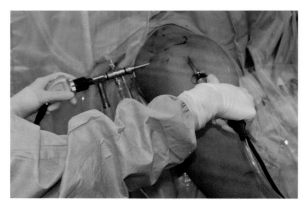

图 1.32　正确的手位置

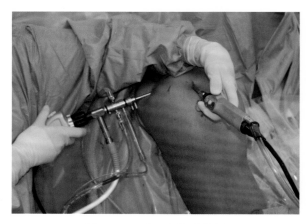

图 1.33　不正确的手位置

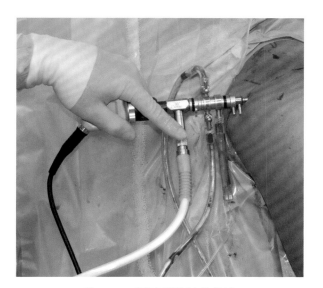

图 1.34　用示指旋转关节镜

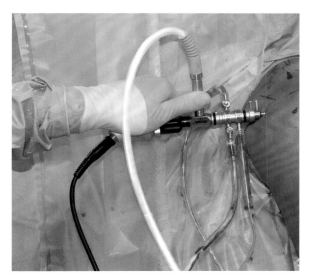

图 1.35　用拇指旋转关节镜

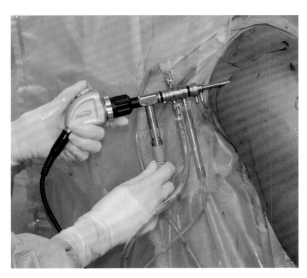

图 1.36　请勿用两只手旋转关节镜

很多好处。练习 1（参见图 1.37 ～ 图 1.47）模拟一个单锚钉、双缝合的肩袖修复术。稍后将这些步骤写在蓝色框中。练习 2（参见图 1.48 ～ 图 1.66）模

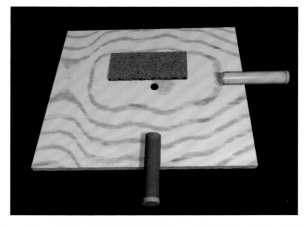

图 1.37　练习 1 模拟右肩的修复。前套管在右侧，外侧套管在底部。黑色毛毡代表肩袖肌腱

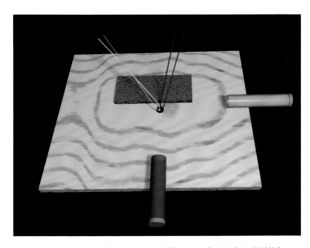

图 1.38　置入带有两根缝线（四支缝线）的锚钉

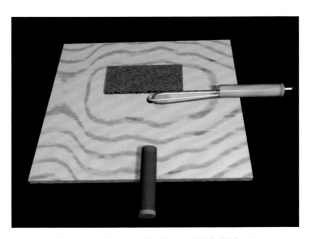

图 1.39　将四支缝线穿过前套管拉出

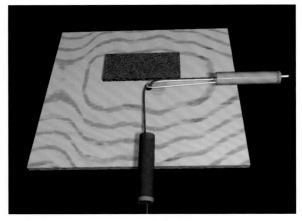

图 1.40   将一根蓝色线从侧方套管取出

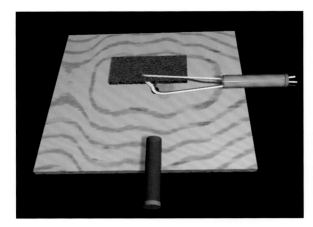

图 1.43   用缝合钩将其穿过毛毡

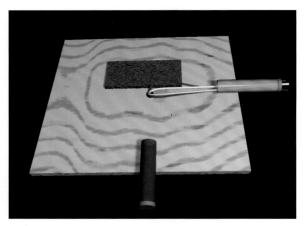

图 1.41   用缝合钩将其穿过毛毡

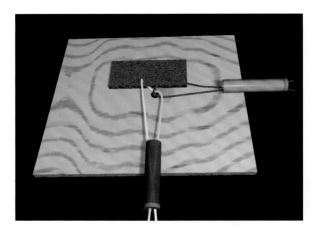

图 1.44   将两根白色缝线从外侧套管拉出

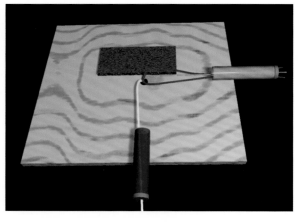

图 1.42   将一根白色的缝线拉出外侧套管

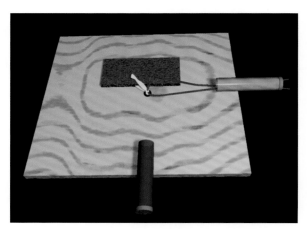

图 1.45   白色缝线打结

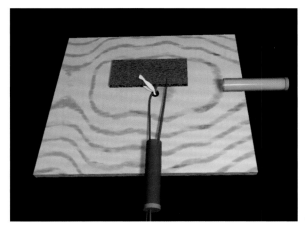

图 1.46　将两根蓝色缝线从外侧套管拉出

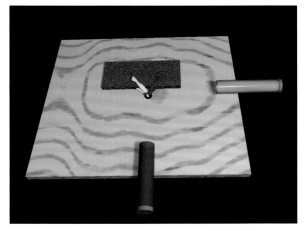

图 1.47　蓝色缝线打结

拟了一个双锚钉、四缝合的肩袖修复术。练习3（参见图 1.67 ~ 图 1.99）模拟了三锚钉、六缝合的复杂肩袖修复术。在蓝色框中描述了用于 Bankart 修复的双载缝线锚钉的手术步骤。

关节镜打结

因为关节镜肩关节重建手术涉及软组织修复，所以打结是一项关键技能。外科医生不愿意用关节镜打结，使得"预打结"或"无结"装置创造出一个蓬勃发展的产业。这些设备中都需要许多步骤，这些步骤可能与打结一样乏味。此外，这些设备并非总是手头可用，并且有相关的成本，这可能会使它们的吸引力降低。学习关节镜打结可能很困难，但通过指导和实践，就可以掌握。外科医生每天在开放手术中打结。关节镜打结类似，不同之处在于推结器取代了外科医生的示指。结可以为方结，也可以是一系列交替方向的半结。如果操作正确，关节镜打结的强度可以与开放技术中打结的强度相同。无结锚钉当然有其地位，并在特定情况下可以展现使它们优于传统打结的优势，但是在某些出现问题的情况下您需要使用打结时，打结技巧总是有用的。

关节镜肩袖修复——缝线枪技术（单锚钉，双缝线；见图 1.37 ~ 图 1.47 ）

- 将锚钉通过外侧套管置入到靠前的位置。
- 使用缝线拉钩将蓝色和白色缝线从前套管拉出。
- 使用缝线拉钩将一根蓝色的缝线从前套管拉到外侧套管。
- 将蓝色缝线装载在缝线枪上。
- 将缝线枪穿过外侧套管。
- 抓住肌腱。
- 推针并推动蓝色缝线穿过肌腱。
- 撤回针。
- 将抓线器穿过前套管，并抓住经过肌腱伸出的蓝色缝线。
- 从外侧套管中取出缝线枪。
- 使用抓线器通过前套管将缝线拉出。
- 用止血钳夹住两根蓝色缝线。
- 用缝线拉钩将一组白色缝线从前套管拉到外侧套管。
- 将白线装载到缝线枪上。
- 将缝线枪置入外侧套管。

- 抓住肌腱。
- 推出针头，并将白色缝线穿过肌腱。
- 撤回针。
- 在前套管中置入一个抓线器，并抓住从肌腱伸出的白色缝线。
- 从外侧套管中取出缝线枪。
- 使用抓线器通过前套管将缝线拉出。
- 松开白色缝线的止血钳。
- 从外侧套管应用缝线拉钩从前方套管取出两根白色缝线。
- 使用环状抓线器解开缝线的缠绕。
- 白色缝线打结。
- 松开蓝色缝线的止血钳。
- 将蓝色缝线从前套管移至外侧套管。
- 使用环状抓线器解开缝线的缠绕。
- 蓝色缝线打结。

关节镜 Bankart 修复——应用缝合钩，双载缝线锚钉

- 由后方置入关节镜。
- 用腰穿针确定前下方通道，位于肩胛下肌腱上方，紧贴肩胛下肌腱。
- 置入 8 mm 套管。
- 用腰穿针定位前上方通道，位于肱二头肌腱从肩袖间隙穿出处。
- 置入金属套管并在前方通道置入关节镜以查看关节后方。
- 将关节镜向后退，并在前方置入 5.5 mm 工作套管。
- 将探钩经前上套管置入，以确定 Bankart 病变的程度。
- 将刨刀经前上套管置入，清理肩胛颈前方的软组织。
- 置入磨钻将肩胛骨颈部去皮质化。
- 去除前上套管。
- 将金属套管置入前上通道。
- 观察肩胛颈去皮质化的情况。
- 将关节镜移至后方通道。
- 确定修复 Bankart 病变需要多少颗锚钉。
- 用磨钻或开路锥标记锚钉位置。
- 将钻头经过前上套管置入，以钻出固定孔。
- 将锚钉经过前上套管置入，并置入最下方的钻孔中。

- 取出置入器。
- 将来自下方锚钉的 4 根缝线从前上方通道取出。
- 将缝合钩从前下套管置入，并刺穿关节囊和盂唇。
- 将尼龙或钢丝线的带环端推入关节。
- 从前上通道应用缝线拉钩取出尼龙或钢丝线的带环端。
- 从前下通道取出缝合钩，并用止血钳夹住从前下套管穿出的缝线。
- 尼龙或钢丝缝线环应在前上套管的外面。
- 通过前下套管，用缝线拉钩取出一根锚钉缝线，注意不要误将缝线从锚钉上脱出。
- 经过前上套管，置入一个环状抓线器，并将从前下通道取出的缝线套入尼龙或钢丝线的套环中。
- 穿入 6 cm。
- 对止血钳施加牵引力，然后将指定的锚钉缝线从前上通道拉入关节，穿过盂唇，然后从前下套管取出。
- 现在，同一缝线的两个姐妹支均通过前下套管。
- 将两个姐妹支打结。
- 重复上述步骤，对同一锚钉的其他缝线进行打结操作。
- 根据需要应用其他锚钉并重复以上步骤。

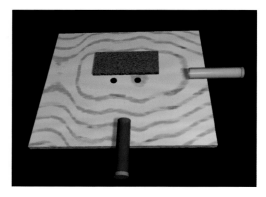

图 1.48　练习 2 模拟右肩的修复。前套管在右侧，外侧套管在底部。黑色毛毡代表肩袖肌腱。有两个用于锚钉的钻孔

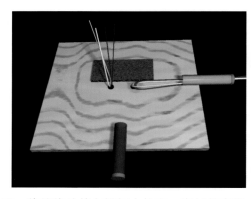

图 1.50　将缝线从前方锚钉中拉出，穿过前套管。应用止血钳夹住

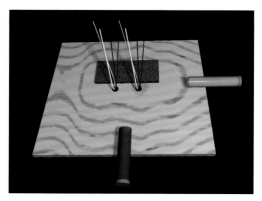

图 1.49　置入两个锚钉——共有 4 根缝线、8 条线端

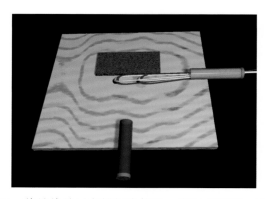

图 1.51　将缝线从后方锚钉中拉出，穿过前套管。应用止血钳夹住

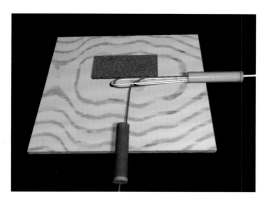

图 1.52　从前方锚钉中取出一根蓝色缝线，并通过外侧套管将其拉出

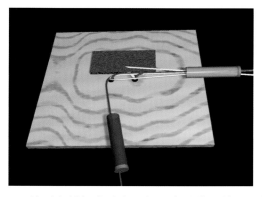

图 1.56　从后方锚钉中取出一根蓝色缝线，并通过外侧套管将其拉出

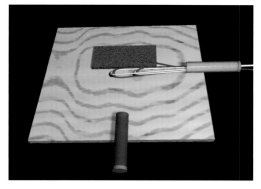

图 1.53　将缝线穿过毛毡，然后通过前套管将其拉出

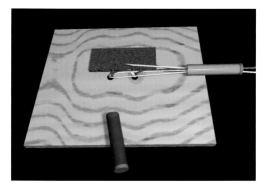

图 1.57　将缝线穿过毛毡，然后通过前套管将其拉出

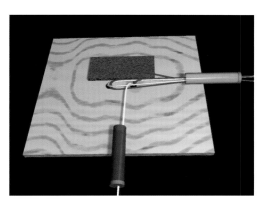

图 1.54　从前方锚钉中取出一根白色缝线，并通过侧套管将其拉出

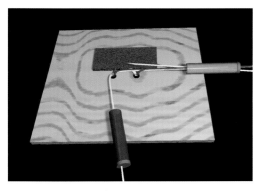

图 1.58　从后方锚钉中取出一根白色缝线，并通过侧套管将其拉出

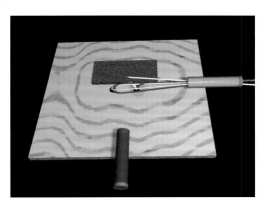

图 1.55　将缝线穿过毛毡，然后通过前套管将其拉出

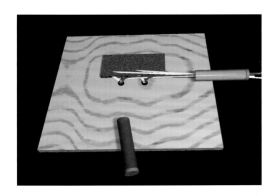

图 1.59　将缝线穿过毛毡，然后通过前套管将其拉出

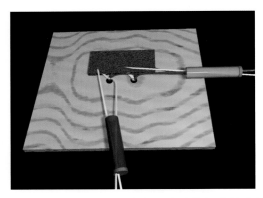

图 1.60　将两支后方锚钉白色缝线从外侧套管中拉出

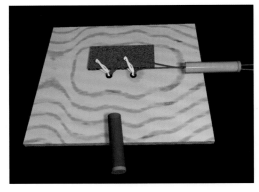

图 1.64　重复前方锚钉白线缝合的步骤

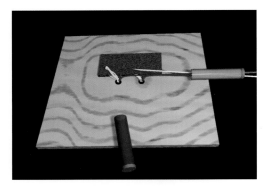

图 1.61　打结这些缝线

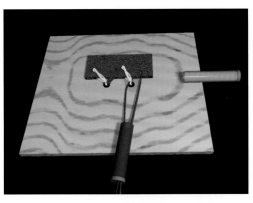

图 1.65　从前套管中取出两条前方锚钉蓝色缝线，并通过外侧套管将其拉出

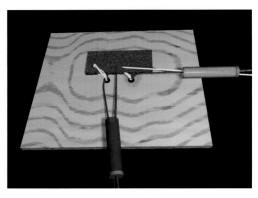

图 1.62　将两条后方锚钉蓝色缝线从外侧套管中拉出

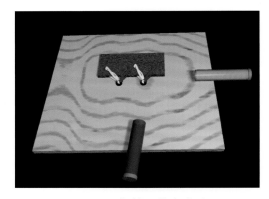

图 1.66　打结，修复完成

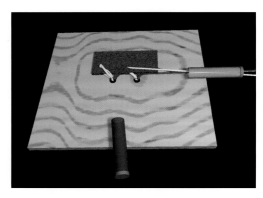

图 1.63　打结这些缝线

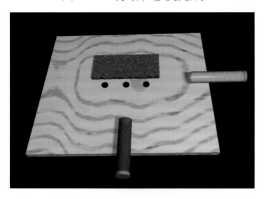

图 1.67　练习 3 模拟修复大型或巨大的肩袖撕裂。前套管在右侧，外侧套管在底部。黑色毛毡代表肩袖肌腱。有 3 个锚孔

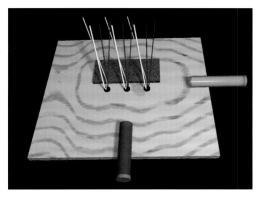

图 1.68　置入 3 个锚钉——共有 6 根缝线和 12 个线端

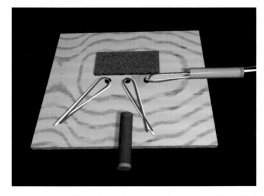

图 1.72　将中间锚钉缝线从前套管移开，模拟前外侧经皮入路将其移除

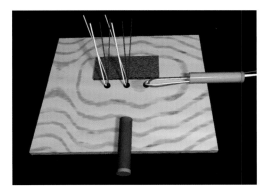

图 1.69　将前方锚钉缝线穿过前套管拉出

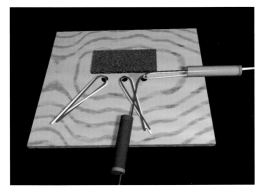

图 1.73　一根前方锚钉蓝色缝线通过侧方套管拔出

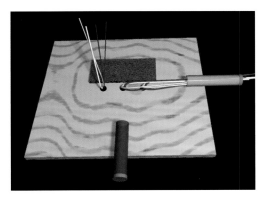

图 1.70　将中间锚钉缝线穿过前套管拉出

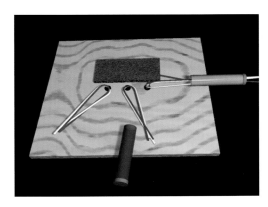

图 1.74　将缝线穿过毛毡，然后通过前套管取出

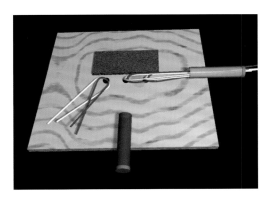

图 1.71　将后方锚钉的缝线从外侧套管中移出，模拟通过后外侧经皮入路将其移出

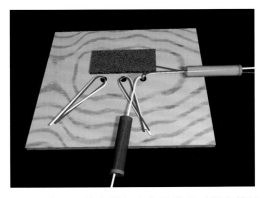

图 1.75　将一根前方锚钉白色缝线通过侧套管拔出

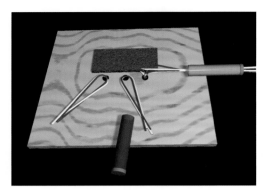

图 1.76　将缝线穿过毛毡，然后通过前套管取出

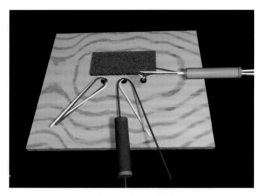

图 1.77　从前外侧经皮入路中取出一根中间锚钉蓝色缝线，并通过外侧套管将其取出

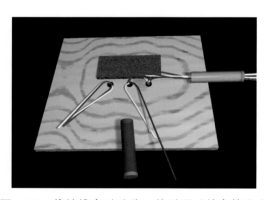

图 1.78　将缝线穿过毛毡，然后通过前套管取出

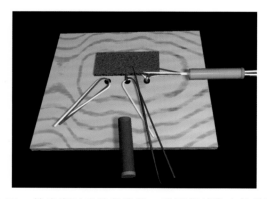

图 1.79　抽出穿过毛毡的缝线，然后将其拉出前外侧经皮入路

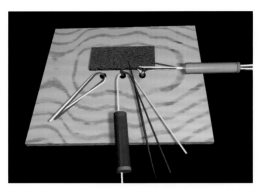

图 1.80　从前外侧经皮入路中抓住中间锚钉的一支白色缝线，并通过外侧套管将其拉出

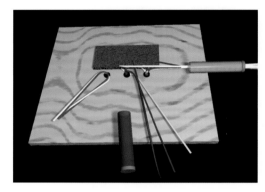

图 1.81　将缝线穿过毛毡，然后通过前套管取出

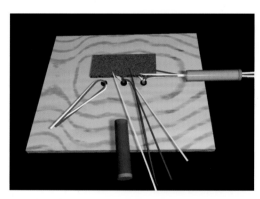

图 1.82　抽出穿过毛毡的缝线，并将其拉出前外侧经皮入路

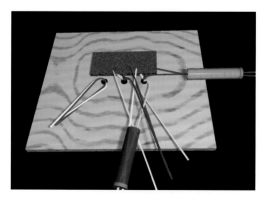

图 1.83　从前套管中抓住前方锚钉白色缝线，并通过侧套管将其拉出

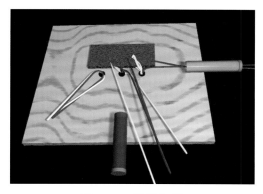

图 1.84　缝线打结

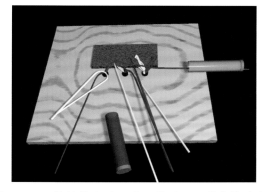

图 1.88　将缝线穿过毛毡，然后通过前套管取出

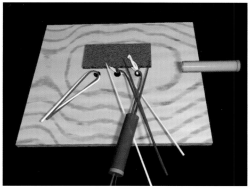

图 1.85　从前套管中抓住前方锚钉蓝色缝线，并通过外侧套管将其拉出

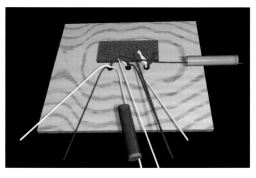

图 1.89　从后外侧经皮入路中抓住后方锚钉白色缝线，并通过外侧套管将其拉出

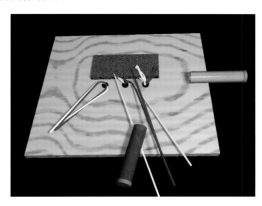

图 1.86　打结

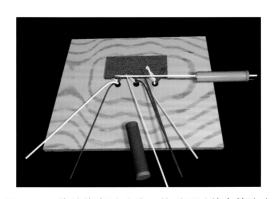

图 1.90　将缝线穿过毛毡，然后通过前套管取出

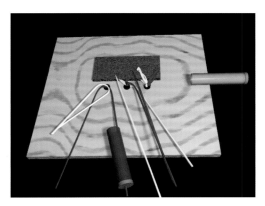

图 1.87　从后外侧经皮入路中抓住后方锚钉蓝色缝线，并通过外侧套管将其拉出

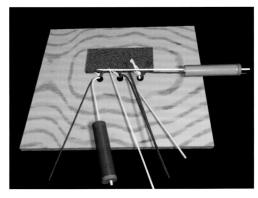

图 1.91　从后外侧经皮入路中抓住后方锚钉白色缝线，并通过外侧套管将其取出

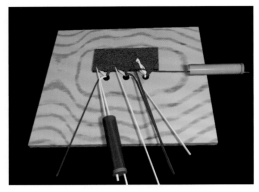

图 1.92　从前套管抓住后方锚钉白色缝线，并通过外侧套管取出

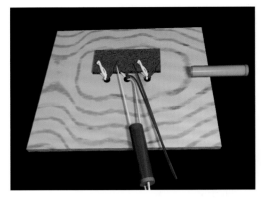

图 1.96　抓住中间锚钉的两根白色缝线，并通过外侧套管将其取出

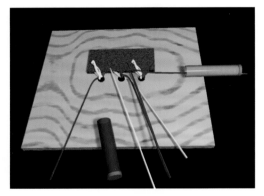

图 1.93　后方锚钉的白色缝线打结

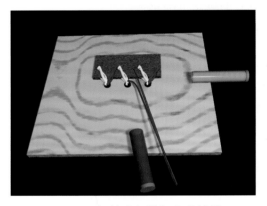

图 1.97　打结中间锚钉白色缝线

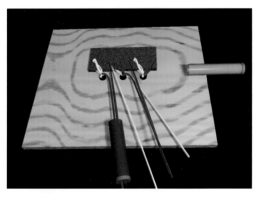

图 1.94　抓住两个后方锚钉蓝色缝线，并通过外侧套管将其取出

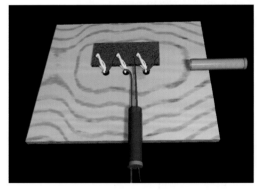

图 1.98　取下中间锚钉蓝色缝线，并通过外侧套管将其取出

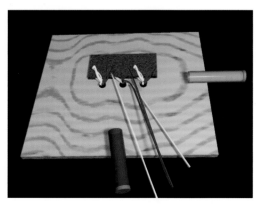

图 1.95　将后方锚钉的蓝色缝线打结

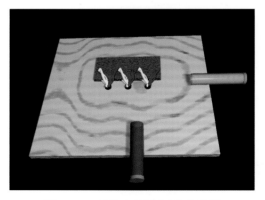

图 1.99　系住中间锚钉蓝色缝线

打结的概念

　　了解结的特性通常很有帮助。结具有两个重要的常规属性：环安全性和结安全性。环安全性是指一个结紧紧抓住两个相邻组织的牢靠程度。不同结之间的环安全性会有所不同。高环安全性是理想的目标。结安全性是指结的内部摩擦力，可防止结在面对外力时松开。高结安全性是理想的，这将意味着结不会松开并失去张力。多项研究表明，结的安全性不取决于半结的数量。通常公认的是，打方结，打结方向相反的 3 个结就可以实现高的结安全性。

　　轴线的概念也很重要。轴线被定义为该束缝线保持张力的同时另一根缝线缠绕在其周围。轴线不一定必然在推结器内（图 1.100 和图 1.101）。实际上，更常见的情况是，在推结器外的另一束。只需通过向不同的缝线施加张力即可更改轴线。通过理解和改变轴线，在任何情况下都可以打方结和半结，以实现对相邻组织的牢固固定（图 1.102 ~ 图 1.105）。

结的类型

　　关节镜打结通常分为两种类型：滑结和非滑结。滑结：拉动缝线的一支（通常穿过缝线锚钉）将导致该结向下滑动到组织或固定点。在此操作过程中，缝线将组织滑至缝线锚钉。常见的滑动结有 Duncan 结、Tennessee 结、Weston 结 和 Samsung Medical Center（SMC）结。一个非滑结则固定在两个缝线之间的某个位置，通常在组织或锚钉处；拉动一根线不会导致结滑动。最常见的非滑结是简单的半结。

　　滑结又进一步分为锁定结和非锁定结。锁定结，顾名思义，一旦打了第二个结进行锁定，结就被锁定在适当的位置。而完成第二个结后，非锁定结不会保持其位置。一个例子是 Duncan 结（图 1.106）。锁定结的优点在于，一方面，它们将保持初始结的环安全性，而随后打的半结则确保结安全性。但是，锁定结的缺点是，如果打得不好，可能会过早锁定，并且会使通过的缝线变得无用，或者很难解开重新打结。另一方面，尽管非锁定结不会过早地锁定，其缺点是环安全性可能会因随后的打结而受到损害，并且导致组织松脱。滑动锁定结的例子有 Tennessee 结、Weston 结和 SMC 结。

　　外科医生应熟悉如何打两种类型的结。非滑结是最有用的类型，是外科医生的"底线"。因为非

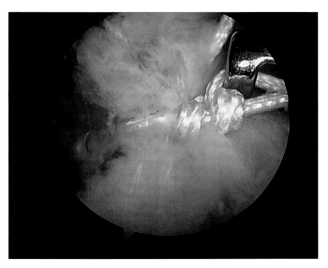

图 1.100　关节镜下推结器在绕线上，一个个半结打在轴线上

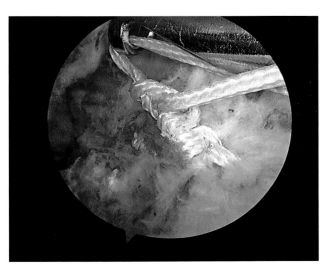

图 1.101　推结器在轴线上，并且推过结体

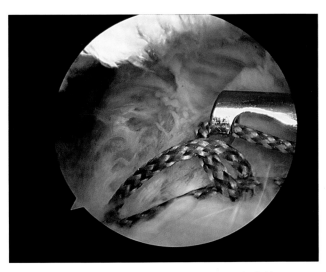

图 1.102　推结器在绕线上，周围有半结

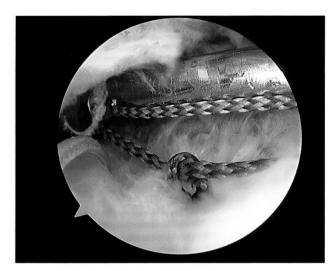

图 1.103   两根缝线上的张力相等

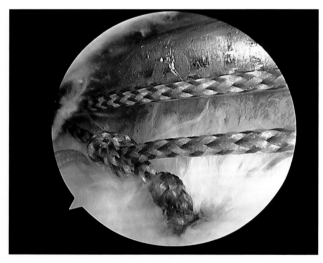

图 1.104   用推结器越过前面的结，松开在第二根缝线上的张力使推结器上的缝线支成为轴线

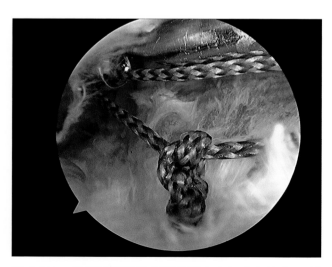

图 1.105   保持两根缝线相等的张力会打成方结或"平"结

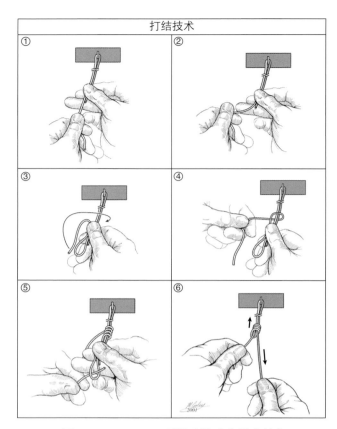

图 1.106   Duncan 环结（滑动非锁定结）

滑结是最实用的，在缝线不需要滑动组织时会使用。一旦打了一个滑结或非滑结，后续的结均为非滑结。非滑结最常见的模式就是单手打结技术，包括正手打结和反手打结（图 1.107 ~ 图 1.113 和图 1.114 ~ 图 1.170）。这些技术均可确保结的安全性。

打结步骤

缝线穿过软组织后，确认没有缠绕。使用环状抓线器穿过线的一支，然后撤回器械。打每个结之前，请执行此步骤。将线的一支放置于推结器中。这根缝线通常是最靠近您的那条。例如，在肩袖修复中，将推结器放置在从缝线锚钉引出并由套管穿出的缝线分支上。自由端是已穿过肌腱而被放置在较远侧的缝线一支。将止血钳夹在通过推结器的缝线分支上，以便在将推结器向下推进时有可以牵拉的东西。

为了在实现结安全性之前实现环安全性，第一个结与后续的结略有不同。这种差异源于需要让第二个结滑动。通常，要绑扎的肌腱或韧带处于有张力状态，并且在第一结后会稍微缩回。解决该问题的一种方法是助手用组织抓钳抓住软组织来消除软组织上的张力。另一种方法是应用牵引缝线穿过软

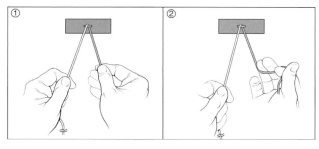

图 1.107　单手反手打结

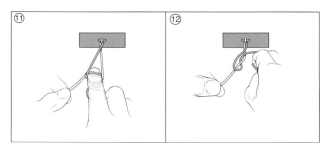

图 1.112　单手正手打结

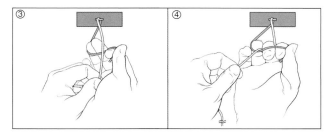

图 1.108　单手反手打结

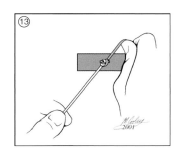

图 1.113　单手正手打结

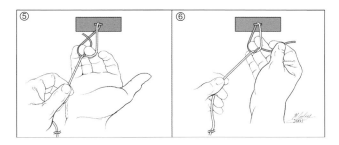

图 1.109　单手反手打结

组织并实施牵引。

　　我们在这里描述的第三种方法指第二结滑结技术。常规情况下，用正手或反手打第一个结。在同一方向上再打第二个结，然后将其缓慢推入套管。检查以确保缝线未缠绕。对轴线施以拉力，并释放另一线的所有张力。结将向下滑动至软组织而不会锁定，使软组织相互靠近。越过锁定点并锁定第二个结。

　　如果您首先打了两个正手结，那么第三个结应该是反手结。最好保持相同的顺序。尽量使镜下打结的步骤与开放手术打结的步骤尽可能相似。使用推结器越过第三个结。朝与第一个结方向相同的方向（正手结）打第四个结，然后将结锁定。现在，最后一次反转结的方向（反手结）打第五个结。再一次越过锁定点。通过在第二个结之后越过锁定点的位置，从而优化了结的安全性。作为替代方案，也可以在相反的方向上施加相等张力，从第三个结开始一直打方结。

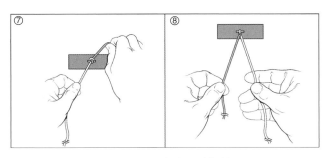

图 1.110　单手反手打结

　　为了精通关节镜打结技术，外科医生必须精通医学院或外科实习中教学的单手打结。实现此目的的一种方法是通过在开放式修复过程中用推结器打结并逐渐过渡到关节镜手术中，并随着技能的提高而转向关节镜打结。这些步骤在图 1.107～图 1.170 中示出。显示单手打成滑结，然后应用方结锁定。如图中所示，与初次的手术缝合相比，在模型教具上通常更易于实践。

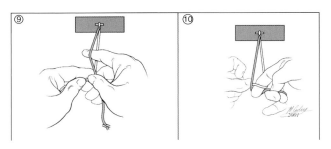

图 1.111　单手正手打结

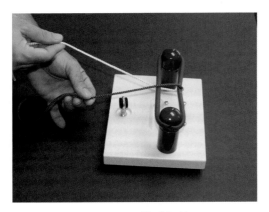

图 1.114　单手打结

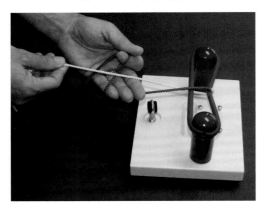

图 1.115　单手打结

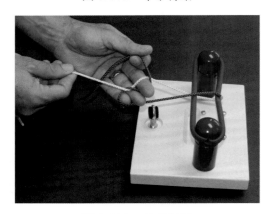

图 1.116　单手打结

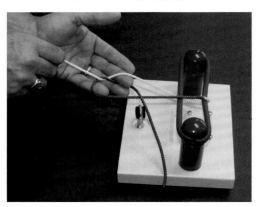

图 1.117　单手打结

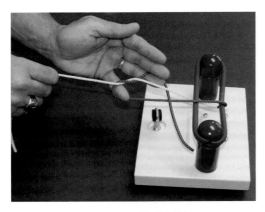

图 1.118　单手打结

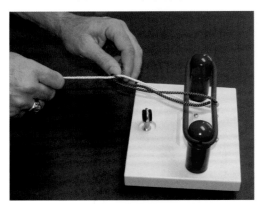

图 1.119　单手打结

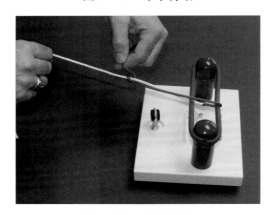

图 1.120　单手打结

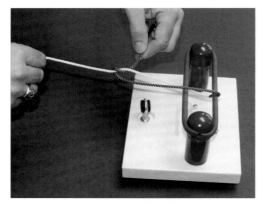

图 1.121　单手打结

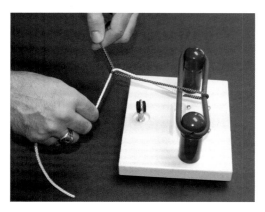

图 1.122　单手打结

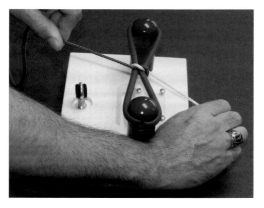

图 1.126　单手打结

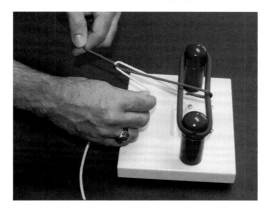

图 1.123　单手打结

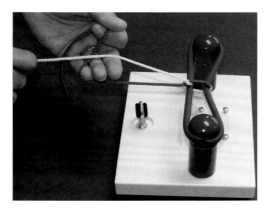

图 1.127　单手打结

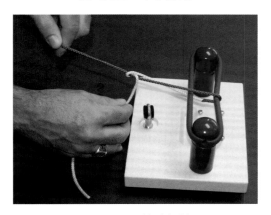

图 1.124　单手打结

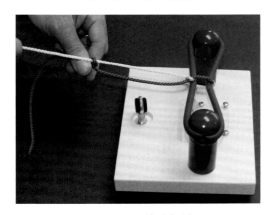

图 1.128　单手打结

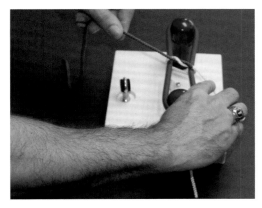

图 1.125　单手打结

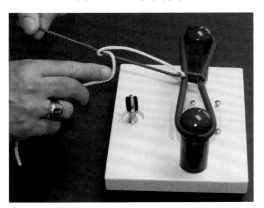

图 1.129　单手打结

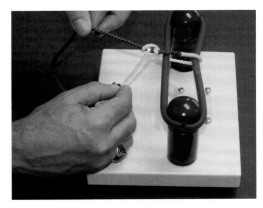

图 1.130　单手打结

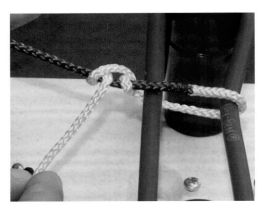

图 1.131　单手打结

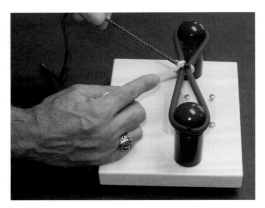

图 1.132　单手打结

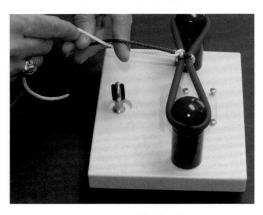

图 1.133　单手打结

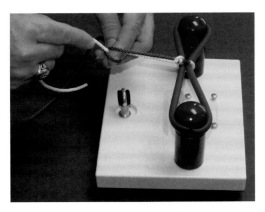

图 1.134　单手打结

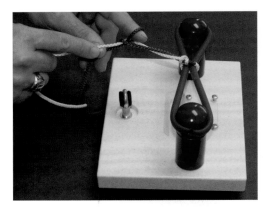

图 1.135　单手打结

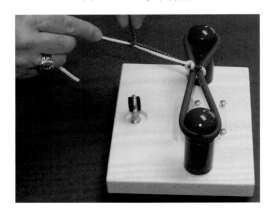

图 1.136　单手打结

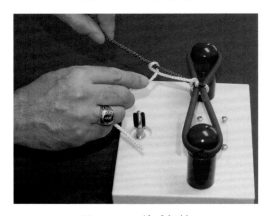

图 1.137　单手打结

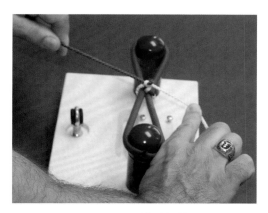

图 1.138　单手打结

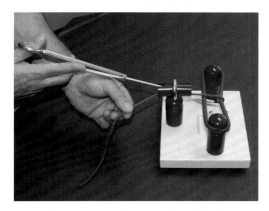

图 1.139　使用推结器单手打结

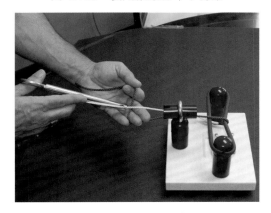

图 1.140　使用推结器单手打结

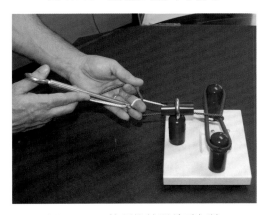

图 1.141　使用推结器单手打结

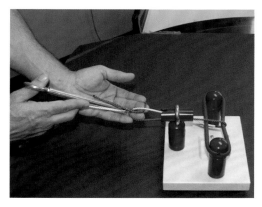

图 1.142　使用推结器单手打结

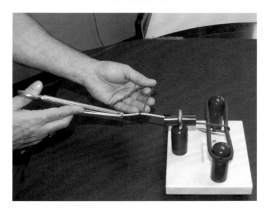

图 1.143　使用推结器单手打结

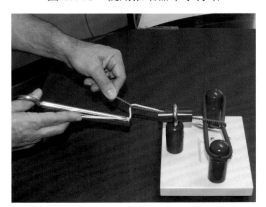

图 1.144　使用推结器单手打结

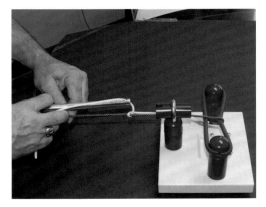

图 1.145　使用推结器单手打结

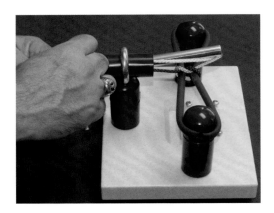

图 1.146　使用推结器单手打结

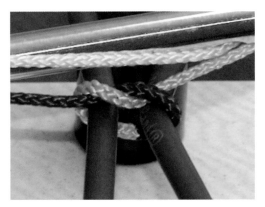

图 1.147　使用推结器单手打结

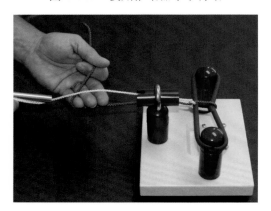

图 1.148　使用推结器单手打结

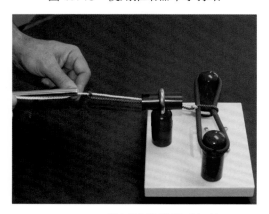

图 1.149　使用推结器单手打结

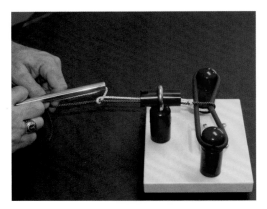

图 1.150　使用推结器单手打结

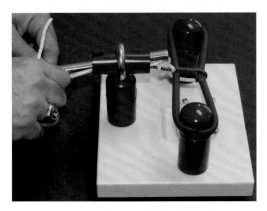

图 1.151　使用推结器单手打结

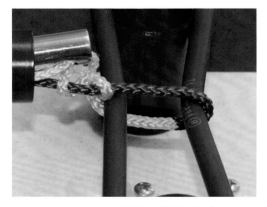

图 1.152　使用推结器单手打结

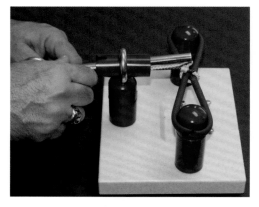

图 1.153　使用推结器单手打结

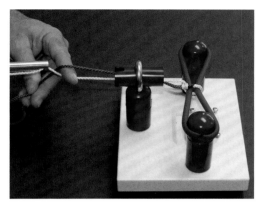

图 1.154　使用推结器单手打结

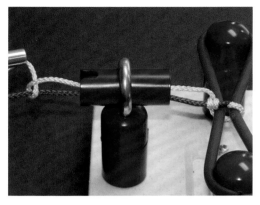

图 1.158　使用推结器单手打结

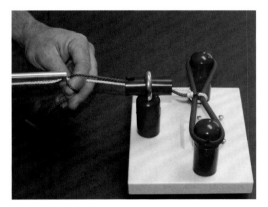

图 1.155　使用推结器单手打结

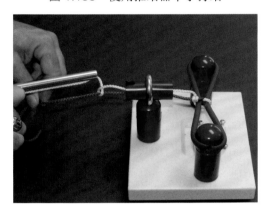

图 1.159　使用推结器单手打结

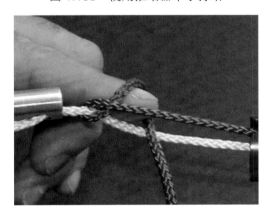

图 1.156　使用推结器单手打结

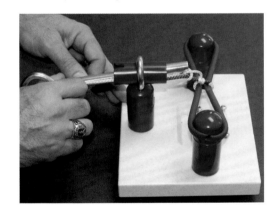

图 1.160　使用推结器单手打结

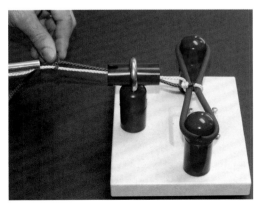

图 1.157　使用推结器单手打结

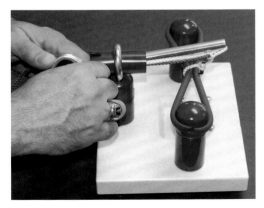

图 1.161　使用推结器单手打结

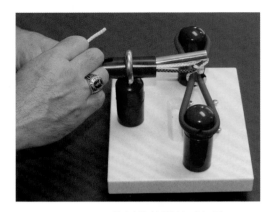

图 1.162   使用推结器单手打结

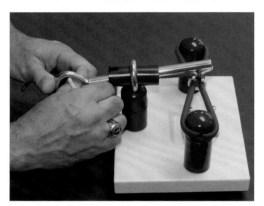

图 1.163   使用推结器单手打结

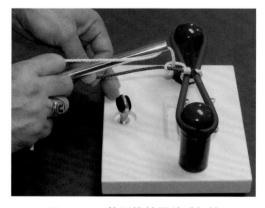

图 1.164   使用推结器单手打结

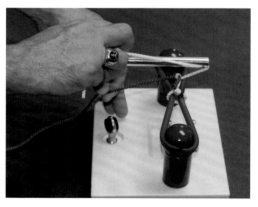

图 1.165   使用推结器单手打结

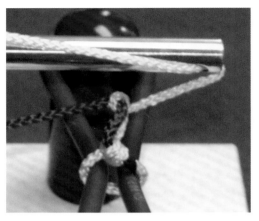

图 1.166   使用推结器单手打结

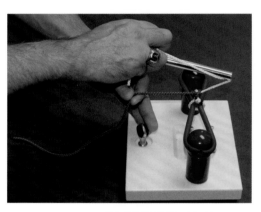

图 1.167   使用推结器单手打结

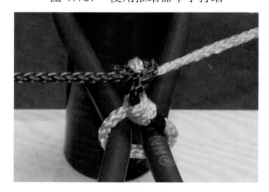

图 1.168   使用推结器单手打结

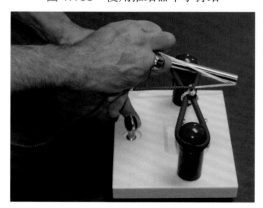

图 1.169   使用推结器单手打结

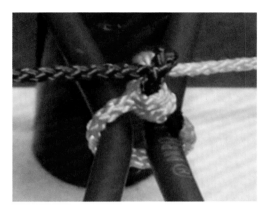

图 1.170　使用推结器单手打结

智力技能

可以通过参加由美国骨科医师学会、美国肩肘外科医师学会以及北美关节镜协会举办的教学课程来提高智力技能。

外科医生需要拥有的最重要的知识是掌握关节镜重建手术的计划。我们建议用以下方法：学习关节镜修复的各个步骤；在手术室之外练习这些技术；将这些技术逐步应用于开放式修复；进行关节镜修复，然后打开肩关节；最后完全进行关节镜下手术。

尽管从理论上讲，直接过渡到关节镜修复似乎是合理的，但实际上，它可以使手术长达 6 个小时，这对患者和外科医生都没有好处。我们建议您逐步过渡。

逐步过渡

从开放式转为关节镜下的肩袖修复时，在进行开放式修复之前，需确保将所有撕裂范围得以在关节镜下看到。建立关节镜手术的时间限制。给予循环护士权限以通知您手术开始已经 1 个小时了，该进行开放手术了。参考这样一个类似的计划。

阶段 1

1. 关节镜检查盂肱关节。
2. 进入肩峰下腔，并通过滑囊切除术显露撕裂。
3. 测量长度和宽度（收缩程度）。
4. 使用组织抓钳估计可修复性，并确定哪里的肩袖组织应该对合到哪里。
5. 进行关节镜下肩峰减压。

6. 打开肩关节并修复肩袖撕裂。

每次肩袖修复均重复此步骤。如果您可以在 30 分钟内执行步骤 1 ~ 5，可进入下一阶段。

阶段 2

1. 关节镜检查盂肱关节。
2. 进入肩峰下腔，并通过滑囊切除术显露撕裂。
3. 测量长度和宽度（收缩程度）。
4. 使用抓钳估计可修复性，并确定哪里的肩袖组织应该对合到哪里。
5. 进行关节镜下肩峰减压。
6. 用圆钻打磨大转子肩袖止点处。
7. 打开肩关节并修复肩袖撕裂。

每次肩袖修复均重复此步骤。如果您可以在 30 分钟内执行步骤 1 ~ 6，可进入下一阶段。

阶段 3

1. 关节镜检查盂肱关节。
2. 进入肩峰下腔，并通过滑囊切除术显露撕裂。
3. 测量长度和宽度（收缩程度）。
4. 使用抓钳估计可修复性，并确定哪里的肩袖组织应该对合到哪里。
5. 进行关节镜下肩峰减压。
6. 用圆钻打磨大转子肩袖止点处。
7. 打入前方锚钉，然后通过前套管将缝线拉出。止血钳夹住。
8. 打入后方锚钉，然后通过前套管将缝线拉出。止血钳夹住。
9. 打开肩关节并修复肩袖撕裂。

每次肩袖修复均重复此步骤。当您可以在 30 分钟内执行步骤 1 ~ 8 时，可进入下一阶段。

阶段 4

1. 关节镜检查盂肱关节。
2. 进入肩峰下腔，并通过滑囊切除术显露撕裂。
3. 测量长度和宽度（收缩程度）。
4. 使用抓钳估计可修复性，并确定哪里的肩袖组织应该对合到哪里。
5. 进行关节镜下肩峰减压。
6. 用圆钻打磨大转子肩袖止点处。
7. 打入前方锚钉，然后通过前套管将缝线拉出。止血钳夹住。
8. 打入后方锚钉，然后通过前套管将缝线拉出。止血钳夹住。

9. 使前方锚钉缝线穿过肌腱。
10. 使后方锚钉缝线穿过肌腱。
11. 打开肩关节并完成肩袖修复。

　　每次肩袖修复均重复此步骤。如果您可以在40分钟内执行步骤 1 ~ 10，可进入下一阶段。

阶段 5

1. 关节镜检查盂肱关节。
2. 进入肩峰下腔，并通过滑囊切除术显露撕裂。
3. 测量长度和宽度（收缩程度）。
4. 使用抓钳估计可修复性，并确定哪里的肩袖组织应该对合到哪里。
5. 进行关节镜下肩峰减压。
6. 用圆钻打磨大转子肩袖止点处。
7. 打入前方锚钉，然后通过前套管将缝线拉出。止血钳夹住。
8. 打入后方锚钉，然后通过前套管将缝线拉出。止血钳夹住。
9. 使前方锚钉缝线穿过肌腱。
10. 使后方锚钉缝线穿过肌腱。
11. 打结。
12. 打开并检查修复情况。检查肌腱的张力，确保既不过紧也不过松。结是否安全？肌腱上结的间距是否正确？它们靠得太近还是太远？它们是太靠近侧方的边缘还是离边缘太远？
13. 查看视频记录（强烈建议您记录过程）。如果结间隔太近，请确定在过程中的哪一步发生了这一情况。为什么间距在关节镜检查时看起来不错，但在开放修复时却不好？对修复的所有方面进行类似的分析，直到满意为止。

　　在这个最后阶段，您将获得信心，您的关节镜修复与开放修复一样好或更好。达到特定的门槛后，您可以进行全关节镜下修复。

器械把持

　　关节镜肩关节重建术是复杂的手术，能否成功取决于许多小细节。外科医生经常忽略的一个领域是关节镜器械的正确把持。必须做到可以毫不费力地掌握正确的手的位置和动作。

关节镜头

　　两只手都要练习握住和操作关节镜。如果您仅用一只手可以舒适地握住关节镜，则在相反的肩关节上操作会迫使您处于尴尬的境地。

　　在诊断性盂肱关节镜检查期间用双手练习，直到您可以平稳、快速地操作关节镜并查看关节的所有关键区域。每个人都有惯用手，一些外科医生更喜欢用这只手来控制关节镜，而另一些医生则用惯用手来操纵手术器械。理想情况下，您应该能够用任何一只手握住关节镜头和操作器械。

　　第二项技能是旋转关节镜。许多外科医生用操作器械的手旋转关节镜。在诊断阶段这可能会更易于操作，但是当您用另一只手握住手术器械时，这将变得很困难。学会用握住镜头的手的示指来旋转关节镜（见图 1.32 ~ 图 1.36 ）。

缝线枪

　　该器械的设计目的是使编织缝线直接穿过肌腱或韧带，而无须使用缝合钩。花一些时间来学习如何装载针头，装载缝线，展开针头，抓住缝线，抽出针头，最后取下器械（见图 1.14 ~ 图 1.20 ）。

缝合钩

　　该器械用尼龙环穿梭缝线。它们通常是可重复使用的。加载缝线的孔眼通常足够大，以便可以根据操作的特定要求，让尼龙线的环形端先释放或让自由端被加载并被推入。有时，也可以通过编织缝线或金属环。有许多不同的尖端可供选择使用，它们可以以不同的角度弯曲，或向左或向右弯曲（见图 1.28 ~ 图 1.31 ）。

推结器

　　有各种各样的推结工具，您应该确定最舒适的工具。一个简单的工具通常就足够了（图 1.171 ）。该仪器实质上是外科医生示指的延伸。通过反复试验可以找到最佳的轴长。

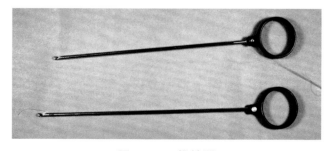

图 1.171　推结器

手术室设置

第2章

本章介绍了手术室的总体结构、麻醉、患者体位以及设备和仪器。

临床资料

在手术室中保存患者病历记录副本会很有帮助。这使外科医生可以将麻醉下的检查与在门诊办公室记录的检查进行比较。对于盂肱不稳的患者，外科医生可以将患者报告的哪些活动或动作产生疼痛的主诉与麻醉后查体中观察到的肱骨头各方向平移量（客观指标）进行比较。患者记录还包括有关磁共振成像、超声检查和计算机断层扫描相关发现的摘要，使外科医生可以在关节镜检查时对这些发现进行评估。随着电子病历的出现，可以通过在房间里放置一台计算机或笔记本电脑显示相关数据来实现这一目标。

设置和准备

手术室布局如图 2.1 所示。手术台的头部和麻醉师之间必须有足够的操纵空间。带有关节镜检查设备的推车与外科医生成一定角度，可以根据需要查看所有位置。同样，关节镜泵和输液袋也应可见，外科医生可以随时查看压力和流量。外科医生还应请麻醉师旋转血压计，以便他可以在手术过程中检查血压而不会影响其注意力。用来收集液体的吸收垫放在地板上。可控制刨刀和射频的脚踏板放在脚底以便于操作（图 2.2 ~ 图 2.6）。

肩桌上有刨刀和用于除毛的胶带。我们使用碘剂（Duraprep）；对于有碘过敏的人，应用葡萄糖酸洗必太（Hibiclens），然后应用异丙醇溶液。我们希望将患者的头发在绷带覆盖以下的区域剃掉。不必剃腋毛。

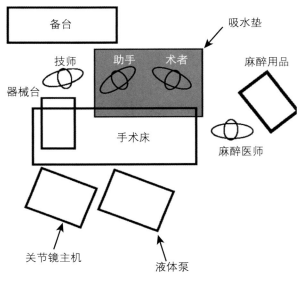

图 2.1　手术室设置

仅将操作所需的那些仪器放在 Mayo 架上。后面的手术台上装有很少使用的器械和术后敷料（图 2.7）。

麻醉

我们通常在术前准备区域进行肌间沟阻滞，但是否阻滞取决于外科医生的偏好。然后将患者转移到手术室，开始全身麻醉。因为许多患者在坐姿时保持静止不动感到不舒服，并且我们发现患者的活动和谈话会分散注意力，所以我们更喜欢使用全身麻醉，而不是仅在局部阻滞下进行手术。肌间沟阻滞剂对血压没有直接影响。在感觉输入受阻的情况下，对原本痛苦的刺激没有交感反应，避免了儿茶酚胺的释放。然后，普通麻醉药的 β 拮抗作用（血管舒张和心动过缓）更加明显。这会导致相对的心

31

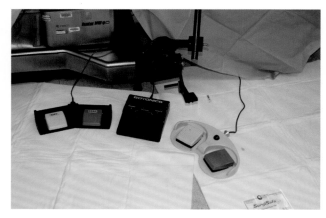

图 2.2　脚踏板和液体吸收垫

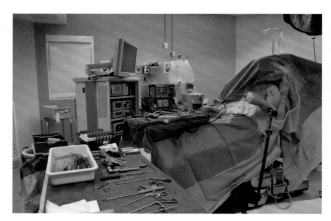

图 2.5　最终的手术室设置示例

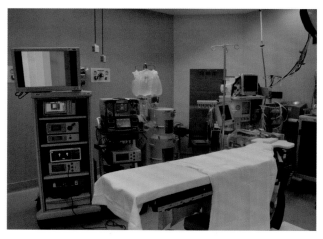

图 2.3　仪器推车和液体管理设备

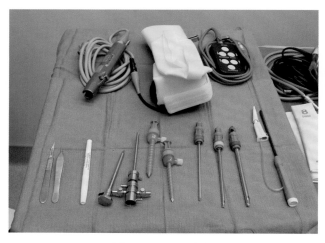

图 2.6　Mayo 支架

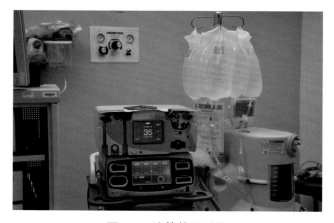

图 2.4　液体管理系统

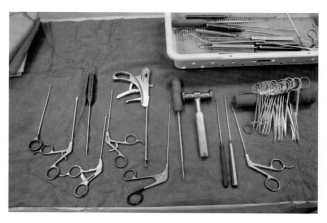

图 2.7　器械台

动过缓和低血压。结果是改善了手术显露。由于手术区域已麻醉，因此仅需轻度全身麻醉即可，最大程度地减少了术后恶心。一些麻醉专家更喜欢喉罩式气道，从而不需要气管插管。术后疼痛得到良好

控制（图 2.8 和图 2.9）。

　　为避免对"错误的部位"进行手术，请务必与患者确认要对哪个肩关节进行手术。这是在患者接受任何镇静之前在需要进行的。麻醉医师在使用阻

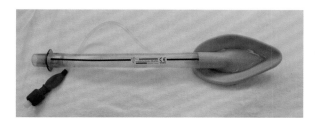

图 2.8　喉罩

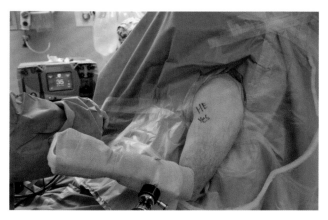

图 2.10　皮肤标记

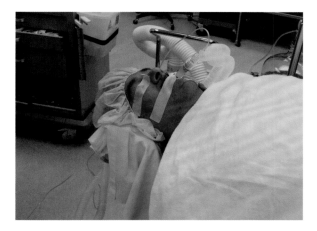

图 2.9　用胶带固定到位的喉罩

滞剂之前，用手术记号笔在那个肩关节上写下"是"。外科医生还要求患者确认正确的部位，并在正确的肩关节上写下他 / 她的姓名缩写和"是"（图 2.10）。

患者体位

　　成功的肩关节镜手术是良好计划和组织的结果。许多看似微不足道的细节可能会对手术产生很大的影响，我们鼓励所有外科医生花费必要的时间为手术室和手术人员做好充分的准备。

　　患者按侧卧位或坐位（沙滩椅）放置。每个体位都有其优点和缺点，并且应由外科医生的偏好决定选择。诊断性肩关节镜检查和重建性肩关节镜手术均可在任何体位下成功进行。我们通常使用沙滩椅的姿势。患者的体位至关重要，因为这有助于通道的放置并简化手术。不正确的体位会给已经很困难的过程增加复杂性。

侧卧位

　　侧卧位可轻松到达盂肱关节，无需助手即可进行手臂牵引（必要时可撑开）。外科医生可以选择终止关节镜手术，并且可以轻松地在肩峰下腔进行

开放手术。缺点包括体位准备时需要抬起和转动患者，可能对盂肱关节产生过度牵拉和潜在的神经损伤，在肩峰下间隙进入前肩关节较为困难，并且如果改为开放性前肱盂重建术需要重新摆放患者体位。另一个潜在的缺点是牵引设备倾向于将上臂置于内旋状态。这在盂肱关节重建中很重要，因为内旋的情况下修复盂肱韧带或肩袖间隙可能会导致永久性外旋丢失。外科医生可以通过适当的注意来克服所有这些困难。

　　在将患者带到手术室之前，将一个沙袋放在手术台上并弄平（表 2.1）。患者被协助转移到手术台上。沙袋的头侧边缘应与患者的上胸部齐平，但不能高到伸入腋窝的高度。在全麻插管后，将管固定在远离手术部位的口角。检查双肩的运动范围和平移范围。然后，患者向健侧翻身，骨盆和肩关节垂直于手术台。将患者妥善固定。手术台向后倾斜20° ～ 30°，以使关节盂平行于地面。注意保护神经血管结构、软组织和骨性突出。将一块柔软的薄巾卷成直径约 15 cm 的圆柱体，并将其放在上胸部下方，以将患者的胸部抬离手术台，从而将对腋窝内神经血管结构的压力降至最低。该卷不应放在腋窝

表 2.1	检查表 - 侧卧位

U 形沙袋，长约 90 cm

腋垫

肾区支架（2）

头颈部支撑垫

臂板

靠枕（2）

足踝、上肢支撑垫

3 英寸（约 7.5 cm）宽的布胶带

内。用毛巾包裹的 1 L 液体袋也很好用。下方臀部和膝关节略微弯曲以稳定患者。在两腿之间放置枕头，以保护踝关节、膝关节和腓骨神经，并仔细保护乳房。宽阔的胶带可用于进一步固定患者。在手术过程中，必须支撑颈椎以防止任何过伸或侧弯。电刀电极放置在大腿外侧的肌肉区域上。外科医生应仔细检查患者的体位，并检查每个潜在受压区域，以确保充分填充衬垫。

台下护士初次消毒整个肩关节、手臂和手。助手用无菌毛巾握住患者的手腕，然后将前臂和手放在牵引装置中。小心放置手腕，以避免在桡神经感觉分支上施加压力。将手术的上肢妥善连接到悬挂装置。通常 10 磅（约 4.5 kg）牵引就足够了，但是对于较大的个体，牵引力量可能会略有增加。外科医生应该将悬挂装置用于让患者稳定，而并非让其产生牵引力的方法。肩关节应处于外展 60° 和屈曲 10° 的位置。

坐位

我们更喜欢用"坐位"这一术语而不是较早的"沙滩椅位"，因为患者的胸部必须相对于地面呈 70°～80° 放置。此垂直位置对于使肩峰平行于地面并允许术者进入肩关节后方操作十分必要。更倾斜的位置迫使术者向"上坡工作"，而且（当盂肱关节重建时），很难进入肩关节下后部。坐位的一个优势是，它与传统的开放式手术所用的坐位相似，因此从关节镜转换为开放式肩袖修复或盂肱重建无需改变患者体位。同样，前肩比侧卧位更容易进入操作。术者无需俯身即可获得前路入路。在这个体位，关节镜的方向对于术者来说似乎更为熟悉，关节盂的垂直方向类似于在体检或 X 线检查中看到的方向。肩关节牵引不是持续的，这样可以最大程度地减少神经损伤的机会；助手可以在需要的时候短时间内提供牵引的力量。机械臂固定器可以在盂肱关节重建时保持肩关节外旋，并在肩袖修复时保持肩关节外展。需要使用一种特殊的手术床，允许内上或外上象限的隔板可以取下，便于手术部位的显露。可以使用常规床，将患者从床旁部分拉出，但会影响到肩关节和颈椎的稳定和安全性。这种特殊的床和手臂固定装置是有用的，但并非必不可少，它们确实增加了相关费用，而这在侧卧位中不存在（表 2.2）。

一旦患者被协助抬到手术台上，便开始全身麻

表2.2	检查表 - 坐位
专用患者手术床露出肩胛骨	
专用患者手部支架	
足踝、上肢支撑垫	

醉。然后，抬起支撑患者躯干的手术床的头侧，控制手术床并完成少量的"头低脚高"方向的移动，并放低腿部。调整位置，直到患者的肩峰几乎平行于地面为止。头部和颈部的位置确保患者舒适并固定。枕头放在膝关节下，泡沫垫保护对侧肘部。检查并确保没有垫子或铺单妨碍进入前肩或后肩。

准备好肩关节、手臂和手，助手抓住手腕，将吸引器引流袋固定。绘制表面解剖结构，然后开始手术（图 2.11 ~ 图 2.23）。

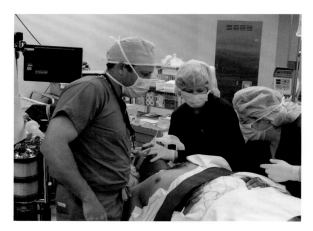

图 2.11　患者体位

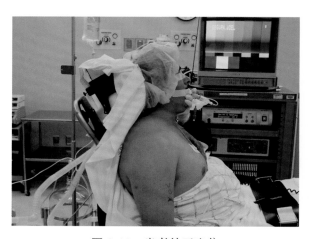

图 2.12　患者处于坐位

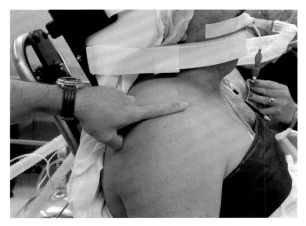

图 2.13　检查肩峰与地面的关系

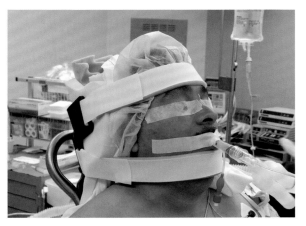

图 2.16　用胶带固定好颈椎

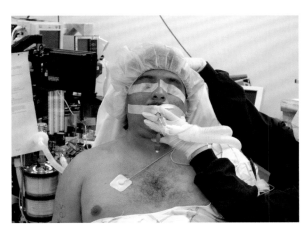

图 2.14　固定呼吸管路

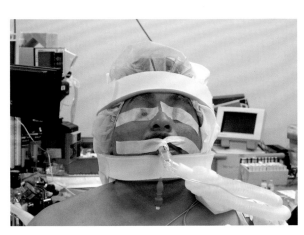

图 2.17　从正面检查颈椎的对线

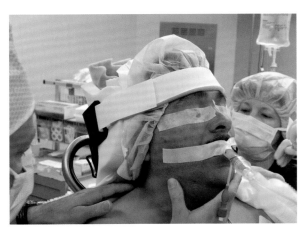

图 2.15　固定颈椎

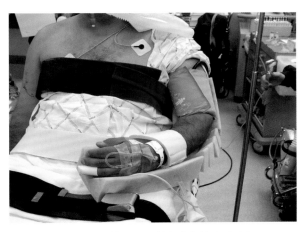

图 2.18　将腿和对侧手臂放在中间

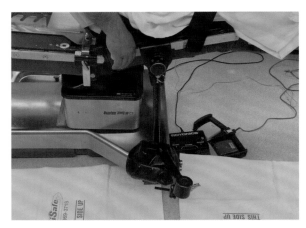

图2.19　支架的底座

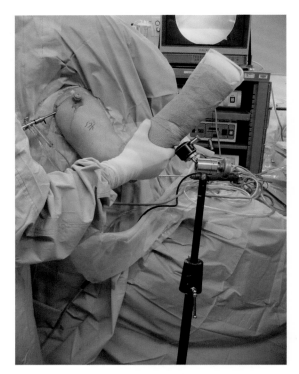

图2.21　将手臂放置在固定器上

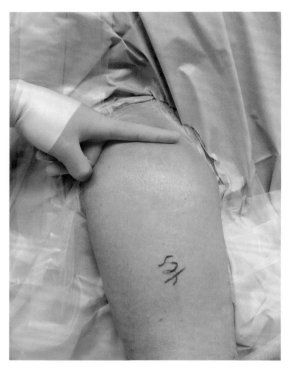

图2.20　重新检查肩峰的位置

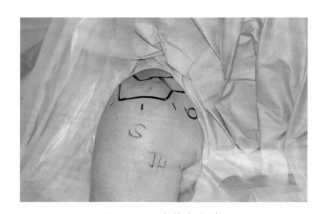

图2.22　肩前方入路

设备

关节镜

　　所有肩关节镜手术均使用30°标准4 mm关节镜。我们一般认为没有必要使用70°关节镜，但这是术者的偏好问题，因为它有时更方便后入路观察肩胛下肌或其他前方结构。一种替代方法是将关节镜移至前上通道，以改善这些结构的显露。

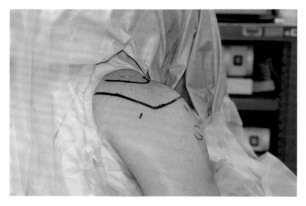

图2.23　肩后方入路

缝合器

　　缝线直接或间接通过软组织。第 1 章简要介绍了三种直接方法。在第一种方法中，器械将装有编织线的针直接穿过软组织（图 2.24 ～ 图 2.27）。在修复过程中，我们使用缝合枪将缝线穿过肩袖。第二种方法包括用戳枪穿过软组织，然后抓住缝线并将其拉回（图 2.28 和图 2.29）。如果目标肌腱结构厚，并且很难或不可能使用缝合枪（第一种方法）进行缝合或用于肩袖的边对边修复，则可使用戳枪。在第三种方法中，缝合钩上带有孔眼将缝线穿过肌腱或韧带（图 2.30 ～ 图 2.35）。这也可用于边对边肩袖修复。间接方法包括将转移牵引线穿过软组织，然后用转移牵引线将修复缝线拉回并穿过软组织（图 2.36 ～ 图 2.38）。标准的 2-0 尼龙缝线既可以用其环形部分，也可以用其两个自由端（图 2.39 和图 2.40）。环形部分可拉动修复缝线。我们经常使用这种方法进行肩关节不稳定的修复。

软组织管理

　　使用软组织抓钳可在盂肱关节不稳定修复之前测试盂肱韧带的张力，并评估撕开的肩袖的回

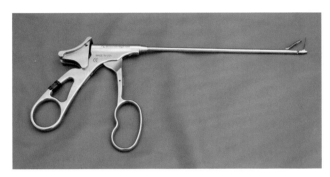

图 2.24　缝合枪主体

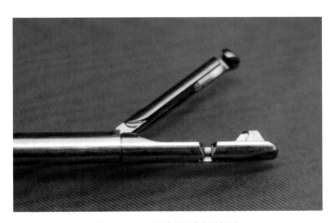

图 2.25　缝合枪嘴部特写

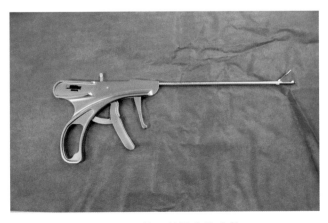

图 2.26　另一种缝合枪主体

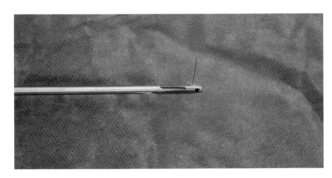

图 2.27　缝合枪展开针头特写

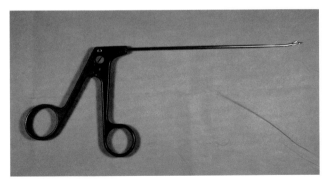

图 2.28　戳枪的主体

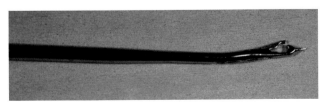

图 2.29　戳枪尖端

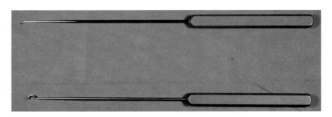

图 2.30   缝合钩的手柄

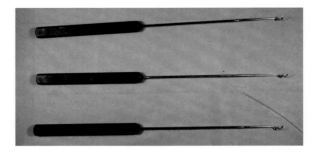

图 2.34   缝合钩的手柄

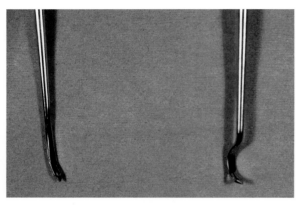

图 2.31   缝合钩的尖端

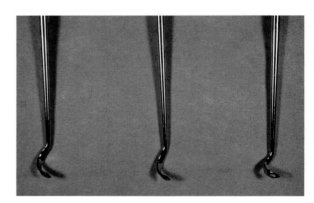

图 2.35   右弯缝合钩的尖端

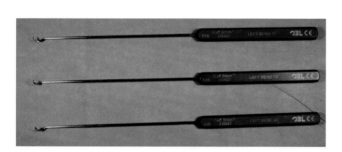

图 2.32   左弯缝合钩的手柄

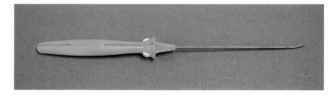

图 2.36   一次性缝合钩的手柄

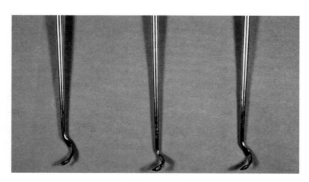

图 2.33   缝合钩的尖端

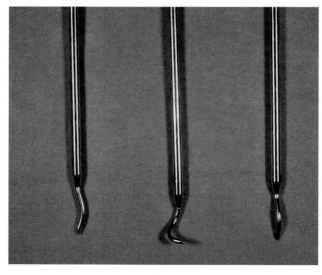

图 2.37   空心缝合钩的尖端

缩和可修复性。常规的抓钳和锁定抓钳都会有所帮助。具有不锋利锯齿的抓钳，可以在拉动组织的同时而不切断缝线。钝头探针可用于评估是否存在细微的 Bankart 损伤或 SLAP 损伤。当 Bankart 病变通过纤维结合愈合后，病变可能不明显，而锋利的骨膜剥离器可将盂唇从前肩胛盂剥离。为确保关节囊不粘连到肩胛下肌上，可以使用钝的剥离器在两个结构之间进行解剖。大型软组织篮钳可用于在挛缩松解过程中切除部分挛缩的关节囊。我们发现，Harryman 设计的关节囊篮钳对于肩关节僵硬的患者可以非常有效地松解关节囊。我们对其中的两个器械进行了改良，使它们向下弯曲而不是向上弯曲，这为松解关节囊组织提供了更为舒适的角度。钝头探钩用于解剖神经或血管。探钩末端的标记可用于测量距离和病变大小（图 2.41 ~ 图 2.59）。

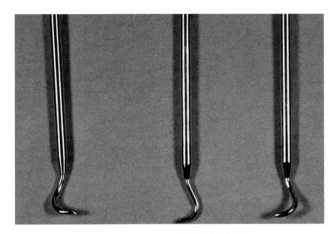

图 2.38　空心缝合钩的尖端

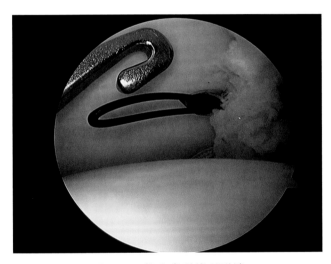

图 2.39　拉出牵引线环形端

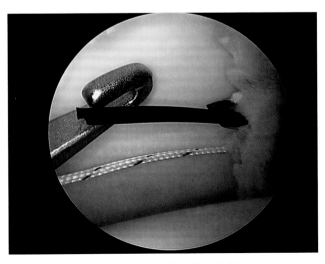

图 2.40　拉出牵引线自由端

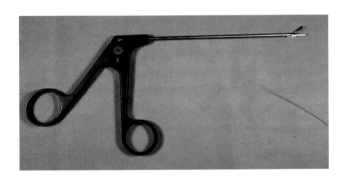

图 2.41　微创软组织抓钳

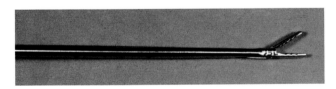

图 2.42　微创软组织抓钳的特写

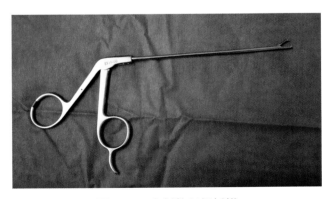

图 2.43　有创软组织抓钳

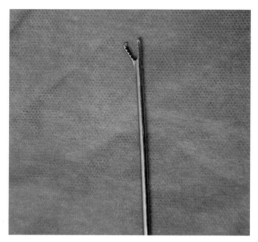

图 2.44　有创软组织抓钳特写

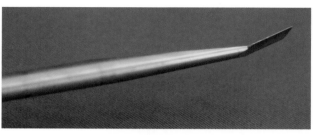

图 2.48　骨刀型骨膜剥离器

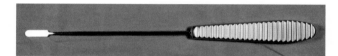

图 2.49　骨膜剥离器

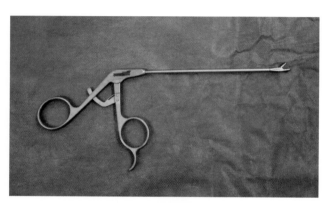

图 2.45　带锁定手柄的缝线抓钳

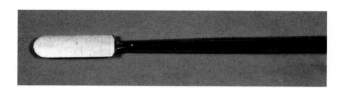

图 2.50　钝的骨膜剥离器的近视图

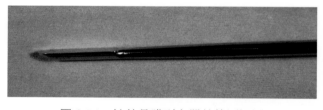

图 2.51　钝的骨膜剥离器的特写视图

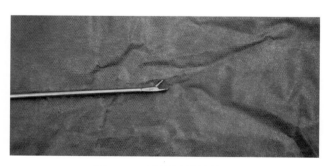

图 2.46　缝线抓钳的特写

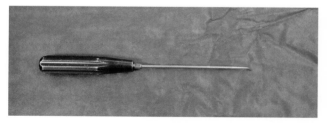

图 2.52　锉刀

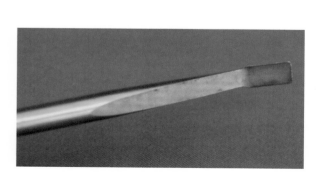

图 2.47　Chisel 骨膜剥离器

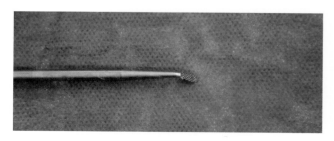

图 2.53　双面锉的特写视图

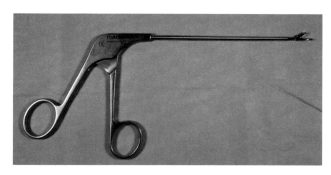

图 2.54　关节囊篮钳

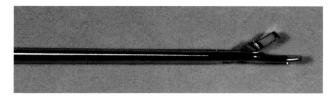

图 2.55　关节囊篮钳的特写镜头

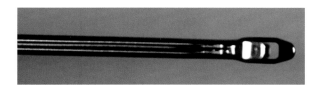

图 2.56　关节囊篮钳的特写镜头

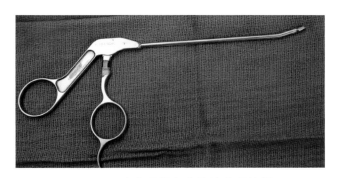

图 2.57　改良的带角度的关节囊篮钳

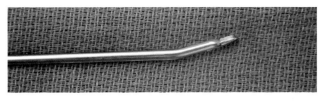

图 2.58　改良的带角度的关节囊篮钳的近视图

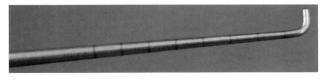

图 2.59　带测量指示标记的钝探针

缝线管理

缝线拉钩用于从肩峰下间隙或盂肱关节内取回缝线。如果缝线卡在肌腱或盂唇中，则细齿的缝线拉钩不太可能损坏缝线或关节软骨。使用环状缝线探环确保打结每根缝线之前，工作套管中没有缝线缠绕。较大的器械在修复肩袖时很有用，而较小的器械更易在盂肱关节内操作。

有很多打结工具，但单腔推结器就足够了，它可以兼作打结器和拉出器。使用关节镜剪刀来剪断缝线和软组织。当在肩袖间隙修复过程中无法很好地看到结时，可以使用专用剪线器，用于在包含缝线的套管中剪断缝线（图 2.60 ~ 图 2.72）。

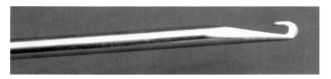

图 2.60　缝线拉钩特写

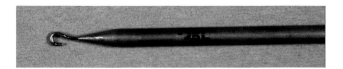

图 2.61　细齿缝线拉钩的特写镜头

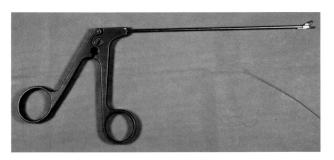

图 2.62　大环形抓线器

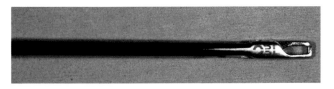

图 2.63　大环形抓线器的特写

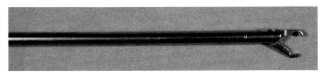

图 2.64　钳口张开时的环形抓线器

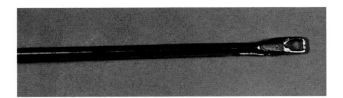

图 2.65　小环形抓线器

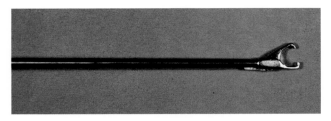

图 2.66　钳口张开的小环形抓线器的特写镜头

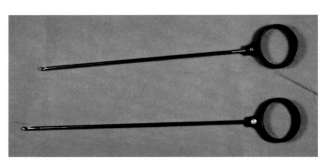

图 2.67　推结器

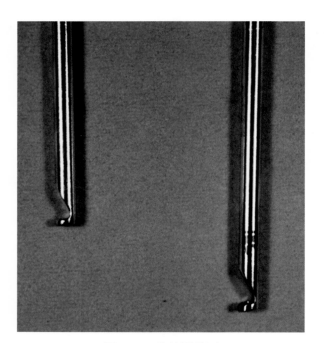

图 2.68　推结器特写

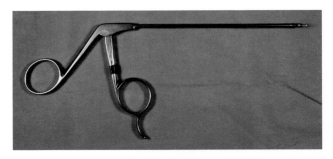

图 2.69　关节镜剪刀

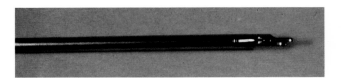

图 2.70　关节镜剪刀特写

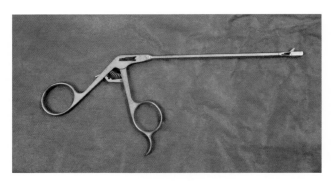

图 2.71　关节镜闭口剪刀

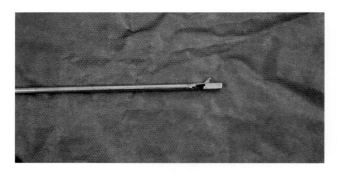

图 2.72　关节镜剪刀特写

缝线

　　在肩关节镜检查中使用几种不同的缝线。大多数修复所用的缝线是 2 号编织高强度缝线，具体取决于所使用的锚钉。2-0 尼龙线是一种很好的转移牵引线，可将编织缝线穿过肩袖或盂唇。Prolene 和 PDS 过去经常使用，但现在很少使用。3-0 Monocryl 或尼龙线可用于通道处的皮肤闭合。

动力设备

　　相对而言，需要很少的动力设备。刨刀的尺寸范围为 3.5 ~ 5 mm；磨钻的范围从 4 mm 的圆形钻到 5.5 mm 的肩峰钻。4.5 mm 的肩峰钻可在关节炎的关节清理术中使用，或在关节镜 Latarjet 手术期间用于喙突的制备中。在盂肱关节内使用 3.5 mm 或 4 mm 刨刀和 4 mm 圆形磨钻，以进行盂肱不稳定手术和 SLAP 修复，使用电钻预钻锚钉钉孔以进行修复。在关节镜肩峰下减压期间，使用较大的刨刀去除滑囊组织，并使用肩峰磨钻进行肩峰成形术。可以在肩峰下腔内使用圆形或椭圆形的磨钻来准备肩袖修复部位。射频工具对去除软组织和维持止血非常有帮助。有些工具是刨刀和射频工具的混合体，也很有用（图 2.73 ~ 图 2.84）。

套管

　　金属套管用于放置关节镜，具有用于流入、流出和压力控制的出口。除了用于关节镜的金属套管和钝芯，在进行关节镜重建性肩关节手术时，塑料、半透明的套管非常有用。在锚钉置入或打结期间，使用套管可以防止相邻的软组织干扰嵌入。因为套管是半透明的，所以即使套管覆盖了相关区

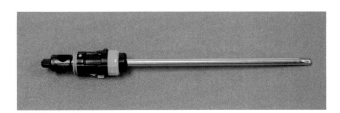

图 2.73　刨刀

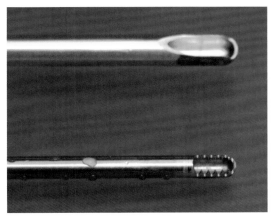

图 2.74　刨刀特写

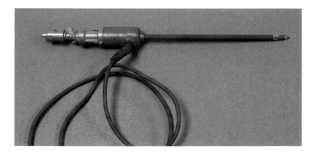

图 2.75　电刀头

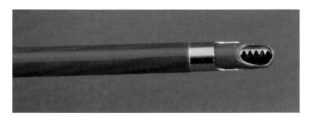

图 2.76　电刀头特写

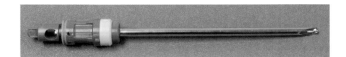

图 2.77　圆钻

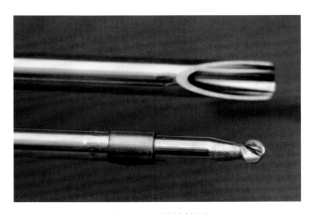

图 2.78　圆钻特写

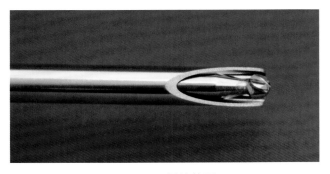

图 2.79　圆钻特写

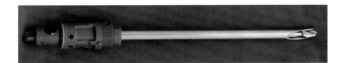

图 2.80 肩峰钻

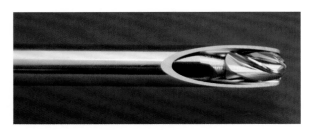

图 2.81 肩峰钻特写

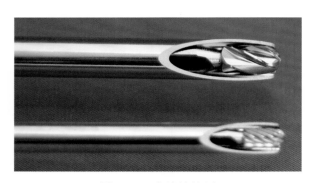

图 2.82 肩峰钻特写

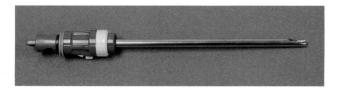

图 2.83 微创椭圆形磨头

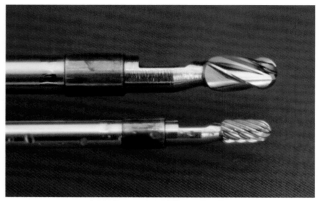

图 2.84 椭圆形磨头特写

域，也可以插入锚钉并打结。一个 8 mm 的套管足够大，可以容纳动力工具和大型缝合器械。也可以使用更大的套管（8.5 mm 和 10 mm）。如果要通过较小的器械，则使用 5.5 mm 的套管（图 2.85 和图 2.86）。

热能器械

肩关节镜检查期间可以使用两种类型的热能器械。第一种仪器可以消融组织（图 2.87 ~ 图 2.89）。这在肩峰下减压过程中有助于从肩峰下表面去除软组织。凝血设备可用于控制喙肩动脉分支或炎症滑囊组织的出血。附有吸力的探头会有所帮助，这样可将消融或凝结过程中产生的气泡从手术视野中清

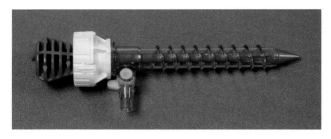

图 2.85 套管（8 mm）

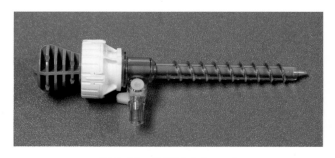

图 2.86 套管（5.5 mm）

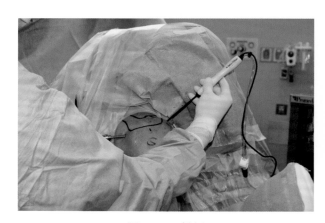

图 2.87 射频

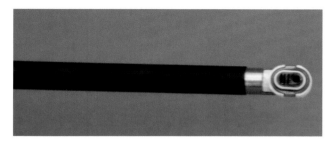

图 2.88　射频头特写

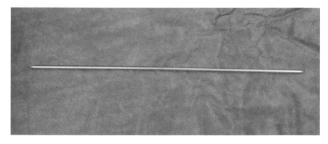

图 2.90　转换棒

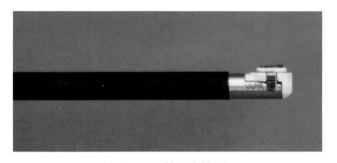

图 2.89　射频头特写

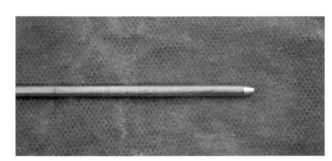

图 2.91　转换棒的尖端

除。第二种工具是刨刀和射频相组合的器械（见图 2.75 和图 2.76 ）。

液体管理

用于将液体输送到肩关节的关节镜泵系统是重要的器械。泵系统消除了将冲洗液袋悬挂在高处的需求，并允许术者在遇到出血时增加泵的压力和流速。我们使用不含肾上腺素的乳酸林格氏液。如果术者认为肾上腺素有帮助，建议将其每隔一袋添加到的林格氏液中，以最大程度地降低潜在的心脏毒性作用。

转换棒

偏爱使用由内而外技术创建通道的术者会发现 Wissinger 棒很有用（在第 3 章中进行介绍）。转换棒的两端都很钝，当关节镜从一个通道移动到另一个通道时，用于保持套管的位置（图 2.90 和图 2.91 ）。

锚钉

市面上锚钉的数量太繁琐，无法详细讨论。通常，我们首选 4.5 ~ 5.5 mm PEEK 锚钉进行初次肩袖修复，而采用较小的 2.5 ~ 3.0 mm PEEK 锚钉进行盂肱关节修复。对于骨量较差且先前置入了多个锚钉的患者，我们用金属锚钉用于肩袖翻修手术。由于成本和囊肿形成的可能性，我们实际上从不使用生物可吸收的锚钉。由于成本问题，我们很少使用生物复合材料锚钉。

摄影和录像

术中照相非常有帮助。它们比手术笔记中的记录更准确地记录了手术期间发现的病变。它们具有额外的优势，可以记录医生通常从手术记录中忽略的正常发现。大多数关节镜检查系统具有在手术过程中使用脚踏开关或镜头上的控制按钮拍摄照片的功能。这些照片可以直接打印或存储在可记录媒体或计算机硬盘上。

如果有可用的硬盘空间，并且医生有时间与患者进行回顾，则操作的视频记录也很有帮助。我们经常使用视频来捕获有趣的病变问题，但由于与患者一起回顾可能会带来额外的问题，故不作为常规。

专职团队

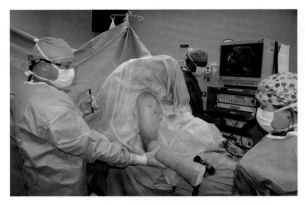

图 2.92　世界上最好的手术室团队之一

不管怎么强调拥有一支训练有素、专门的手术室团队的优势都不为过（图 2.92）。重建肩关节镜手术很复杂，当刷手护士、助手和台下护士可以在没有外科医生指导的情况下执行工作时，将会非常有用。上台护士可以熟练加载器械，以便为下一步做好准备。可以清洁刨刀和磨钻，使其正常工作；并可以准备下一个仪器，这样操作就可以顺利进行。

只有了解了正常的盂肱关节和肩峰下间隙解剖，才能了解哪些结构受损。

诊断性盂肱关节镜

入路位置至关重要，因此重要的是要花足够的时间准确标记入路位置。用外科皮肤记号笔绘制肩峰、锁骨远端和喙突的骨骼轮廓。注意不要画出最表面的骨性标志，而要画出它们的下表面（要考虑到骨的厚度），因为入路是以这个表面作为参考的（图3.1、图3.2）。

尽管钝芯进入盂肱关节很简单，并且对于专家来说几乎是直觉性的，但是刚接触关节镜的外科医生可能会发现很难进入关节。标准建议"从软点入路，瞄准喙突"只是有点帮助。实际上进入关节需要精度，即使与所需的入路位置相差3~5 mm，也会使操作更加困难。另一个复杂因素是，入路的位置因患者而异，因为它们与患者在手术台上的位置以及患者的体型和脊柱后凸的程度有关。随着软组织肿胀的增加和部分解剖结构的改变，理想的入路位置会在整个手术过程中发生变化。入路的位置也受疾病诊断的影响。例如，肩锁关节切除术的后入路放置与SLAP损伤修复的后入路位置就不同。没有绝对的规则，但是有许多有用的准则。

最可靠的标志是骨性标志。在前方勾画出喙突、肩锁关节和肩峰前端。从侧方确定肩峰外侧边界，然后在后方勾勒出肩峰后轮廓。最重要的标志是肩峰的后外侧角，即使在体型大的患者中也可以触诊（图3.3）。即使描绘了这些重要解剖标志，也要做好其指导作用有限的准备。

后方入路

传统上，外科医生将后方入路的位置描述为在"软点"上，距肩峰后外侧边缘下方约2 cm，内侧约2 cm。尽管此位置足以进行盂肱关节镜检查，

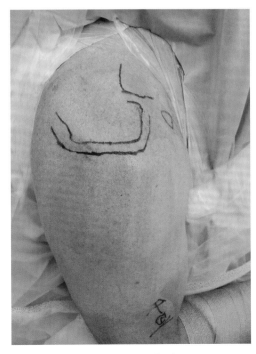

图3.1　骨性标志

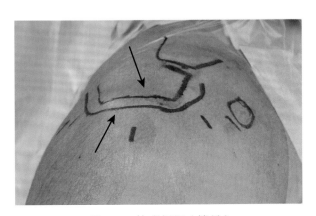

图3.2　体表标记（箭号）

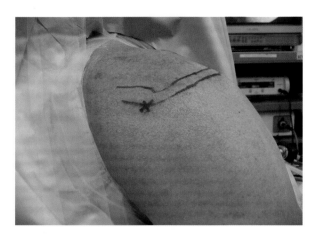

图3.3　肩峰后外侧角

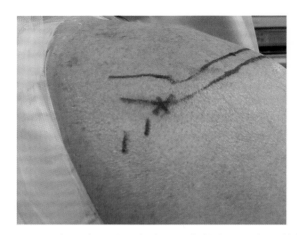

图3.4　后方入路：处于肩峰以下较软点更上方更外侧位置

但对于肩峰下间隙手术并非最佳。如果在传统的软点上做切口，将平行于盂肱关节线进入关节，并稍高于关节盂赤道。该部位可充分观察盂肱关节，但如果尝试使用相同的切口进入肩峰下间隙，将处于不利的位置。一旦将套管插入肩峰下间隙，软点入路的方向将靠上靠内，并导致两个问题。首先，因为现在将关节镜镜头指向内侧，所以更难于看到肩袖的外侧止点。其次，关节镜方向朝上使其难以"向下看"到肩袖肌腱并难以评估肩袖病变的几何形状。建立第二个后方入路是解决这个问题的一种方法。另一个解决方案是改变后方入路的位置（图3.4）。

如上所述，后入路的确切位置随临床诊断而变化。对于肩袖的修复和肩峰下减压，我们将后入路置于更上侧和外侧的位置，大约在后外侧肩峰以下1 cm、内侧1 cm，或者实际上在肩峰后外侧角处。位置越靠上靠外，上述困难越小。靠上方的入口允许套管沿肩峰下表面平行进入肩峰下间隙。这样可以最大程度地增加关节镜和肩袖之间的距离，从而更好地评估肩袖病变。优越的位置（平行于并紧贴肩峰）也有利于肩峰成形术，因为外科医生可以更好地观察肩峰的形状。靠外侧的位置（紧邻肩峰）使关节镜与肩袖止点处对齐。在穿过皮肤后，可以将该关节镜套管简单向内侧平移，通过这个更外侧的入路很容易看到盂肱关节。对于仅限于盂肱关节的手术，例如Bankart或SLAP修复，可以使用更传统的相对靠内的入路进入关节，但是对于几乎所有的手术，我们仍然更倾向于更靠外建立入路（见图3.4）

外侧入路

诊断性盂肱关节镜检查通常需要用外侧肩峰下入路。更常见的是，在关节镜肩峰下减压和肩袖修复时使用。该入路将在以后的章节中详细讨论。简而言之，在距肩峰外侧边界2～5 cm处以及肩峰前后径的中点处用皮肤记号笔标记入路的位置（图3.5）。此入路仅标记近似位置，因为由外向内技术是创建入路的最佳方法。一旦通过后入路将镜头放置在肩峰下间隙中，在切开皮肤之前，用腰穿针确定外侧入路的确切位置（图3.6、图3.7）。

前外侧入路对肩袖的修复非常有帮助。最初的后方入路可以认为是后外侧入路。相镜像的前外侧入路采用由内而外的技术制作。该入路通常更靠远端，因为它需要允许进入胸大肌上方区域以进行肱二头肌检查，并且为肩胛下肌和冈上肌修复时的缝合器放置提供合适的通路位置（图3.8～图3.10）。

前方入路

前方入路有两个基本入路：前下入路和前上入路（图3.11），可用于盂肱关节重建、SLAP修复和肩胛下肌修复。也可以使用其他几个前方入路，但必须注意神经血管结构，尤其是前入路的位置越靠内侧、越靠下时。前下入路在喙突尖端外侧5 mm处标记；而前上入路相比前下入路，位于其外侧至少1.5 cm，上方至少1 cm。但是，这些标记也仅是近似值，因为评估入路的最佳方法是采用从外到内的技术来确认接近目标病变的角度。有时，位于肱二头肌上方的高位前上入路对观察和修复SLAP损伤非常有用（见图3.11）。上方入路也可用于肩锁关节切除术（图3.12）。Neviaser入路位于同一区域。

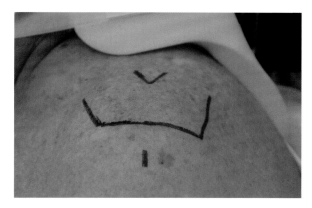

图 3.5　关节镜肩峰下减压的外侧入路

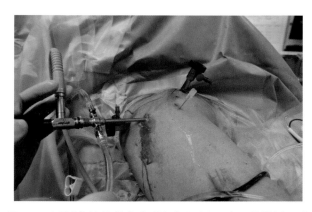

图 3.8　用腰穿针从外向内进行标记用于建立前外侧入路

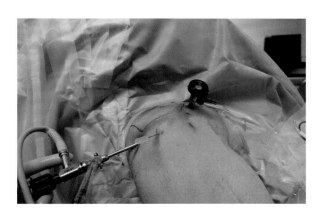

图 3.6　用腰穿针从外侧向内标记

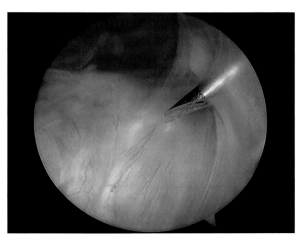

图 3.9　关节内见前外侧入路建立时由外向内腰穿针标记进入肱二头肌间沟

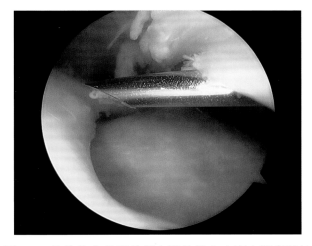

图 3.7　从关节内观察外侧入路从外向内穿入腰穿针达到冈上肌撕裂

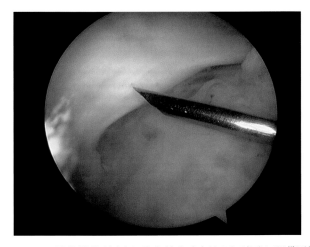

图 3.10　关节镜前外侧入路由外向内标记达到冈上肌撕裂

体格检查

　　由于患者体格检查时的疼痛可能会导致外科医生低估肩部的活动范围或稳定性，因此在麻醉后应检查双肩。应当记录前屈外展，内收位外旋等的活动范围。然后应在改变外展和旋转位同时，施加向前，向后和向下的牵引力来检查肩关节的稳定性（图 3.13 ~ 图 3.21）。

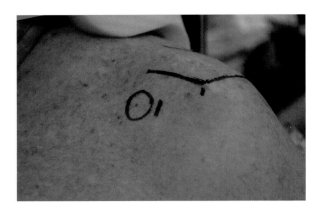

图 3.11　盂肱关节手术的前入路

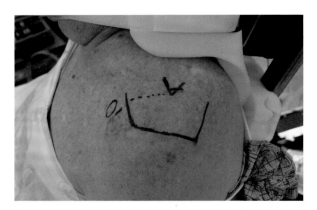

图 3.12　锁骨远端切除的锁骨上入路

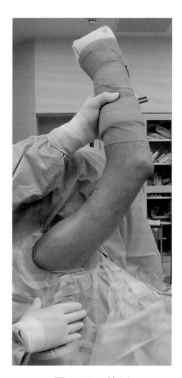

图 3.13　前屈

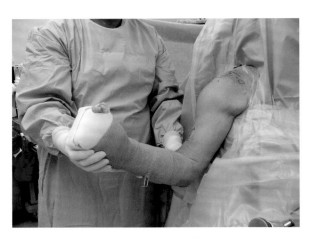

图 3.14　内收位外旋

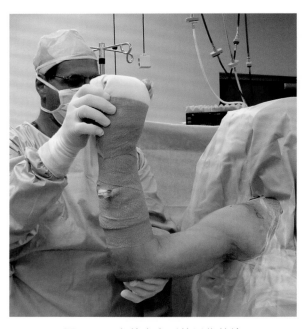

图 3.15　向前应力下外展位外旋

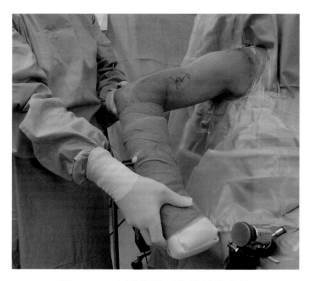

图 3.16　在冠状平面内外展位内旋

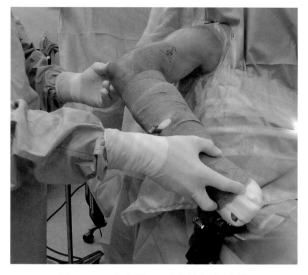

图 3.17　肩胛骨平面内外展位内旋

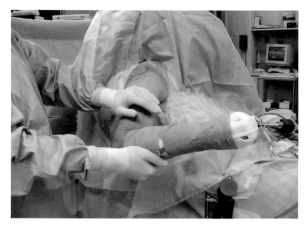

图 3.20　向下应力

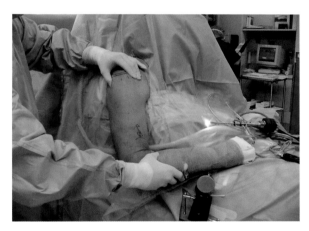

图 3.18　内旋 sulcus 试验

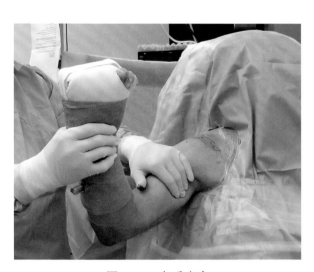

图 3.21　向后应力

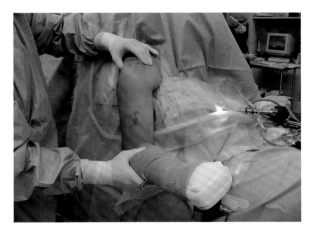

图 3.19　外旋 sulcus 试验

关节镜检查

仅切开皮肤，避免将刀插入下方的结构中。浅表皮肤神经易受神经瘤形成的影响，肌肉出血也会使手术复杂化。一些外科医生倾向于在手术前用盐水注入关节。我们宁愿不要用针给关节注入盐水，因为这可以使我们使用钝芯触诊肱骨头和肩胛盂环更好地确定盂肱关节的进入点。只使用钝头的穿刺芯。切勿使用锋利的穿刺芯。

首先，将穿刺芯穿过皮肤切口，并轻轻地将它们穿过三角肌，直到感觉到骨骼阻力为止。用另一只手向后将肱骨头推向穿刺芯尖端，可以通过触诊判断碰撞的骨骼是关节盂还是肱骨头。或者，也可以抓住前臂并旋转肩关节。如果感觉到骨骼旋转，则钝芯尖端靠在肱骨头上，必须将关节镜向内引导才能进入关节。如果感觉不到旋转，则表明钝芯正在接触关节盂，必须将其向外引导进入关节。当钝芯尖端位于关节线上时，轻微的向外运动可接触肱骨头，而轻微的向内运动会接触关节盂。后关节线位于肩峰后外侧角的内侧，进入方向通常朝向喙突的尖端。将套管稍微向上倾斜，然后将其推入关节。通常，当钝芯进入盂肱关节时，会感觉到明显的"砰"声。放置钝芯时，将手臂置于旋转中立位或内旋通常会有所帮助，因为这会牵引后方关节囊，增加进入的表面积。卸下钝芯，将关节镜插入套管，然后开始诊断检查。如果尚未进入关节，则取下套管和钝芯，以检查在皮肤上绘制的骨骼标志（图 3.22）。

　　肩部的诊断检查是系统性的，可确保不忽略任何病变。表 3.1 中描述的计划可以作为指南。

　　进入盂肱关节后，找到肱二头肌腱 - 盂唇复合体并旋转镜头以使关节盂在监视器屏幕上呈垂直方向。当使用沙滩椅位时，大多数医生更喜欢垂直方向（图 3.23）。这是贯穿本书始终所描述方向的一个基准。

　　对于右肩，将关节镜推进至关节并旋转，使其相对于关节盂表面位于 1 点钟位置。检查肩袖间隙和盂肱上韧带。施加牵引力，观察所产生的张力。牵引手臂，使肩关节外旋和内旋，并注意任何不同

表 3.1	肩关节的诊断检查
前视图—关节镜在后套管中	
肱二头肌腱 - 盂唇复合体	
肱二头肌腱	
肱二头肌在关节内的出口	
冈上肌的关节面	
盂肱上韧带	
肩袖间隙	
肩胛下肌腱	
肩胛下肌隐窝	
盂肱中韧带	
前盂唇	
前下盂肱韧带	
下盂唇	
下关节囊	
后下盂肱韧带	
后盂唇	
冈下肌	
后外侧肱骨头	
后视图—关节镜在前套管中	
后盂唇	
后关节囊	
后肩袖（内撞击处）	
肩胛下肌隐窝	
盂肱中韧带及其肱骨止点	
前下盂肱韧带及其肱骨止点	

之处。首先进行这部分检查，因为当引入前方入路时，它会穿过肩袖间隙并改变部分解剖结构。在肩峰下撞击中，肩袖间隙可能看起来正常，在肩部僵硬的患者中挛缩，而在盂肱关节不稳定的患者中，肩袖间隙变宽或松弛（图 3.24 ~ 图 3.30）。

　　建立前方入路的基本技术有两种：由内向外或由外向内。要使用由内向外的技术来建立前方入路，须将关节镜向前推至位于肩胛盂缘、肩胛下肌的上方边界、肱二头肌所围成的三角形中心。将关节镜压在肩袖间隙上并保持其位置，从套管中拔出关节镜。将一根钝头的杆（Wissinger 棒）穿过套管，推动其向前穿出关节囊，直到其向前顶到皮肤。保持 Wissinger 棒的压力，并在其顶端直接做一个皮肤切口。向前推动套管，使其伸出 5 ~ 10 cm。将第二个套管推进杆尖，然后将其推入关节，直到感觉到两个套管彼此接触。卸下 Wissinger 棒，然后将关节镜重新插入后方套管中。调整前方套管，直到在关节内可见 15 ~ 20 mm。出水口可以保持与关

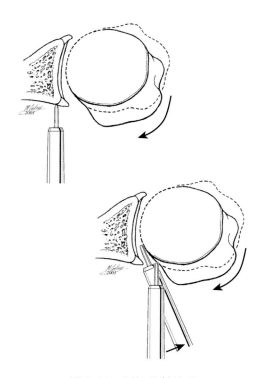

图 3.22　用钝芯触诊骨

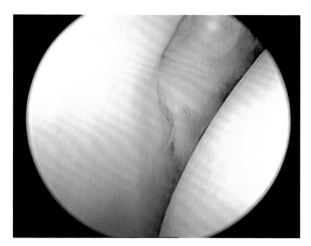

图 3.23　盂肱关节，垂直方向

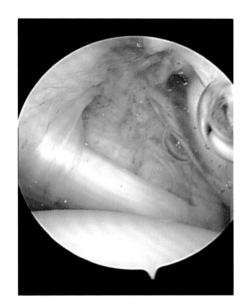

图 3.24　肩袖间隙

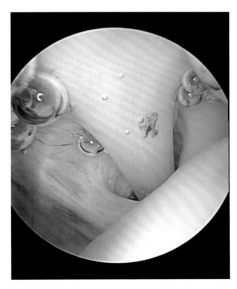

图 3.25　肩袖间隙：正常的盂肱上韧带

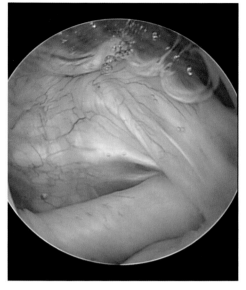

图 3.26　肩袖间隙：突出的盂肱上韧带

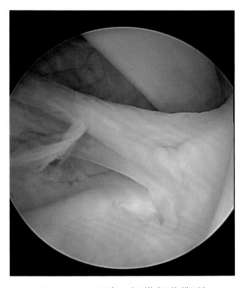

图 3.27　盂肱上韧带部分撕裂

镜套管连接，也可以根据需要将其移至前方套管。我们在肩关节镜手术的早期就使用了该技术，因为它使我们能够可靠地进入盂肱关节。当我们开始进行更多的肩关节重建手术时，发现这种方法存在一些不足之处。由内而外的方法允许前方入路较为精确地调节其入点，因为在必要的操作顺序中，关节镜不可避免地需要进行一些微调。对于不稳定的盂肱关节重建，需要两个前套管，其位置至关重要。如果下方套管太靠上，则前上套管将没有足够的间隙。如果套管太过于内侧或外侧，则锚钉置入很复杂，并且缝合操作也会变得困难。由于这些原因，

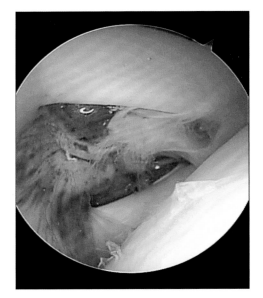

图 3.28　挛缩的肩袖间隙

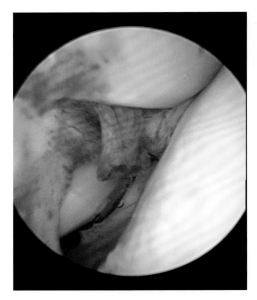

图 3.30　肩袖间隙滑膜炎

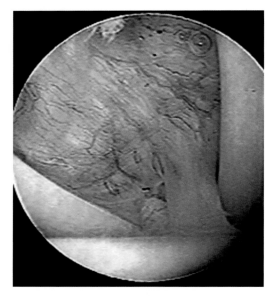

图 3.29　扩张的肩袖间隙

管的连接，也可以移至前套管（图 3.31 ~ 图 3.33）。

　　旋转关节镜，使镜头朝向右肩的 7 点位置（光源线位于 1 点钟位置）或朝向左肩的 5 点钟位置。向前推进关节镜并检查肩胛下肌隐窝和肩胛下肌腱上缘。旋转关节镜，使镜头朝向右肩的 9 点钟位置（光源线位于 3 点钟位置），向前推进，并检查前盂唇和盂肱中韧带（图 3.34）。不要将前上盂唇的正常开口与 SLAP 损伤相混淆。观察前方盂唇是否有盂肱关节不稳定的迹象，例如磨损、撕裂或与关节盂分离。将探钩插入前套管并测试前盂唇与关节盂的连接。使用探钩测试盂肱中韧带的张力。向前、

我们现在采用由外向内的方法来建立前方入路。

　　要使用"由外向内"的技术建立前方入路，将关节镜对准肩袖间隙，然后用示指推动肩关节前方位于喙突外侧的皮肤。观察手指在肩关节前方的位置，并移动手指，直到指向肩袖间隙的中央。用记号笔在该位置上标记，然后在此处使用腰穿针进入关节。确切的进入位置和进入角度由目标病变和预期的入路决定。标记出位置后，移开腰穿针，做一个小切口，然后将套管和钝芯放入关节中。与由内向外的技术一样，水流出入路可以保持与关节镜套

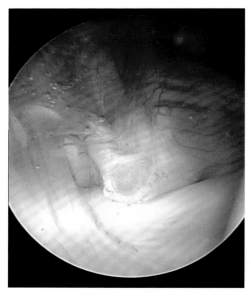

图 3.31　前 - 下套管的进入点

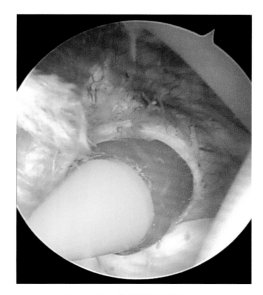

图 3.32　套管和钝芯入口

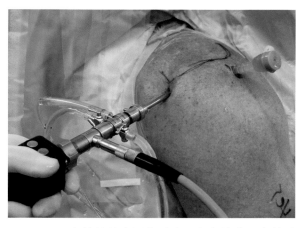

图 3.34　3 点钟处的光源线对应于朝向关节 9 点钟处

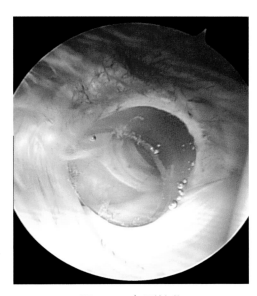

图 3.33　卸下钝芯

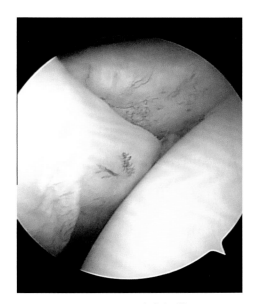

图 3.35　盂肱中韧带

向后和向后平移肱骨头，观察在韧带中产生的张力。先将手臂内旋，然后再外旋。盂肱中韧带外观可变，可能突出或呈索条状（图 3.35 ~ 图 3.46 ）。

　　旋转关节镜，使其朝向 6 点钟的位置（光源线位于 12 点钟位），并检查前下盂唇和盂肱下韧带。如前所述测试它们的张力和止点完整性。

　　向下移动关节镜，并注意是否存在"直通征"（ drive-through sigh ）。直通征指的是关节镜在关节的 6 点钟位置在肱骨头和肩胛盂关节面之间通过较为容易。须记住，直通征是衡量肱骨头松弛的一种

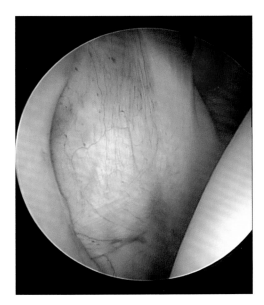

图 3.36　增宽的盂肱中韧带

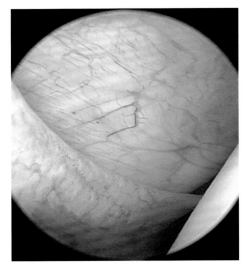

图 3.37　盂肱中韧带和观察不清的肩胛下肌

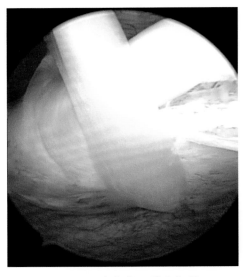

图 3.40　索条状盂肱中韧带

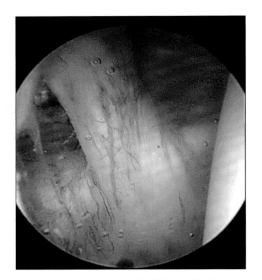

图 3.38　盂肱中韧带部分撕裂

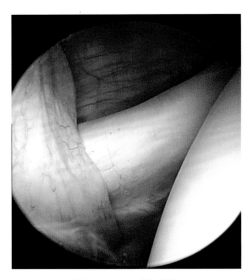

图 3.41　肩胛下肌

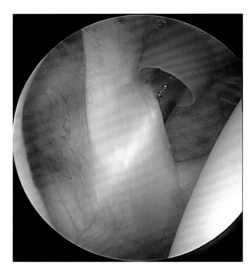

图 3.39　索条状盂肱中韧带

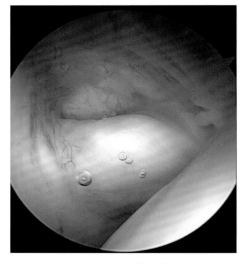

图 3.42　肩胛下肌

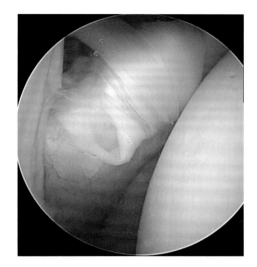

图 3.43　肩胛下肌滑膜撕裂

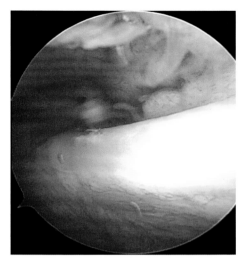

图 3.46　肩胛下肌隐窝

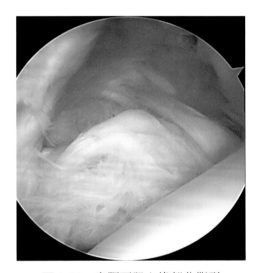

图 3.44　肩胛下肌上缘部分撕裂

手段，并不代表盂肱关节不稳定。向下或侧方牵引肩关节，然后旋转，观察下关节囊的松弛。确定是否存在下方盂唇病变，并仔细检查下方关节囊的肱骨止点是否有损伤迹象（图 3.47 ~ 图 3.57）。

将关节镜返回到肱二头肌腱 - 盂唇复合体。要从后方入路充分查看后方盂唇，必须使关节镜到盂唇的距离最大。这需要撤回关节镜，直到其紧贴后方关节囊。笔者为新手时，我会反复将关节镜完全从关节中拉出。笔者最小化（但不能消除）此问题的技术如下：旋转关节镜的物镜，使其指向 6 点钟的位置。将示指和拇指捏在套管退出皮肤的地方。这种感觉反馈有助于控制套管移动的距离并对其进行细微控制。尽可能向后方轻轻拔出关节镜，以最佳地观察肱二头肌腱 - 盂唇复合体（图 3.58 ~ 图 3.60）。

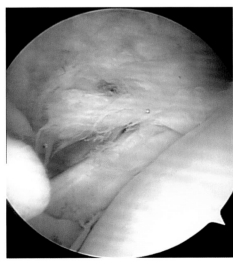

图 3.45　肩胛下肌上缘部分撕裂

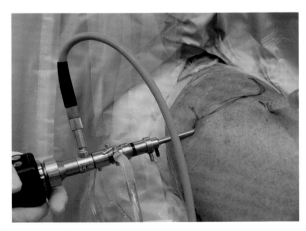

图 3.47　12 点钟处的光源线对应于关节的 6 点钟方向

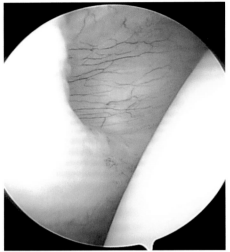

图 3.48　前下盂肱韧带

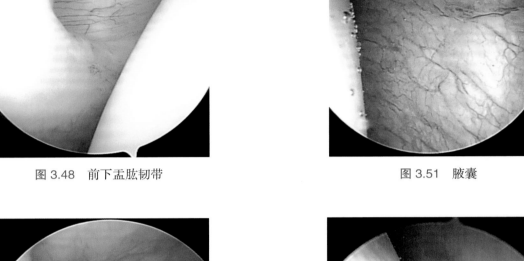

图 3.51　腋囊

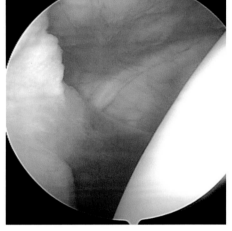

图 3.49　不太清楚的前下盂肱韧带

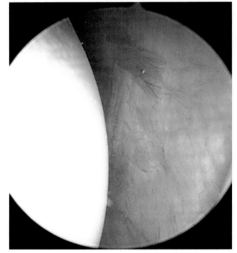

图 3.52　后下关节囊

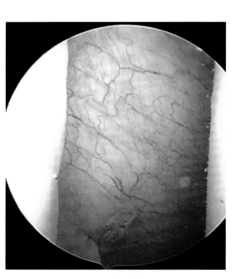

图 3.50　前下关节囊

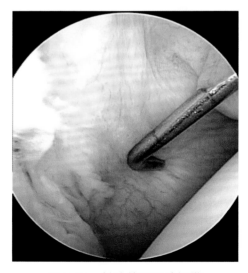

图 3.53　触诊前下盂肱韧带

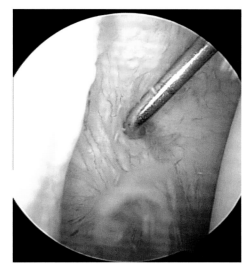

图 3.54　触诊下关节囊

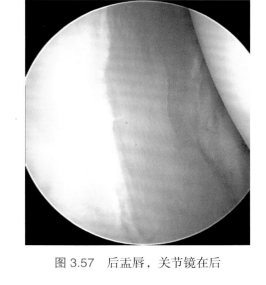

图 3.57　后盂唇，关节镜在后

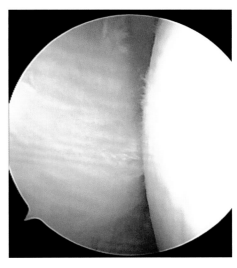

图 3.55　前下盂唇

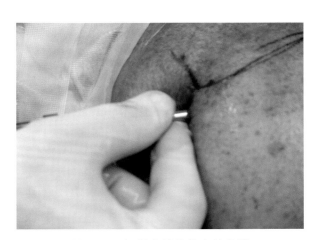

图 3.58　捏紧套管并拔出关节镜

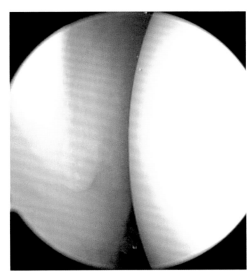

图 3.56　后下盂唇

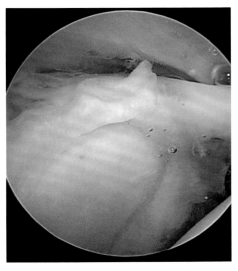

图 3.59　肱二头肌腱 - 盂唇复合体

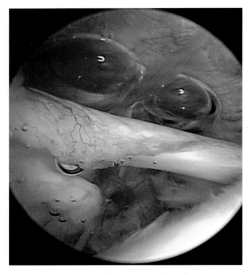

图 3.60　肱二头肌腱滑膜炎

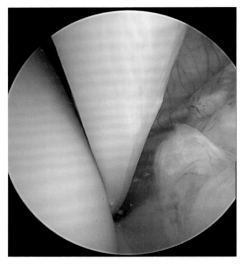

图 3.62　肱二头肌腱进入肱二头肌腱沟

检查肱二头肌腱，并使用器械拉动关节内部分并检查其是否有炎症或撕裂。仔细检查前滑车和后滑车是否有可能表明肱二头肌腱不稳定的外伤迹象。跟随肱二头肌腱到其关节出口。肱二头肌腱与冈上肌腱之间可能存在粘连；这些可能是先天性的，也可能是创伤导致的（图 3.61 ~ 图 3.78 ）。

旋转关节镜在右肩 9 点钟方向查看。根据需要更改视角；从上到下观察后方盂唇，注意任何盂唇分离、磨损或撕裂。继续往下移动，直到看到盂肱下韧带。内旋手臂，并观察该韧带的正常紧张状态。

从前方入路插入钝头器械并评估肱二头肌腱 - 盂唇复合体。有时，SLAP 损伤很明显，但通常需要进行探查。外展外旋肩部，以查看上方盂唇从肩

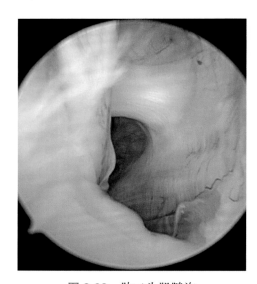

图 3.63　肱二头肌腱沟

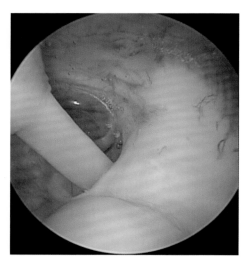

图 3.61　肱二头肌腱从盂肱关节退出

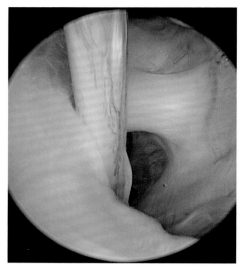

图 3.64　肱二头肌腱沟

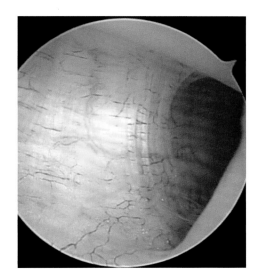

图 3.65　带有滑膜衬里的肱二头肌腱沟

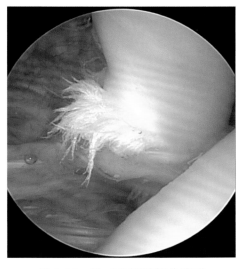

图 3.68　肱二头肌腱部分撕裂

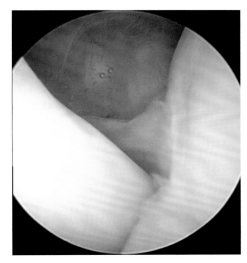

图 3.66　边界韧带，悬吊结构

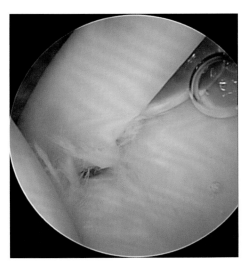

图 3.69　肱二头肌腱部分撕裂

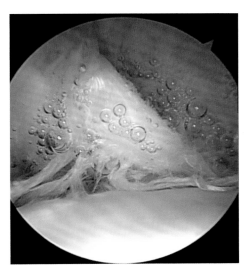

图 3.67　肱二头肌腱部分撕裂

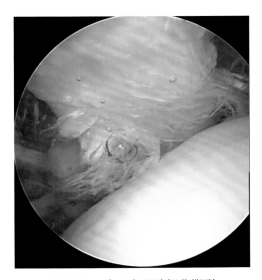

图 3.70　肱二头肌腱部分撕裂

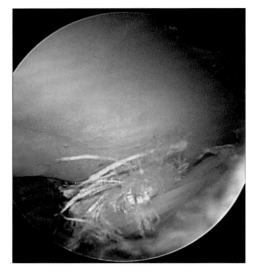

图 3.71   肱二头肌腱部分撕裂

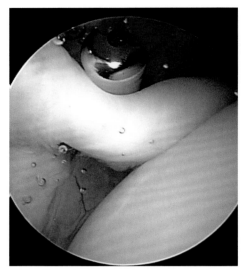

图 3.74   在肱二头肌外侧

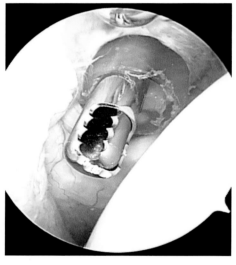

图 3.72   引入刨刀

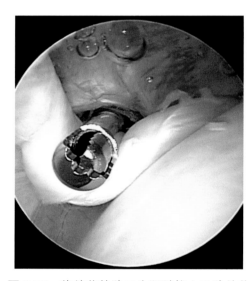

图 3.75   将关节外肱二头肌腱拉入盂肱关节

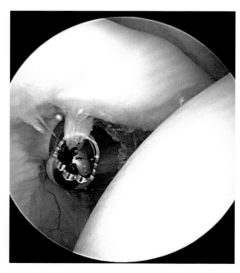

图 3.73   在肱二头肌内侧

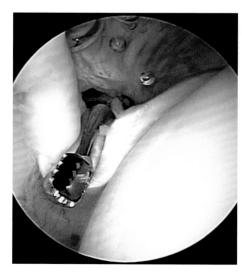

图 3.76   将关节外肱二头肌腱拉入盂肱关节

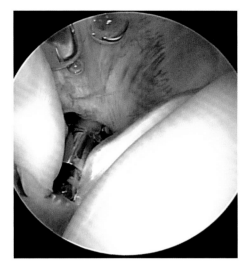

图 3.77　将关节外肱二头肌腱拉入盂肱关节

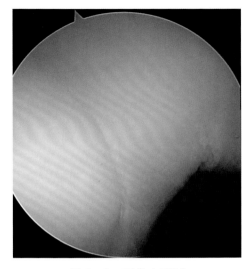

图 3.79　正常上盂唇

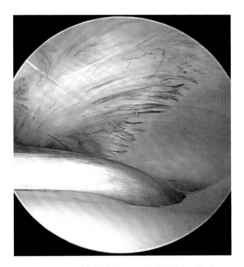

图 3.78　关节外肱二头肌腱滑膜炎

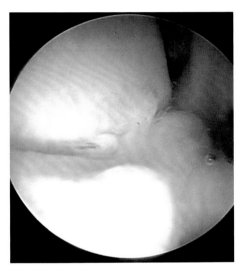

图 3.80　上盂唇的轻微磨损

胛盂上撕脱的痕迹（图 3.79～图 3.85）。二头肌腱与肩袖之间可能存在粘连；这些也可能是先天性的或创伤后的（图 3.86 和图 3.87）。

　　将镜头指向正上方查看肩袖肌腱。外展外旋肩关节，直到看到肱二头肌腱及冈上肌前方相交接之处。冈上肌的前缘形成肱二头肌腱后滑车。向内向下移动镜头（以使关节镜尖端向上向外移动），并从前缘到后缘观察肩袖的止点。同时，外展并旋转肱骨头，以使关节镜从前向后观察肩袖在肱骨头上的止点。注意冈上肌的足印区域。肱骨头的关节软骨边缘和冈上肌腱止点之间不应有裸露的骨组织。通过观察并以毫米为单位测量剩余肌腱和关节软骨边缘之间的裸露骨量，可以诊断出冈上肌腱关节侧部分撕裂。冈下肌止点不位于关节边缘，该区域的

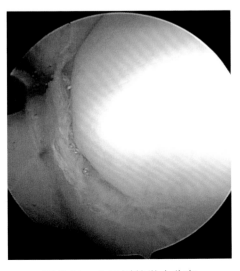

图 3.81　上盂唇的微小分离

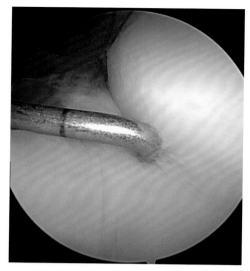

图 3.82　用探钩分离

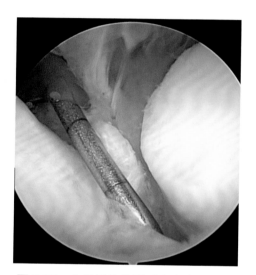

图 3.83　上盂唇从前到后病变（SLAP）

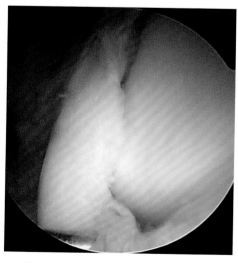

图 3.84　SLAP 损伤累及前上盂唇

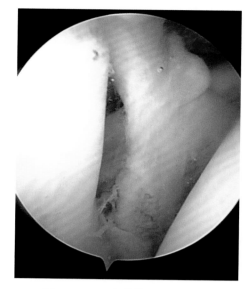

图 3.85　正常的前上盂唇裂孔

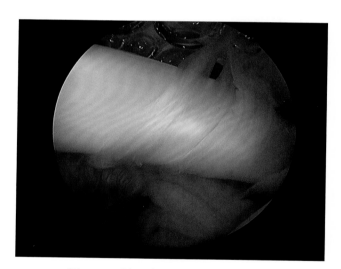

图 3.86　肱二头肌腱 - 肩袖间隙粘连

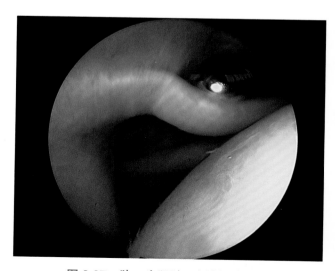

图 3.87　肱二头肌腱 - 肩袖间隙粘连

裸露骨是正常的。肱骨头后部附近的小孔是正常的血管通道。

　　当确定后方肩袖的止点时，向下倾斜关节镜，并继续外旋肩关节。可以看到肱骨后外侧，并记录是否存在 Hill-Sachs 病变。稍微撤回关节镜，以免镜头刮伤肱骨头，并返回到肱二头肌腱 - 盂唇复合体（图 3.88 ~ 图 3.101 ）。

　　检查肱骨头和关节盂上的软骨是否有骨关节炎的迹象，例如变毛糙和鹅卵石样。关节盂中央的软骨通常较薄，不应与骨关节炎相混淆（图 3.102 ~图 3.107 ）。

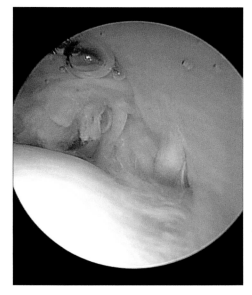

图 3.90　冈上肌部分撕裂的关节面

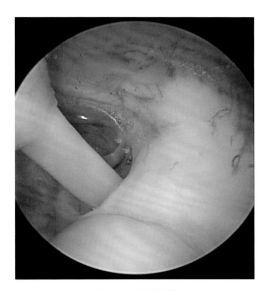

图 3.88　冈上肌

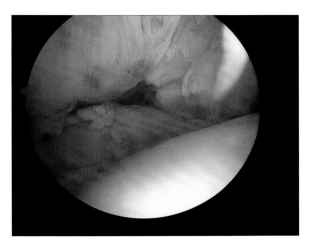

图 3.91　冈上肌全层撕裂

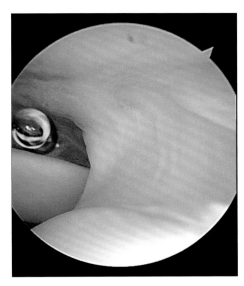

图 3.89　冈上肌

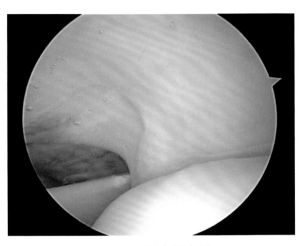

图 3.92　冈上肌中部

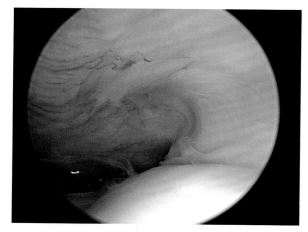

图 3.93   冈上肌中后部

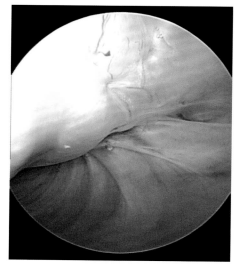

图 3.96   冈下肌

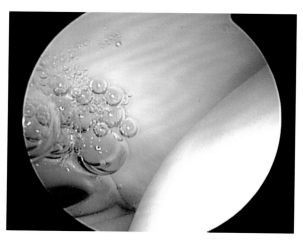

图 3.94   冈上肌后部

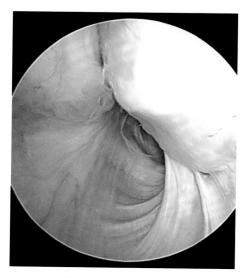

图 3.97   关节囊反折

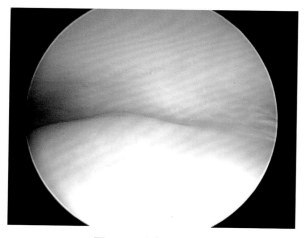

图 3.95   冈上肌后部

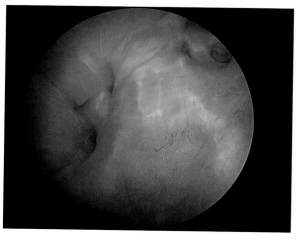

图 3.98   裸区

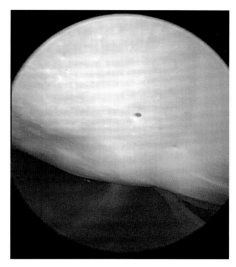

图 3.99　血管通道小孔

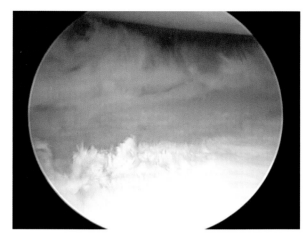

图 3.102　前方关节盂软骨缺损

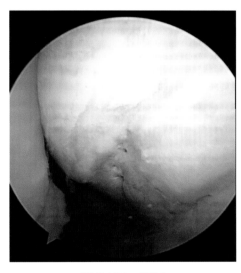

图 3.100　裸区

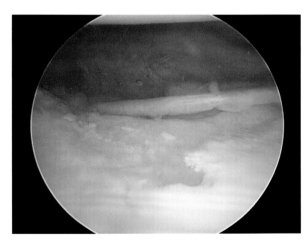

图 3.103　前方关节盂软骨缺损

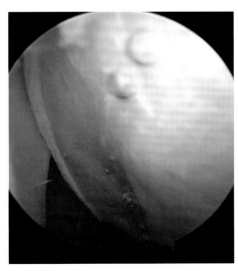

图 3.101　浅 Hill-Sachs 损伤

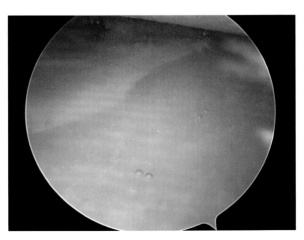

图 3.104　关节盂骨性关节炎

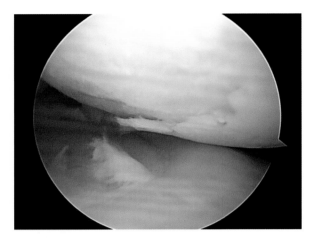

图 3.105　肱骨头软骨损伤

从后方入路取出关节镜，将其重新插入前方入路中，然后再次检查后方盂唇、关节囊和肩袖后部。外展、外旋肩关节，并评估有无后上方盂唇、肩袖后部与关节囊之间的内撞击。从这个角度观察关节盂的正常梨形。关节盂下方变宽。这种梨形的缺失对应于前下肩胛盂的骨缺损，在盂肱关节不稳的患者中可能见到（图 3.108 ~ 图 3.111 ）。

这样就完成了盂肱关节的常规检查。撤回两个套管并进入肩峰下间隙。

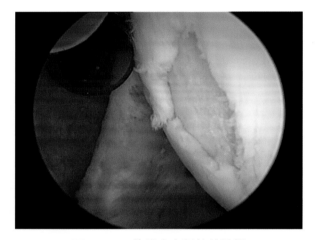

图 3.106　肱骨头全层软骨缺损

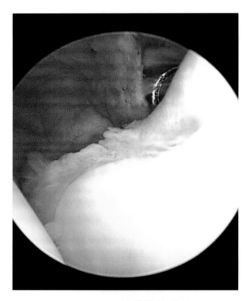

图 3.108　梨形的关节盂

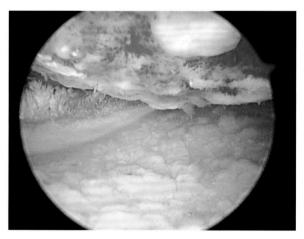

图 3.107　骨关节炎

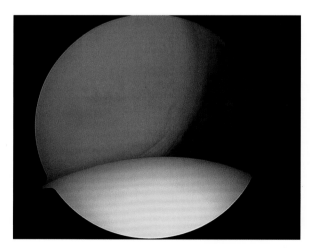

图 3.109　后下盂唇

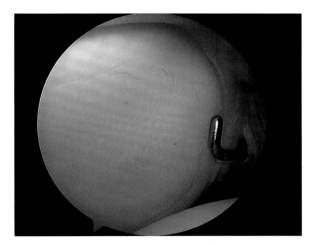

图 3.110　后上盂唇

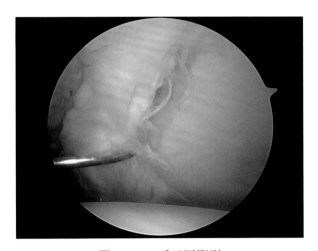

图 3.111　后盂唇撕裂

表 3.2	对肩峰下间隙的诊断检查
从后入路查看	
肩峰底面	
喙肩韧带	
前滑囊	
冈上肌大结节止点	
三角肌下粘连	
肩锁关节	
从侧入路查看	
后肩袖	
后滑囊	
肩袖间隙	
肩锁关节	

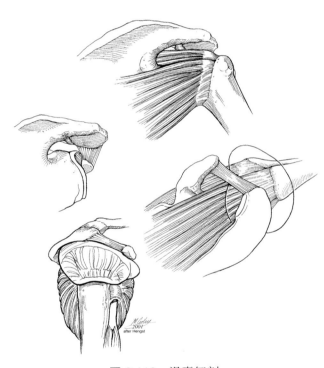

图 3.112　滑囊解剖

肩峰下关节镜检查

　　肩峰下间隙的诊断检查应该是系统性的，以确保不会忽略任何病变。表 3.2 中描述的计划可以用作指导。

　　肩峰下间隙是假关节，允许肱骨近端和喙肩弓之间相互滑动。关节镜检查的经验使我们能够定义肩峰下间隙，当清除与慢性肩峰下撞击相关的肥大滑囊组织时，让我们头脑中有清晰的边界。关节镜肩峰下间隙从前肩峰后半部开始，而从后方进入则要求医生将前间隙与后间隙分开，剥离滑囊组织。可以明确前方、后方和侧方沟。内侧界限位于肩锁关节下方，外侧锁骨的暴露需要切除较厚的纤维脂肪。侧方壁位于大结节之外，前边界是肩峰前缘（图 3.112 ）。

　　由于反应性滑囊炎和纤维化，通常很难直接看

到肩峰下间隙。当无法看到肩峰下间隙时，通常是因为关节镜的位置太靠后。将关节镜向前放置在肩峰下间隙中有助于最大程度地减少间隙内位于后方的滑囊组织的影响。

　　使用相同的后方皮肤切口进入肩峰下间隙。通过皮肤切口放置钝头和套管，并触诊肩峰的后缘。在肩峰下方滑动，然后向前推动钝芯和套管。套管应保持与肩峰接触。用另一只手触摸肩峰前方，然后将钝头推进到肩峰前方，直到感觉到钝头尖端。

当钝芯位于前肩峰后方时拔除钝头。通常，可以触诊喙肩韧带。卸下钝头并插入关节镜时，需保持套管位置。旋转关节镜，使其对准肩峰，并确定喙肩韧带或肩峰是否有任何解剖变异（图 3.113）。

然后调整关节镜的角度，使其直接指向肩袖。通过一定范围的运动来活动肩关节并旋转关节镜，将可以看到肩胛下肌、冈上肌以及冈下肌的上份。如果希望更好地查看后方肩袖，须建立一个侧方入路。用腰穿针确定侧方入路的精确位置。经皮引入腰穿针，直到其位于前肩峰后方 1～2 cm，并位于肩峰和肩袖之间的中间位置。外侧套管应平行于肩峰下表面并在其下方直接进入肩峰下间隙。切口与肩峰外侧边界之间的距离取决于患者的体型；通常，将侧方入路放置在距肩峰外侧边缘 2～3 cm 处。

如果仍然看不清，则向前推动关节镜以使其摆脱周围的滑囊组织，然后向后撤回关节镜，直到看到肩峰为止。如果显露仍然很差，笔者发现三角技术很有用。如前所述插入套管和钝芯。通过在肩峰前外侧缘后方 1～2 cm 处切开皮肤来创建外侧入路。切口与肩峰外侧边界之间的距离取决于患者的体型；通常，将侧方入路放置在距肩峰外侧边缘远端 2～3 cm 处。外侧套管应平行于并紧贴肩峰下表面进入肩峰下间隙。将套管和钝头经侧方入路插入，一只手抓持一个器械，使它们彼此接触。通常，可以感觉到介于两个器械之间的滑囊组织。将它们揉在一起以去除滑囊组织，直到感觉到两个套管直接接触为止。向前推动外侧套管，直到超过钝头的尖端为止。推动后方钝芯，直到它直接与外侧套管接触。将两个套管压在一起，从后套管中取出钝头，然后插入关节镜。现在，应该可直接看到外侧套管。

卸下钝芯并插入刨刀。用刨刀尖端触诊上方的肩峰和下方的肩袖，以帮助定向。使用刨刀去除滑囊组织，直到可以清楚看到视野为止。如果刨刀在肩袖上，须朝上转动刨刀刀头，以免造成损伤。当在肩峰附近工作时，须向下转动刨刀刀头。注意不要将肩袖或肩峰与刀头接触，因为这会损伤肩峰下间隙的解剖结构（图 3.114～图 3.119）。

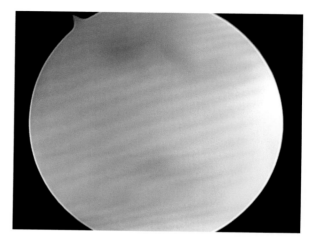

图 3.114　肩峰下间隙不清楚

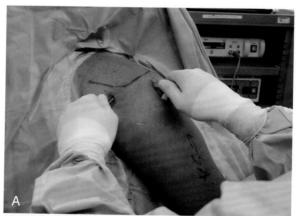

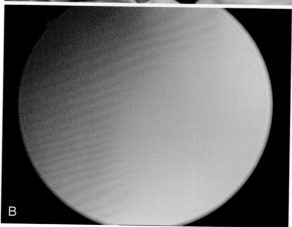

图 3.115　（A）用钝芯尖端触及外侧套管。（B）可见外侧套管

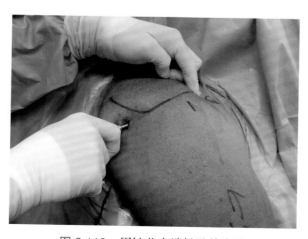

图 3.113　用钝芯尖端触及前肩峰

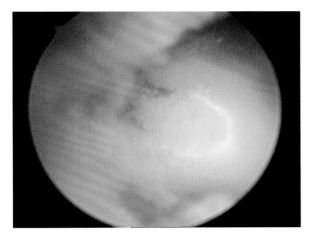

图 3.116　稍微退出关节镜

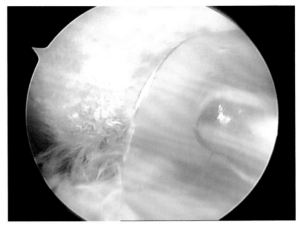

图 3.119　拔出外侧套管

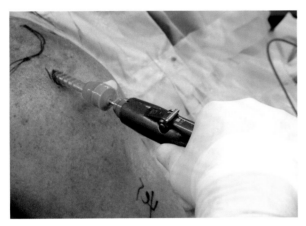

图 3.117　引入刨刀

一旦可以清楚地看到各解剖结构，就对肩峰下腔进行诊断检查。观察肩峰和喙肩弓是否有撞击迹象，例如磨损或红斑。旋转关节镜，使其直接对准肩袖；同时，向上移动关节镜末端，以使关节镜与肩袖之间的距离最大。这可以改善对任何病变范围的认识。撞击的迹象包括磨损、纤维形成和滑囊侧肩袖部分撕裂。

向前推进关节镜以查看前方沟。旋转关节镜以观察侧方沟。将关节镜移至侧方入路。这样可以更好地观察肩胛下肌腱、肩锁关节和后方肩袖。如果滑囊覆盖了肩袖肌腱，则将其切除直至可以看到肌腱纤维。这样就完成了盂肱关节和肩峰下间隙的诊断检查（图 3.120～图 3.142）。

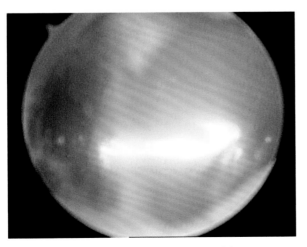

图 3.118　可见外侧套管内的刨刀

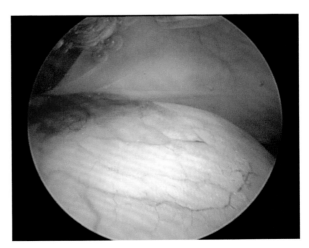

图 3.120　肩袖

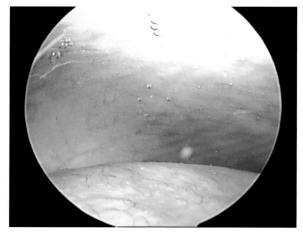

图 3.121　前方沟

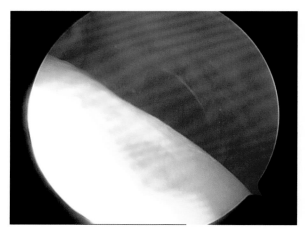

图 3.124　侧方沟

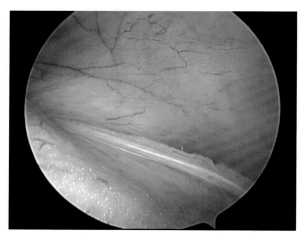

图 3.122　前方沟

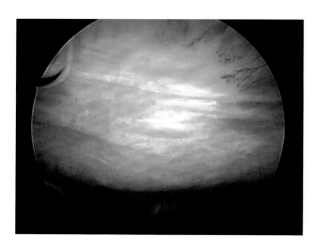

图 3.125　喙肩韧带

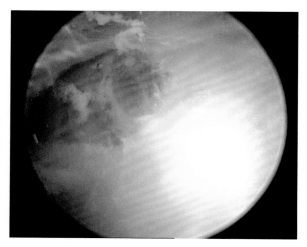

图 3.123　肌腱 - 肌腹连接处

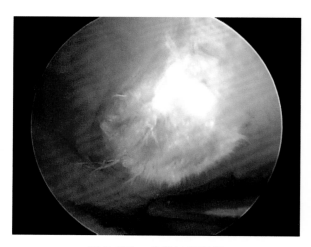

图 3.126　喙肩韧带磨损

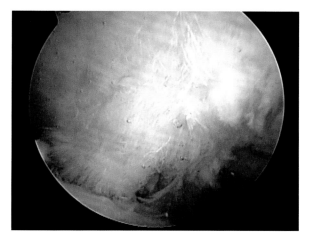

图 3.127　喙肩韧带磨损

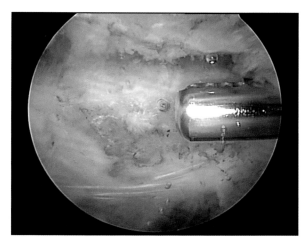

图 3.130　肩峰小骨

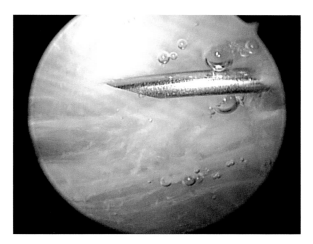

图 3.128　腰穿针

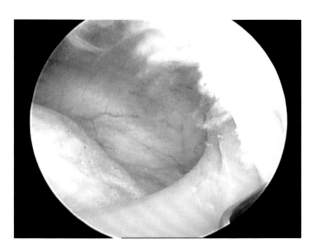

图 3.131　外侧肩峰下粘连

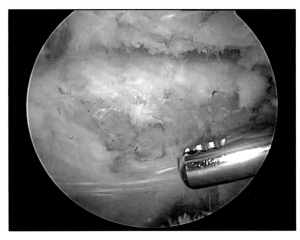

图 3.129　肩峰小骨

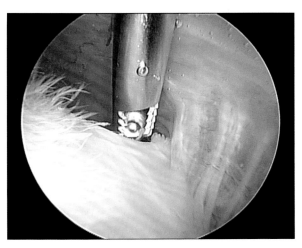

图 3.132　切除粘连

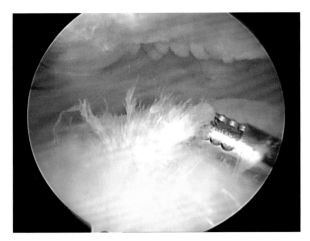

图 3.133　滑囊侧部分肩袖撕裂

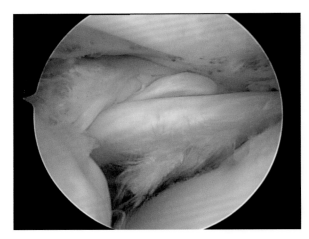

图 3.136　全层肩袖撕裂

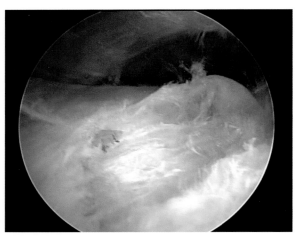

图 3.134　滑囊侧部分肩袖撕裂

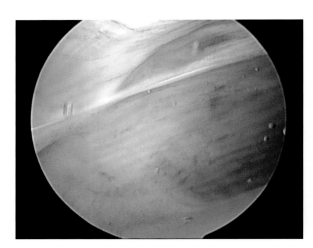

图 3.137　喙肩韧带，关节镜在外侧套管中

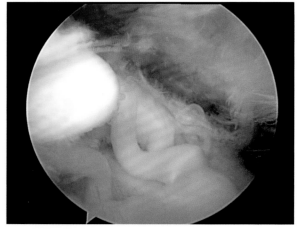

图 3.135　接近全层滑囊侧肩袖撕裂

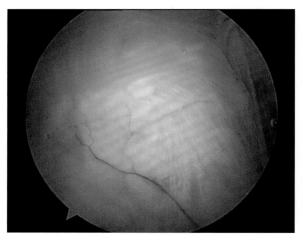

图 3.138　肩袖，关节镜在外侧套管中

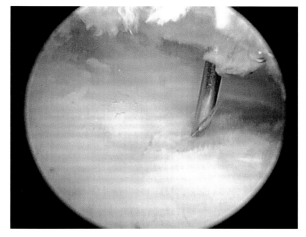

图 3.139　肩袖间隙，关节镜在外侧套管中。腰穿针探查冈上肌

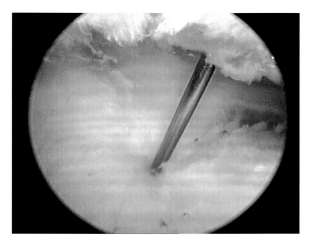

图 3.141　腰穿针探查肩袖间隙

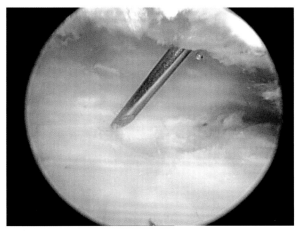

图 3.140　肩袖间隙，关节镜在侧套管中。腰穿针探查肩胛下肌

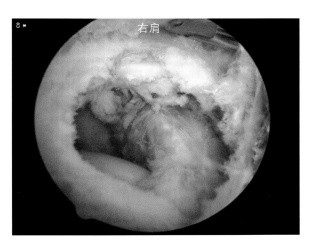

图 3.142　肩袖间隙打开

第4章 盂肱关节不稳定

骨科医生非常希望找到一种简单的方法来处理盂肱关节不稳定。尽管 Bankart 和 Perthes 在 20 世纪独立描述了前方盂唇病变，但在 20 世纪中期，外科医生仍观察到外展和外旋导致盂肱关节脱位。因此，为限制脱位运动（外旋），人们广泛采用了几种常用手术。Magnuson-Stack 和 Putti-Platt 等通过手术成功地控制了脱位，但一些患者对肩部运动和功能的丧失感到不满意。其他患者仍然有不稳定。此外，这些患者中有许多由于固定过紧而发展为骨关节炎。随后，Bankart 病变被认为是最重要的病变，因此以盂唇修复为主导治疗不稳定。盂唇修复手术在部分患者中取得了成功，但并非所有患者都成功，其基本原理（盂唇病变是不稳定的唯一原因）无法解释没有此类病变的脱位。此外，正如 DePalma 所观察到的那样，许多患者的盂唇退化似乎是一种衰老现象，但是这些患者中很少有人出现盂肱关节不稳定。随后，有医生采用前关节囊紧缩术治疗复发性前脱位且无盂唇撕裂的患者。同样，许多患者受益，但其他患者仍然有肩关节脱位或半脱位。在了解到某些肩关节存在多方向（伴或不伴盂唇病变）不稳定的情况下，人们的兴趣转移到了整体关节囊紧缩上。如 Neer 所述，关节囊翻转缝合提供了处理此难题的方法。

最近，在控制盂肱关节不稳定同时保持过顶运动功能的愿望促使人们寻求涉及关节镜的新技术。关节镜技术的优点包括较小的皮肤切口，更完整的盂肱关节检查，治疗所有关节内病变的能力，进入盂肱关节所有区域进行修复，较少的软组织剥离，保留肩胛下肌完整性以及最大程度地保留外旋。关节镜使外科医生可以检查整个盂肱关节并观察导致不稳定的病变。同时，临床和基础科学研究增加了我们对盂肱关节不稳定的病生理学的理解。我们现在拥有背景、知识和技术技能，可以更有效地处理盂肱关节不稳定。我们还对何时需要进行关节镜检查以及何时进行开放手术可能更有效有了更好的了解。

文献综述

本节总结了关节镜下肩关节稳定修复术的历史。早期的关节镜修复术使用图钉（Staples）将 Bankart 病变向上和向内推进，失败率高达 30%。由于盂肱关节内应用图钉（Staples）可能引起的并发症，其他外科医生使用经关节盂缝合术修复了 Bankart 病变。早期的文献报道最初的成功率高达 100%，但是随着随访时间的延长，这些结果会恶化。这些技术的两个基本要素是缝线穿过撕裂的盂唇，然后穿过肩胛骨颈部的钻孔。缝线向后与软组织或骨组织通过打结固定。

后来的研究和结果证明了这些方法的两个缺陷：①修复后的盂唇位于过于内侧的位置，②无法处理关节囊松弛的问题。Neviaser 首先定义了前盂唇韧带经骨膜撕脱（anterior labroligamentous periosteal sleeve avulsion, ALPSA）病变与前下盂肱不稳的关系。撕裂的盂唇 - 韧带复合体在肩胛骨颈过于内侧的位置愈合，从而导致肱骨过度平移。显然，早前描述的图钉和经关节盂缝合技术可修复盂唇，但会造成 ALPSA 病变。检查关节镜稳定术后脱位的肩关节，发现盂唇被修复到盂缘内侧 5 mm 处。他是第一个指出修复后的韧带附着部位很关键的学者。Savoie 随后通过将锚钉的入点位置从肩胛颈内侧移动到盂肱关节表面来改良了他的技术，并报道了新技术的改进结果。

其他植入物和技术也历经试验，包括使用锚钉和大头钉修复盂唇。这些都具有较高的并发症率和失败率，结果不可接受。最终，使用带线缝合锚钉可以将分离的盂唇直接修复到关节盂边缘。Wolf率先采用这种方法关节镜下修复不稳定。随着外科医生学会将盂唇的位置更合适地固定在盂缘上，结果得到了改善。Harryman 等引入了"凹陷 - 加压"这一概念，以解释盂唇在盂肱不稳中的重要作用。但是，进一步的研究提出了两个问题：Bankart 病变是唯一导致前下不稳定的盂唇病变吗？在没有其他任何病变的情况下，任何盂唇病变或盂唇病变的组合都能单独产生盂肱不稳定吗？

学者们随之将注意力转移到关节囊上。关节囊被拉伸伴或不伴有 Bankart 病变，被确定为不稳定的主要病变。Tibone 强调说，关节囊的拉伸速率是一个重要的变量，因为损伤的速度可能决定了关节囊韧带受损的位置。在试验室研究中，Bigliani 表明，较快的应变速率会导致韧带损伤，而较慢的应变速率导致韧带止点部位失效的可能性更高。Bigliani 还研究了急性脱位患者关节囊的拉伸特性，发现即使有 Bankart 病变，也通常存在一定程度的关节囊损伤。Baker 用关节镜在急性脱位 10 天之内检查了 45 位患者的肩关节，发现所有伴或不伴相关 Bankart 病变的患者，关节囊都被拉伸或撕裂。基于这些发现和后续研究，关节囊成为修复和紧缩的主要焦点。

历史向前飞跃几年，有人指出，可能要处理的最主观和最困难的问题是关节囊的紧张程度。因此，骨科界曾对热皱缩（thermal treatment）满怀希望，一度临床应用超过了基础科学研究。人们很快发现，热皱缩与关节囊坏死、关节囊撕裂和软骨溶解等破坏性并发症相关。关节囊热皱缩的使用已被广泛放弃。

其他结构也与肩部不稳定有关。Rodosky 描述了肱二头肌 - 盂唇复合体在前下不稳定中的作用。试验室研究人为导致上方盂唇分离［上方盂唇从前到后撕裂（SLAP 损伤）］可增加肱骨头前平移。Speer 还使用尸体模型确定，尽管 Bankart 病变导致肱骨头平移增加，但仅它本身不会导致肱骨头脱位。随后，关于上方盂唇和肱二头肌复合体在盂肱稳定性中的作用的一些研究得到发表。

关节镜技术的大多数描述最初都省略了对肩袖间隙的处理。盂肱关节囊的这一区域是肩胛下肌肌腱上缘与冈上肌肌腱前缘之间的软组织，并且包括盂肱上韧带和一部分喙肱韧带。随后，Neer 和 Rowe 描述了肩袖间隙在肩部不稳定开放修复中的作用。Rowe 和 Zarins 检查了肩袖的上方部分，发现在接受手术的 37 位患者中，有 20 位在冈上肌和肩胛下肌之间的关节囊中有较大的开口。Harryman 的试验室研究提高了我们对肩袖间隙的理解。他发现打开肩袖间隙会增加下后平移。基于这些研究和观察，肩袖间隙成为一个引起前后不稳的重要解剖结构。然而，随着最新的生物力学和临床研究，肩袖间隙的作用再一次被质疑，人们积极地通过外科手术处理这一问题的兴趣再次减弱。

据报道，最初关节镜稳定术的失败率比开放技术高。这些归因于多项研究中详述的技术因素，例如前方盂唇的过内侧修复以及无法确定和处理肱骨和关节盂之间的骨缺损。为了通过关节镜来有效地处理盂肱关节不稳定，需要牢记以下几个概念：

1. 不稳定发生在几个方向。
2. 这些方向分为前、后、双向（前下或后下）和多方向（下、前和后）。
3. 方向的分类多少有些武断。
4. 通过患者病史、体格检查、影像学分析、麻醉检查以及关节镜手术时对盂肱关节的评估来确定不稳定的主要方向。
5. 病变通常是多发的。
6. 在任何方向上的不稳定可能是多发病变的各种组合造成的。
7. 病变的相同组合可能会在不同患者中产生不同方向的不稳定。
8. 不稳定矫正要求对所有病变进行确定和修复。
9. 可能有必要在与主要不稳定因素相对的一侧的盂肱关节区域进行手术，以平衡肩关节并防止医源性不稳定。
10. 盂肱关节不稳定定义为有症状的肱骨头过度平移。
11. 临床表现在每个人中可能不同。
12. 肱骨头和关节盂骨缺损可能需要开放手术或采用更先进的重建技术。

骨科医生通过患者的病史、体格检查、影像学分析和手术发现来诊断盂肱关节不稳定的临床表现。单向不稳已广为人知，通常分为前向或后向。在体格检查中，多方向不稳定的患者在向前、向后和向下方施压肩关节时均会出现疼痛和恐惧表现。Neer 提出了开创性概念：盂肱关节不稳定可以在多个方向发生，并且必须对所有方向进行矫正。但是，有一组患者仅在两个方向上有症状。文献中很少涉及双向盂肱关节不稳定，即前下或后下不稳定，这是一组与多向不稳定和单向不稳定不同的患者群体。Neer 在他关于多向不稳定的论文中从两个方向讨论了不稳定。Altchek 描述了他的手术治疗前方和下方类型多向不稳定的结果。Pollock 和 Bigliani 在他们的论文中经常使用"双向"一词来表示复发性后向不稳定。在寻求一种统一的方法来处理多种形式的盂肱关节不稳定时，Pollock 和 Bigliani 的分析可能最有帮助。在他们关于前下肩关节不稳的文章中，讨论了不稳定分类的复杂性，并强调需要处理造成盂肱松弛的所有组成部分以平衡肩关节。他们首先报告了无症状性松弛的病例。

　　盂肱关节松弛的临床表达称为不稳定。一个或多个不稳定的方向在很大程度上是由于盂肱关节囊的各个区域的松弛和盂唇的止点撕裂的结果。毫无疑问，其他因素也起作用。其中一些因素需要非手术治疗（肌肉肌力锻炼和神经肌肉调整），而其他一些则需要改良外科手术技术，例如当关节盂骨缺损要求进行手术时（Latarjet 手术）。成功的关节镜治疗要求外科医生在术前确定临床不稳定的方向和程度，通过关节镜确定引起过度平移的区域，然后矫正盂肱关节内的所有必要区域。这种方法的主要例子是复发性后向半脱位的患者。这些患者的后下关节囊可能过度松弛，但仅对该区域进行矫正可能未必能控制肱骨头的过度平移。即使患者在肩袖间隙或前下盂肱韧带方向上没有症状，也可能需要紧缩这些区域中的一个或两个。

　　关节镜下肩袖修复与关节镜下盂肱重建之间有许多相似之处，但也存在重要的基本差异。如第 12 章所述，与传统的开放式方法相比，关节镜肩袖修补术具有某些优势。但是，根本上，关节镜和开放式手术的主要目的是相同的：将肩袖肌腱的撕裂边缘重新固定到正常位置即解剖止点。从技术上讲，盂肱关节内的手术要求比肩峰下间隙狭窄的范围内的手术要求低，但关节镜下盂肱关节的重建并不是简单的手术。尽管盂肱关节的显露更好，并且比肩峰下腔拥有更多的操作器械的间隙，但技术层面的对手术要求不高却被知识层面上的更大不足所抵消。例如，由于没有客观的标准来判断韧带或关节囊的张力，医生只能估算所需要固定的紧张度。该过程中最关键的部分缺乏客观准则。

　　圆的概念有助于理解一些与盂肱关节不稳定相关的因素（图 4.1）。将图中的圆圈视为右肩的矢状视图，其中箭头代表前下平移的方向。肩关节不稳最常见的形式发生在前下方向，而我们最初的理解是病变位于肩关节的前下部分。该病变被称为

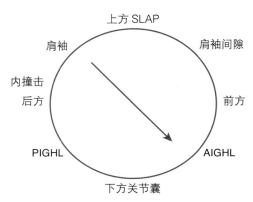

图 4.1　圆环概念 AIGHL，盂肱前下韧带；PIGHL，盂肱后下韧带；SLAP，从前到后的上方盂唇撕裂

Bankart、Broca 或 Perthes 病变。对这种"重要"病变的检索主导了 50 年的研究，其他外科医生对他们的临床和试验室工作提出了质疑。DePalma 认为这种解释是不充分的，因为他发现了没有任何盂唇异常的不稳定肩关节，以及有盂唇异常的稳定肩关节。尽管如此，Bankart 病变仍成为手术修复的重点。直到 Neer 和 Foster 在多向不稳定方面的文章强调了下关节囊病变的重要性之前，这种观点一直面临着一些挑战。Rowe 和 Zarins 还描述了对前下不稳定、且未发现 Bankart 病变的手术矫正。进一步的研究确定了后关节囊和韧带作为额外的静态稳定器的重要性，以及肩袖肌腱作为动态稳定器的重要性。Snyder 和 Rodosky 描述了上方盂唇在前下不稳定中的作用。Harryman 提醒我们肩袖间隙在盂肱关节运动和平移中扮演的角色。Morgan、Burkhart 和 Jobes 率先提出了关于盂肱关节平移（如果有）和内撞击的关系。显然，随着我们更多地了解正常和病变肩关节的盂肱关节结构，外科手术决策变得更加复杂。

诊断

病史

　　肩关节不稳可以通过多种方式进行分类，包括急慢性、程度、方向和受伤性质。我们关注不稳定是否为慢性或急性事件（<6 周），并将其进一步分为复发性脱位、单次脱位后的复发性半脱位或无先前脱位的复发性半脱位。我们关注患者在创伤事件后是否发展到足以破坏盂肱韧带的不稳定因素，即创伤性或非创伤性。创伤性病变与以下因素相关：

手臂被强行外展、外旋并伸展；突然的剧烈疼痛；需要手动复位；以及伤后几周之内仍残留酸痛。非创伤性不稳定的特征是起病隐匿或轻微创伤，并伴有轻度疼痛和自发性复位。需要问所有患者重现或导致其症状的手臂位置或活动。

另外，记录每个患者的运动参与情况（如果有的话）。可以根据 Allain 描述的方法对体育运动进行分类。第 1 类运动为非接触型，包括蛙泳、划船、跑步或帆船。第 2 类运动需要频繁强烈的身体接触，包括骑自行车、滑雪、踢足球和滑水。第 3 类运动为过顶运动，例如自由泳、高尔夫球、网球，投掷和举重。第 4 类运动涉及过顶运动且需要突然停止，例如篮球、橄榄球、手球、冰球、柔道、空手道、皮划艇、长曲棍球、马球、排球、冲浪和摔跤。肩关节的优势侧也应该被记录下来。

体格检查

记录活动范围，包括前屈、外展、外展位外旋以及背后的内旋。测量被动抬高和外旋（内收臂），以及外展位外旋和内旋（外展 90°）。记录在冠状面和肩胛骨平面外展 90° 时的内旋。

使用测力计测量，手臂在外展 90° 在肩胛骨平面内旋时抬高肌力，结果以磅为单位记录。

在两个肩关节上进行对比性的不稳定检查。在所有操作过程中，肱骨头均被压进关节盂中。通常在前、下和后方向评估盂肱平移。不稳定检查的一个经常不能实现的基本要素是患者放松。如果患者的肌肉紧张，则不可能进行有效的检查。这可能是由于检查过程中的疼痛或担心疼痛会随特定的操作而发生。患者在坐位或仰卧位进行检查。

前平移是通过在外展 90° 时用向肩关节施加的前向力来评估的。在手臂处于相同位置的情况下力的方向更改为前下用力，测试前下平移（图 4.2）。同时进行了复位（relocation）试验（图 4.3）。一种有用的操作方法是 Rowe 试验，用于评估前下平移。要进行此检查，让患者站立并使髋部弯曲与躯干成角约 30°。指导患者放松手臂，让他们将肩关节自然下垂，指向地面。在这种放松位置，肩关节实际前屈了 30°（图 4.4）；然后，检查者施加作用力。通过在 0° 外展时在肩关节上施加的向下压力评估下平移（sulcus 试验）。如果在下后方向施加平移力，则外科医生可以获得其他信息。后向平移检查时手臂抬高 90°，稍微内收并保持内旋大约 30°。对肩关节沿后下方向施以作用力并记录平移结果。

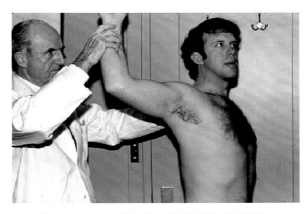

图 4.2   Rowe 医生检查患者的前方不稳定

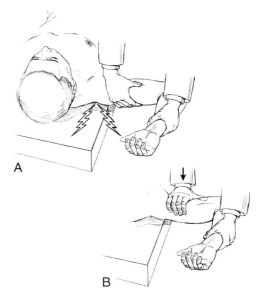

图 4.3   A 和 B，复位试验

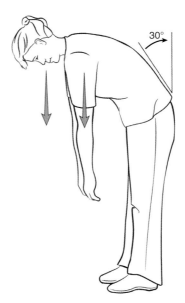

图 4.4   Rowe 试验时的患者体位

重复此操作以检查后向平移。通常，后向平移产生的不适最小，但是随着肩关节的伸展，肱骨头复位，患者会报告疼痛。

记录每次不稳定动作是否存在疼痛和恐惧感，并将关节盂表面的肱骨头平移量分为 0（稳定或微量松弛）、1（小于 50%）、2（>50%，但不能脱位）或 3（可脱位）。不稳定的等级在某种程度上是主观的，但对于每个检查者而言似乎是相对一致的。记录对侧肩关节、肘部和膝关节松弛的情况，以及患者将拇指伸到前臂的能力。Beighton 评分可以用作广泛韧带松弛程度的正式分级系统，但简单的常规评估可能就足够了。可能需要通过患者病史，体格检查和影像学分析排除其他肩部疼痛的来源（肩袖损伤、肩锁关节炎、胸廓出口综合征、臂丛神经损伤、盂肱关节炎）。

影像学

我们使用的常规 X 线片包括前后位、Bernageau 位和冈上肌出口位片。大多数时候，无论是否进行过关节造影（MRA），患者已经进行了磁共振成像。在几天内发生外伤性脱位的患者中，通常不需要关节造影，因为血性关节积液形成可提供足够的对比。同样，根据放射线和 MRI 的发现，可以在进行或不进行重建的情况下添加计算机断层扫描（CT），以评估肱骨和盂骨缺损，以更全面地评估解剖结构和内固定物位置。

盂肱关节不稳定的直接影像学证据包括肱骨头脱位。不稳定的间接影像学表现包括前盂唇附近的钙化、骨性 Bankart 病变、肩胛盂前方骨缺损或 Hill-Sachs 病变。在 MRI 和 CT 上，不稳定的其他证据包括盂唇或关节囊从关节盂撕脱等（图 4.5 ～图 4.15）。

如果对诊断有疑问，可以进行麻醉下检查和关节镜检查。我们在关节镜下直接观察肱骨头的运动。关节内病变的存在可以使外科医生诊断出主要的不稳定方向。这些病变位于肱骨头和 / 或肩胛盂（软骨或骨软骨缺损），和 / 或盂唇（从肩胛盂上分离或磨损），和 / 或关节囊韧带（撕裂或松弛；图4.16）。

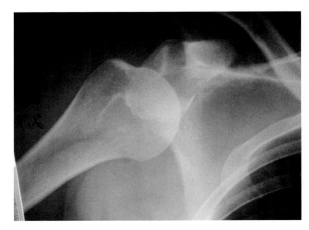

图 4.5　前下脱位的 X 线片

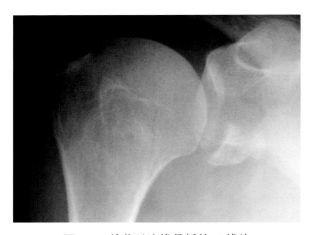

图 4.6　关节盂边缘骨折的 X 线片

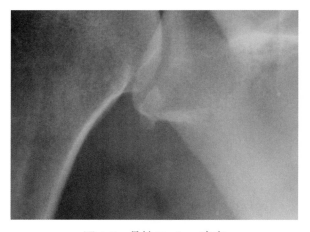

图 4.7　骨性 Bankart 病变

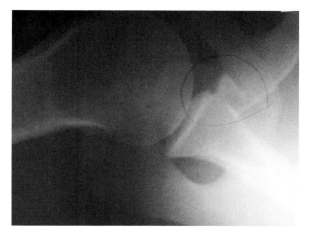

图 4.8　骨性 Bankart 病变（圆圈显示），腋位 X 线片

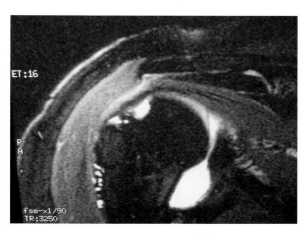

图 4.11　Hill-Sachs 病变

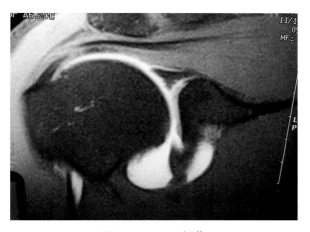

图 4.9　SLAP 损伤

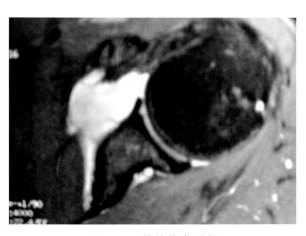

图 4.12　前关节囊剥离

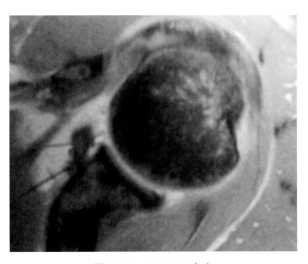

图 4.10　Bankart 病变

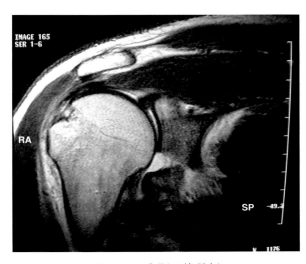

图 4.13　肩胛盂缘骨折

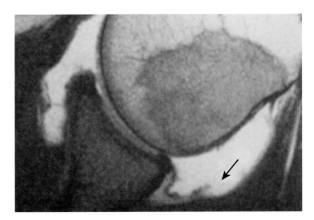

图 4.14　后喙肱韧带撕裂（箭头）

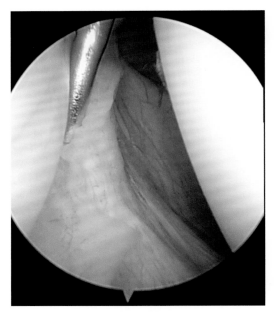

图 4.16　盂唇磨损

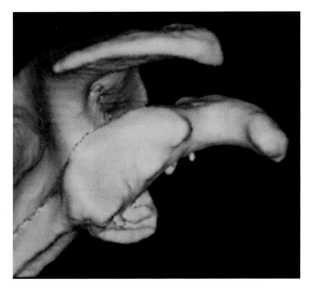

图 4.15　3D CT 重建见前方骨缺损

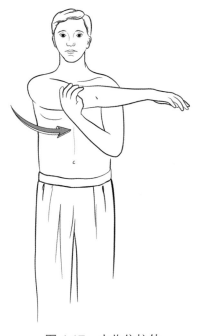

图 4.17　内收位拉伸

非手术治疗

非手术治疗包括避免疼痛的活动，必要时使用非甾体抗炎药治疗疼痛以及家庭物理治疗计划，该计划旨在消除挛缩并维持或改善肩带肌肉力量和神经肌肉协调性。因此，患者需要使用阻力带或轻质量重物（最大 5 磅）进行内旋肌、外旋肌、肱二头肌、肱三头肌和肩胛骨周围肌肉的抗阻运动。指导患者进行运动以改善神经肌肉的协调和本体感受。确定出挛缩区域并通过特定的拉伸进行矫正。后部挛缩通常发生在外伤性前下盂肱不稳的患者中（图4.17）。

手术治疗

适应证

明确的手术适应证其实还不清楚或不绝对。普遍接受的指征是持续的肩部疼痛或复发性盂肱不稳，至少 3 ~ 6 个月的非手术治疗效果不佳。第二适应证是初次创伤性脱位事件后复发风险高的患者。从根本上说，手术的决定是患者根据外科医生的适当建议所做出的。

当患者遭受足够大的暴力导致初次脱位时，可以将其归类为创伤性患者，可以选择手术修复。有几种因素可能趋向于手术干预，因为它们提示复发的风险很高：

1. 患者年龄小于 20 岁。
2. 创伤性脱位（与以微小的力发生的脱位不同）。
3. 需要进行封闭复位。
4. 是主力手。
5. 当前活动水平高。
6. 期望高水平活动。
7. 较小的力量即可诱导出不稳定感。
8. 骨性 Bankart、大 Hill-Sachs 病变或持续性半脱位或脱位的影像学表现。
9. CT 或 MRI 表现提示中度软组织或骨结构受损。

我们根据患者的具体情况解释复发性不稳定的可能性，并让患者和家人决定进行手术或非手术治疗。我们的经验与最近的许多文献有关。未满 20 岁且参加剧烈的日常活动或接触性运动的患者经常会发生脱位。但是，一般情况下，复发性脱位的机会小于 50%，而发生复发性脱位的患者中只有 50% 要求手术。

"历史学家"可能会认为我们过去对创伤性肩关节脱位的治疗并不理想。本质上，复发率达到 25%（在某些患者中更高）。关节镜治疗的成功率在 90%~95%，但并非常规进行。骨科医生对膝关节和踝关节的急性韧带损伤进行手术，但很少在肩关节进行。随着技术和设备的不断改进，以及随着我们发现症状反复发作的高风险患者的能力增强，急性肩关节脱位的患者将有更多的外科手术机会。

禁忌证

手术的绝对禁忌证包括盂肱不稳合并选择性自主肌肉挛缩和患者的情绪不稳定。可以激活自己的肌肉并使得盂肱关节半脱位或脱位的患者在手术治疗后似乎预后较差。当然，评估患者的情绪稳定性是主观的。关节镜下肩关节稳定术的相对禁忌证包括先前的不稳定手术失败、韧带质量不佳以及关节盂或肱骨头的较大骨缺损。最后一种情况下的潜在处理方案是 Latarjet 手术，本章稍后将进行讨论。

大多数 Hill-Sachs 较小的病变不会影响关节镜

的手术结果，因为随着软组织张力的恢复，Hill-Sachs 病变不会与前关节盂接触。但是，当肱骨头缺损足够大时，表面积不足以允许足够的外旋。如果患者恢复外旋，当 Hill-Sachs 病灶越过肩胛盂前缘时，患者可能会感觉到卡住和反复脱位的感觉（图 4.18~图 4.20）。早期的手术通过有意限制外旋来处理此问题，但是这种方法会限制功能，并可能导致不对称负荷和关节病。

有几篇文章试图使用 CT 扫描或 MRI 来预测哪种类型或何种程度的肩胛盂或肱骨骨缺损将导致关节镜肩盂稳定手术失败。尚不清楚是否有明确的答案，但一般来说，关节盂缺损占关节盂下圆直径的 15%~20% 以上，或涉及肱骨头 30% 以上的 Hill-Sachs 病变应谨慎行孤立的镜下关节囊及盂唇修复。关节镜作为一种诊断工具可以有效地评估 Hill-

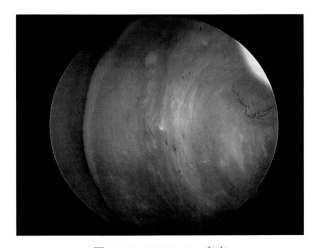

图 4.18　Hill-Sachs 病变

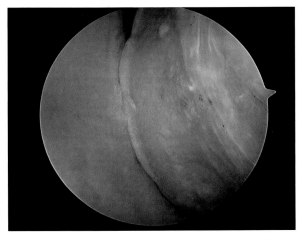

图 4.19　外旋时 Hill-Sachs 病灶位于肩胛盂前方

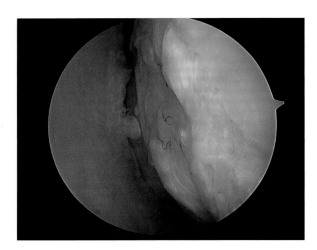

图 4.20　外旋时大 Hill-Sachs 病灶向前脱位

治疗盂肱不稳患者的第一步是通过进行彻底的病史采集、体格检查、麻醉检查以及盂肱关节镜检查来确定不稳定的方向。然后评估盂肱关节内的所有结构，以确定需要处理的结构。前下不稳定的患者可能需要前方盂唇修复，但是如果发生了关节囊拉伸，那么也需要关节囊紧缩术。仅根据病史、影像学和麻醉下的检查，另一位方向相同但平移度较高的患者可能需要更积极的关节囊紧缩手术（图 4.22）。后下不稳定的患者在后方盂唇和后关节囊修复后可能仍然无法稳定，并且可能需要紧缩下关节囊和前下盂肱韧带。可能需要进行肩袖间隙修复。决策很复杂，但可以准确反映临床情况的现实。通常，决定是在手术之前做出的，但是手术发现无疑会影响要处理的问题以及应对不同结构的积极程度。

Sachs 病变是否参与不稳定，或者前盂骨缺损或盂唇缺损是否太严重以至于无法进行单纯关节囊盂唇修复来治疗患者。如果 Hill-Sachs 病变参与不稳定形成，则可以考虑添加 Remplissage 手术（图 4.21）。其他选择包括关节镜或开放肱骨头同种异体移植、旋转截骨术或部分肱骨头金属植入物置换手术。

清创术的目标是消除机械刺激或功能性不稳定的根源。仅去除较小的盂唇撕裂（＜盂唇厚度的50％），并尽一切努力修复病变（图 4.23 和图 4.24）。

韧带和盂唇重新附着于骨骼的目的是双重的。首先，除非将盂唇和韧带牢固地附着在盂上，否则不可能获得足够的关节囊张力。修复上、前、后和下方盂唇的所有外伤性撕裂，因为这些损伤会导致

手术方法

操作原理

关节镜修复的基本原理是确定并修复所有导致盂肱不稳的病变。这涉及清创术、韧带和盂唇的修复、关节囊的紧缩，并且如果需要，修复肩袖间隙。

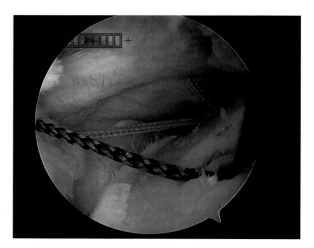

图 4.21　Remplissage 手术关节镜视图

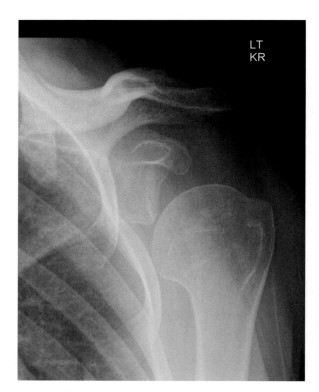

图 4.22　静态盂肱关节前下半脱位的前后位影像学检查

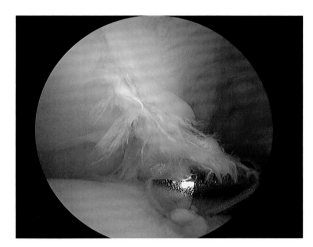

图 4.23 后方盂唇磨损

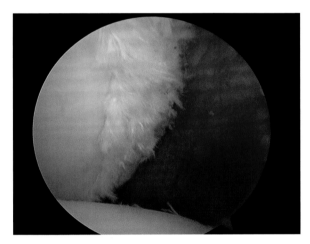

图 4.24 后方盂唇磨损清创后

盂肱不稳定。其次，韧带和盂唇的解剖修复可恢复盂肱关节的"腔加压"特性。Lippitt 已证明，肌肉力量将肱骨头压入关节盂是限制肱骨平移的有效稳定剂，切除盂唇稳定性将降低 20%。

将前下韧带 - 盂唇复合体重新连接到盂唇可能无法恢复盂肱关节的足够稳定性。Speer 证实，在模拟的 Bankart 病变中，肱骨平移仅略有增加，并得出结论，关节囊的拉伸或伸长对于产生盂肱不稳定是必要的。因此，操作的最后部分是恢复关节囊的张力。

关节囊的伸长可分为原发性或继发性。原发性伸长是指由于单个创伤事件或多个不稳定事件而导致的关节囊纤维的永久变形。继发性伸长是指当在止点部位发生撕裂时，会进一步降低囊的张力。这可能在 Bankart 病变后发生或作为上方盂唇撕裂的

结果，在前下关节囊发生。肱二头肌 - 盂唇复合体有助于控制前下平移，其撕脱导致肱骨平移增加。因此，我们修复所有创伤性上方盂唇的撕脱。肩袖间隙和盂肱上韧带撕裂也可能影响盂肱稳定性。我们在手术中观察到，修复肩袖间隙会复位肱骨头的下、后平移。如果还修复了盂肱中韧带的上部，则前囊张力会增加。因此，外科医生可以通过两种方法恢复关节囊的张力：原发性关节囊的伸长需要直接在关节囊上进行操作，而处理继发关节囊的伸长则需要修复止点部位的撕裂。

可以通过单独或组合使用的三种技术来处理初次关节囊的延长：①将关节囊推进并固定到盂唇；②用缝线锚钉将关节囊推进并固定到到关节盂；③关节囊重叠缝合。

该过程的目标是恢复韧带和关节囊的张力，并消除肱骨头过度平移，我们将其定义为大于肱骨头直径的 25%。为了估计平移的百分比，我们在视觉上将肱骨头分为四个部分，并观察相对于关节盂平移的肱骨头有多少。以下所有区域都可能需要被紧缩：盂肱中韧带、盂肱前下韧带、下方关节囊、盂肱下后韧带和后关节囊。

过去，如果不存在盂唇撕裂，我们会将关节囊推进并固定到完整的盂唇上。但是，在几项研究中已经注意到，使用关节盂中的缝线锚钉固定关节囊，具有更妥善的固定效果和更好的结果。用于安置缝线锚钉的钻孔位于距关节盂边缘约 1 ~ 2 mm 的关节盂关节表面。如果盂唇分离，则将其缝合，使其与肩胛颈部接触并延伸到关节盂表面上。这就重新建立了盂唇的"缓冲器"，并重新创建了用于凹面加压的最佳表面。紧缩程度基于平移的程度和方向，并使用类似于 Warner 所描述的开放操作指南。使用软组织抓钳将牵引力施加到关节囊的各个部分，同时将手臂置于不同的外展和外旋程度，同时施加平移作用力。根据它们在盂肱稳定性中的作用，试图在关节囊的不同部分建立张力。下关节囊适当张力的估计是在手臂处于外展 60° 和外旋 60° 的情况下进行的；手臂处于外展和外旋 30° 时估计喙肱韧带的张力；手臂处于 0° 外展和 30° 外旋的情况下估计肩袖间隙的张力。由于很难在手臂完全外展或外旋的情况下进行修复，因此在此位置估计适当的紧缩程度，但是将手臂置于外展 20° 和外旋 30° 以完成关节镜修复。

由于关节镜可提供更大的视野，外科医生可以选择性地修复关节囊的受损部分。与前路开放重建

相比，这是一个优势。随着关节镜修复选择性的提高，有望改善患者的预后，但也需要做出一系列新的决定。这在盂唇止点撕裂中不算是一个太大的问题，因为将盂唇恢复到其解剖位置的目的是相对容易理解的。更难以做出决定的是关于韧带或关节囊紧缩的问题：外科医生必须决定应紧缩关节囊的哪些部分，需要紧缩多少，以及应采用哪种技术紧缩。

术中决策和适应证

清创术

盂唇的小瓣撕裂可能会应用清创术。必须用探钩触诊，以确定小型瓣状撕裂的存在，盂唇中存在小裂口以及盂唇与关节盂存在微小分离。用抓持工具将游离体取出（图 4.25 和图 4.26）。

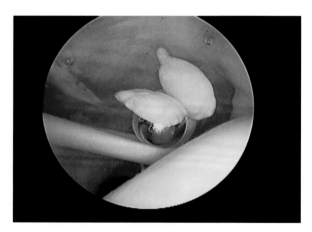

图 4.25　游离体

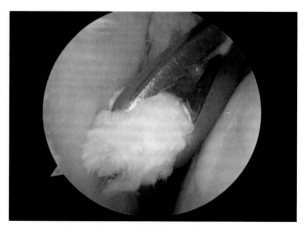

图 4.26　游离体

盂唇修复

盂唇通常在关节盂赤道前方、下方和后方牢固地连接到肩胛盂上。这些区域上的任何分离通常都是病理性的。前上方盂唇通常未很好地附着在盂上（盂唇下孔），在该区域的分离被认为是正常的。上方盂唇的附着力是可变的，并且患者没有创伤病史的上方盂唇撕裂不能被分类为 SLAP 损伤。当上方盂唇分离是正常的变异时，上盂唇覆盖着光滑的软骨，并且该盂唇没有显示出外伤的迹象。发生外伤分离的迹象包括上方盂唇的实质内撕裂，在盂唇附着部位因软骨缺损而裸露的骨组织，以及外展和外旋手臂时上方盂唇分离的增加。上方盂唇撕裂的诊断可能很困难，并且观察者之间的差异很大。如果决定修复上方盂唇，则需要从解剖学上进行修复，这一点不同于前方、下方、后方盂唇的修复。

关节囊紧缩

可以通过抓住韧带并将其放置在关节盂上的不同位置来估计韧带修复部位的位置及张力。通常，5 ～ 15 mm 的外侧和上方韧带的推进是必要的。手臂的位置会影响韧带和关节囊的张力，因此在此部分操作期间，肩关节通常保持 20° 外展和 30° 外旋。

肩袖间隙

如果在清创术、盂唇修复和关节囊紧缩后肩部仍表现出持续的过度平移，则可能需要处理肩袖间隙，特别是在平移方向是向下或向后下的情况下。通常，这是通过关闭前上入路、前下入路或两个入路来完成的。根据术前患者的不稳定程度，可以将盂肱中韧带一并加入缝合中。

手术技术

患者接受肌间沟阻滞以减轻术后疼痛，然后全身麻醉。麻醉医生静脉注射 1 g 头孢菌素。将患者置于坐位并检查双肩。

切皮后，通过套管和钝芯通过后入路进入肩关节，该切口位于肩峰后外侧边界下方 1.5 cm，内侧 2 cm。如果有计划进行任何后方盂唇手术，则更靠外的位置可能会有帮助。进行简短的检查，包括评估肩袖间隙是否有外伤或松弛的迹象。这必须在放置前入路之前完成，因为前入路将穿过肩袖间隙并改变其外观。用腰穿针确定前入路部位，使套管在

肩胛下肌上缘处，距盂唇向外至少 1 cm 处进入肩
关节（图 4.27 和图 4.28）。前下套管越位于外侧，
垂直于关节盂表面置锚钉就越容易。虽然增加了进
入腋囊的难度，但这个操作不是必需的。

　　系统地检查盂肱关节内的所有结构，并记录所
有与不稳定相一致的病变（图 4.29 ~ 图 4.39）。这
些病变是多变的，可能包括肩袖撕裂（部分和完
全）、肩袖间隙、盂唇、盂肱韧带和肱二头肌腱。

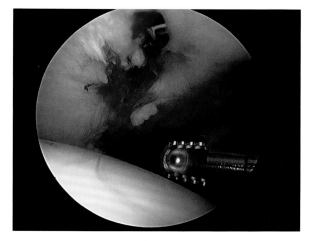

图 4.29　创伤性前方盂唇撕裂

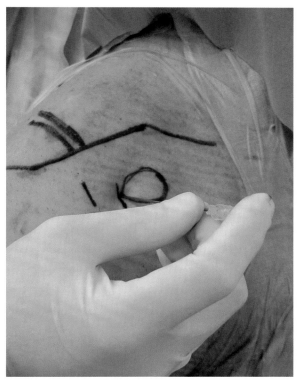

图 4.27　前下入路位置腰穿针的外视图

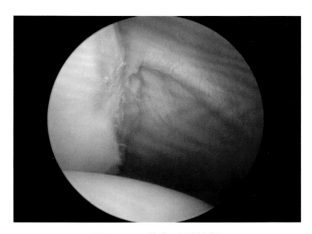

图 4.30　前方盂唇缺损

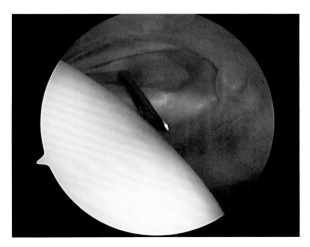

图 4.28　前下入路位置腰穿针的关节镜检查图

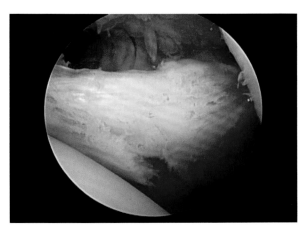

图 4.31　创伤性肩胛下肌部分撕裂

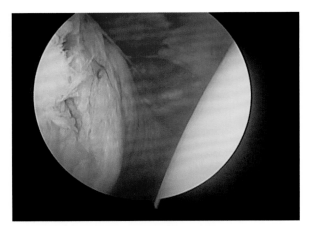

图 4.32　从前上入路观察到的前方盂唇撕裂合并相关的前下盂肱韧带撕裂

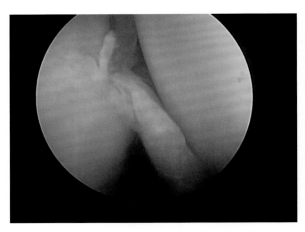

图 4.35　从后入路观察的前下盂唇

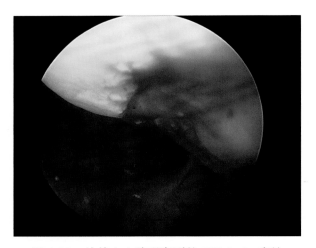

图 4.33　从前上入路观察到的 Hill-Sachs 病灶

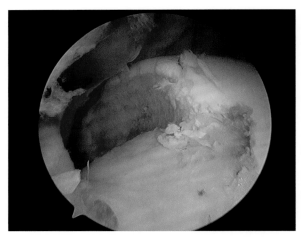

图 4.36　从前上入路观察到的反 Hill-Sachs 病变

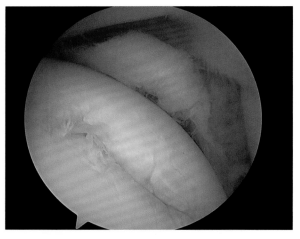

图 4.34　从后入路处观察到的浅 Hill-Sachs 病灶

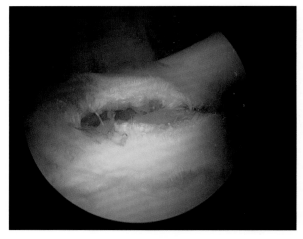

图 4.37　桶柄样上方盂唇撕裂

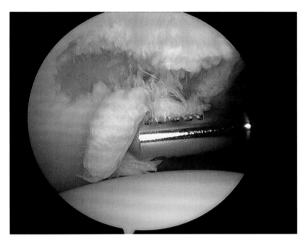

图 4.38　从前上入路观察到的后关节盂软骨损伤

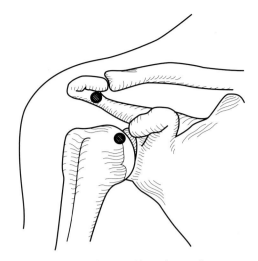

图 4.40　标准的前入路入口位置

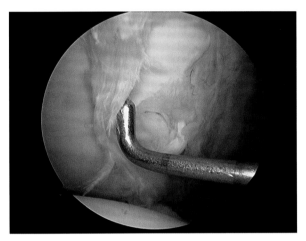

图 4.39　从前上入路观察到的后方盂唇桶柄样撕裂

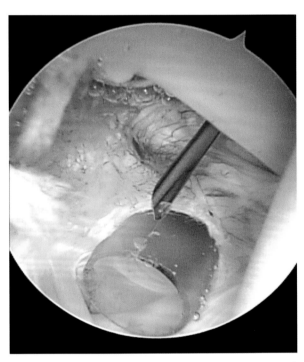

图 4.41　关节镜下见前下入路和腰穿针定位前上入路

盂肱韧带可能在关节盂或肱骨头止点处撕裂。要评估盂肱韧带是实质部撕裂还是可塑性变形，可通过直接观察和触诊它们（用关节镜探钩）并在肩关节旋转时施加平移应力来评估它们的松弛度。关节盂唇撕脱的位置和程度记录在案。记录盂唇磨损或撕裂的情况及是否存在游离体。一些作者会提倡使用70°关节镜，这对于观察肱骨前方止点和肩胛下肌隐窝尤其合理。但是，将关节镜放置在多个入路中也可以帮助显露所有病变。在通过关节镜观察时，对肩关节进行重新检查以进行平移，并使用一个探钩检查盂唇是否有撕裂，并触诊关节囊以评估韧带张力。

　　然后用腰穿针建立前上入路（图 4.40 ～ 图 4.42）。前上套管的位置位于前下套管的上方至少

1 cm，外侧至少 5 mm。如果将进行 SLAP 修复，则将此入路放置在尽可能高的位置，以允许较为方便地修复上方盂唇。这也通常在前方盂唇和后方盂唇修复过程中用作观察入路，因为较高的位置将可以完整地看到整个关节盂。

　　首先从后入路评估 Hill-Sachs 病变的位置、大小和方向。病变位于后外侧位置表示前方不稳定，位于前内侧位置表示后方不稳定（见图 4.33、图 4.34 和图 4.36）。旋转肩关节，直到确定多少外旋

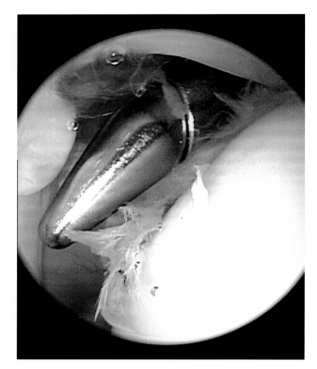

图 4.42   前上入路位置

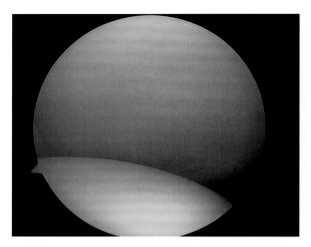

图 4.43   从前上入路观察到的正常关节盂形态

将使 Hill-Sachs 病变与盂缘相吻合。在外旋手臂的同时，将肱骨头压在盂上，使肱骨头居中。通常 Hill-Sachs 病变在不进行前平移的情况下不会接合肩胛盂缘。如果 Hill-Sachs 病变在外旋为 50° 或更小时与关节盂缘接合，则可能需要加做 remplissage 手术，这种情况较少发生。如果外旋大于 50°，则可以单纯行关节镜稳定术（见图 4.18 ～ 图 4.20）。

此时，可将关节镜放置在后方并开始前方盂唇修复。但是，使用转换棒将关节镜移至前上入路通常有助于更彻底地检查盂肱关节后部，特别要注意关节盂的形状。检查在关节盂和肱骨头上有无软骨缺损（Hill-Sachs 病变）。可以从前下套管放入探钩以测量关节盂宽度。关节盂通常是梨形的，因此，在关节盂赤道下方的前后宽度应比在赤道上方的关节盂更大。从前上入路进行检查可以评估并确定前方韧带是否不足以维持稳定以及有无前方关节盂骨缺损。在这些情况下，可以考虑进行开放式或关节镜下的 Latarjet 手术（图 4.43 ～ 图 4.47）。

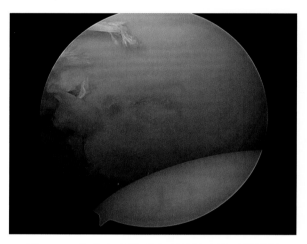

图 4.44   从前上入路观察到的轻度前盂骨缺损

后方修复

如果需要进行后方修复，则在上方、前方或下方关节囊修复之前进行。这些区域中的任何一个的修复都极大地限制进入关节后方的空间，尤其是盂肱关节后下部的进入（图 4.48 ～ 图 4.61）。

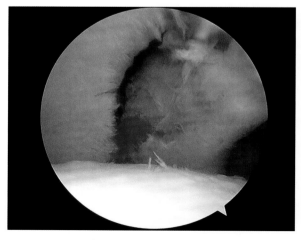

图 4.45   从前上入路观察到的骨性 Bankart 损伤

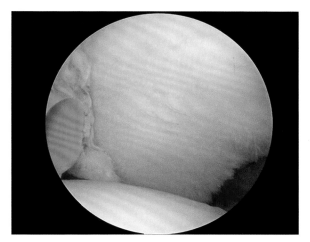

图 4.46　从前上入路观察到的严重前盂骨缺损

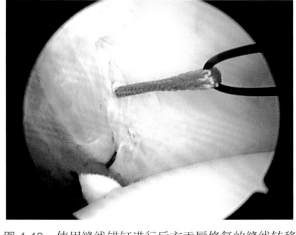

图 4.48　使用缝线锚钉进行后方盂唇修复的缝线转移

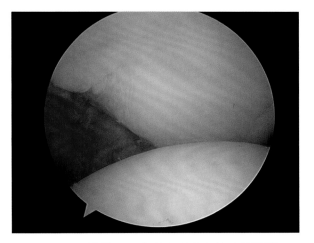

图 4.47　从前上入路观察到中度前盂骨缺损

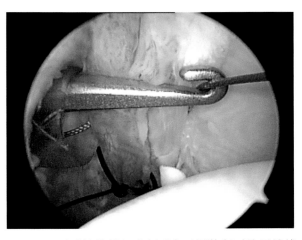

图 4.49　通过缝线锚钉进行后方盂唇修复时取回缝线

后方修复的原理与前方修复和下方修复的原理相似，但是进入关节盂的角度更困难。通常，原始的后入路太靠内侧，以至于无法以合适的角度在关节盂上钻孔。有两种处理方法。一种是使用辅助的经皮入路进行钻孔。另一种是将关节囊进入部位向外侧移（见图 4.51）。

入路位置

为了建立后入路，将关节镜移至前上套管。如果仅要进行后部修复，则将前下套管留在原处，并且可以用 5 mm 的套管。如果要进行任何前方操作，最好使用 8 mm 的套管。8 mm 的套管通常允许器械更容易通过，例如弯曲的戳枪或缝合钩。后方盂唇修复中的前套管功能是为了缝合和转移缝线，并允许后方盂唇准备（见图 4.53）。通过关节镜观察后关节囊时，将 8 mm 直径的塑料套管穿过同一皮

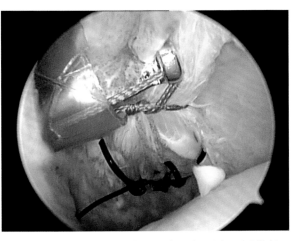

图 4.50　用缝线锚钉单纯缝合进行后方盂唇修复

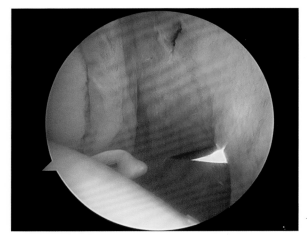

图 4.51   用手术刀做更靠外侧的后侧入路进行后方盂唇
修复。先前的后入路在内侧

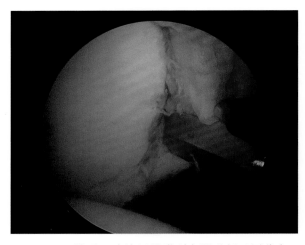

图 4.54   从后入路放置骨膜剥离器进行盂唇分离

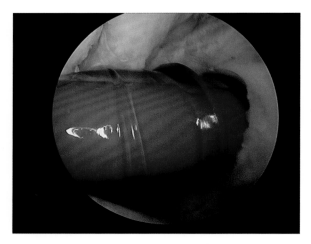

图 4.52   放置 8 mm 套管

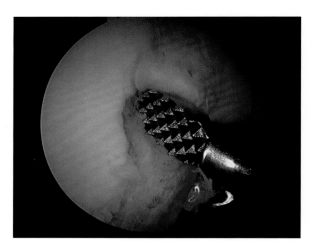

图 4.55   用于准备要修复组织的锉刀

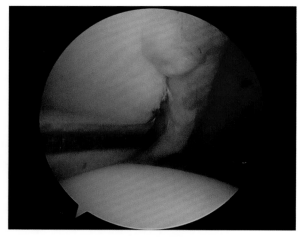

图 4.53   从前下入路用骨膜剥离器进行盂唇分离

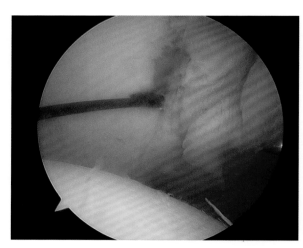

图 4.56   缝合钩刺穿盂唇，使其通过缝线

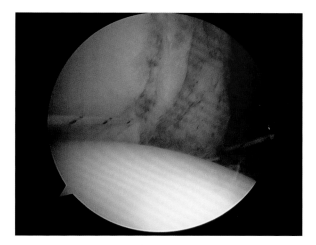

图 4.57　编织缝线穿过盂唇

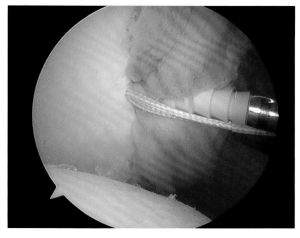

图 4.60　缝线被装在无结锚中并安置于预钻孔中

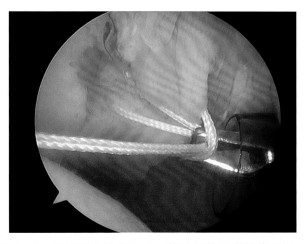

图 4.58　经过两次过线之后，使用环状抓线钳将盂唇一侧的自由端拉回并穿过关节囊侧的环形端，从而产生褥式缝合

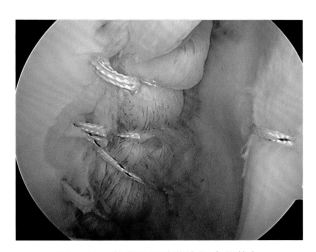

图 4.61　完成了后关节囊闭合的修复

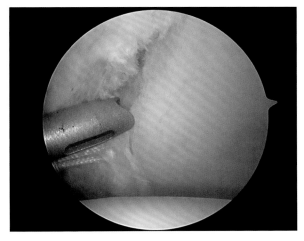

图 4.59　对侧的肩关节，显示了用于预钻孔的钻孔导向器

肤切口。由于前面提到的原因，使用了较大的套管。在放置套管之前，可使用刀将关节囊切成平行于冈下肌纤维的方向。这使得套管的放置更容易（见图 4.51 和图 4.52 ）。

肩胛骨颈部和组织准备

松解时应尽可能轻柔地进行无创手术，以避免骨质丢失和对盂唇的损害，但松解也要足够以促进愈合反应。可以从前入路或后入路使用骨膜剥离器、粗锉刀和小型刨刀（见图 4.53 ~ 图 4.55 ）。如果要进行关节囊重叠缝合或转移固定，则同样用锉刀轻轻磨锉关节囊。

钻孔

钻孔以重新创建正常的解剖结构。与前路修复不同，不需要将盂唇安置于盂状面上，但如果可能，应钻孔以填充任何软骨空隙或放置在软骨盂唇交界处。后方套管的更外侧放置通常至少允许与肩胛盂成 45° 角置钉，以免置钉时打滑越过关节盂表面（见图 4.59）。锚钉从下向上进行放置。通常，为便于缝线管理，在钻另一个锚钉钉孔之前，先钻一个钉孔并置钉，然后进行缝线过线操作。如果使用无结锚钉，则直到缝线通过后才创建钻孔。如果使用装有缝线的锚钉，先钻孔再置钉最后过线。

缝线通过

这里介绍一种无结技术，是我们的首选技术。弯曲的缝合钩用于通过转移缝线，通常为 2-0 尼龙线（见图 4.56）。缝合钩的弯曲方向通常与被手术的肩关节相反。例如，右弯曲的缝合钩用于左肩。如果通过体格检查、MRI、病史或手术期间检查发现明显的后方不稳定或关节囊松弛，则在后方盂唇修复基础上加入关节囊平移固定。可以通过一次或多次合并组织，以包括后下盂肱韧带。包含的组织数量需基于外科医生根据先前提到的因素做出的判断（图 4.62 ～ 图 4.65）。通过此第一次穿刺，可以使用尼龙线的环形端或两个自由端进行转移缝线。使用缝线拉钩将尼龙线拉出前入路，以免在取回过程中损伤软骨。该缝线用于转移 #2 编织不可吸收的缝线。然后可以将其用于单纯缝合从后方套管中拉出，以装载在无结锚钉中，或者可以进行第二次穿刺以创建褥式缝合，然后将其装载于无结锚钉中（参见图 4.65 和图 4.66）。

如果使用带缝线的锚钉，则只需简单地先放置锚钉，然后使用尼龙线的两个自由端转移于缝合钩之中，将环形端保持在后方套管中。这允许环形端用于将锚钉缝线从后入路中转移到前入路。然后将缝线从后方套管中取出以进行打结。

前下修复

关节镜可以放置在后部或前上套管中。前上套管的位置通常可以使修复更好地显露。

清创术

进行清创术以使磨损的盂唇碎片光滑或去除撕裂的碎片。如有必要，还可以进行清创以确定部分

厚度肩袖撕裂的深度。去除游离体有时会比较难，因为流入液有可能将游离体推走。将吸引打开，并放在流出套管上，让液体将游离体带到套管的开口，然后用钳子抓住它或将其简单地拉入套管并拔出套管，这是一个小技巧。

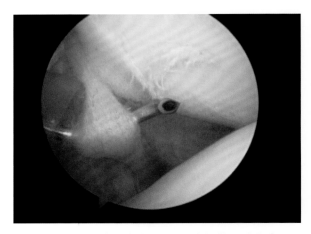

图 4.62　缝合钩勾住后下盂肱韧带和关节囊

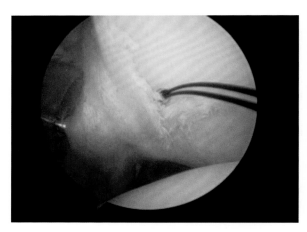

图 4.63　同一条缝线转移线同时穿过盂唇

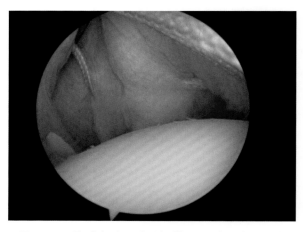

图 4.64　最后穿过盂肱下韧带和盂唇的编织缝线

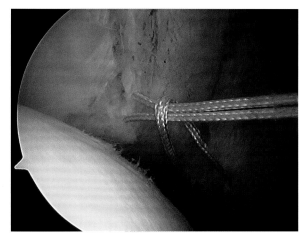

图 4.65　第二次通过后，形成了褥式缝合，将盂肱下韧带和后方盂唇一同紧缩

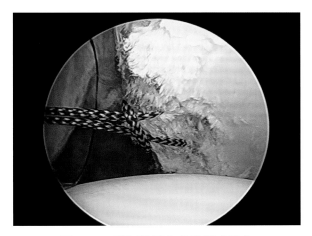

图 4.66　锚钉放置之前的褥式缝合

止点撕裂

对于前方不稳定的患者，如果后方盂唇撕裂没有移位，则可以在着手进行主要手术之前对其进行修复。首先修复后方盂唇，然后修复下方盂唇、前方盂唇和上方盂唇。随着盂唇（和韧带）的修复，在骨止点上安置缝线锚钉或缝线的难度会增大。通常首先处理后方盂唇，因为上方盂唇或前方盂唇修复后难以进入关节后方。通常容易确定后方盂唇、下方盂唇和上方盂唇的撕裂，并且移位较小。前方盂唇撕裂不是这种情况。基本上存在三种类型的前方盂唇撕裂：A 型，盂唇与关节盂分离，但保留在关节表面的水平；B 型，盂唇分离并向内回缩；C 型，盂唇回缩并在关节盂内侧已愈合（相当于ALPSA 病变；图 4.67 ~ 4.69）。B 型和 C 型病变需要外科医生分离出盂唇，并将其向外侧复位置于关

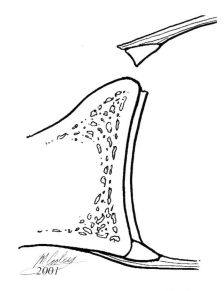

图 4.67　A 型前方盂唇撕脱

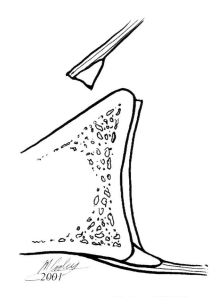

图 4.68　B 型前方盂唇撕脱

节盂表面上。通常可以用骨膜剥离器和锉刀来完成（见图 4.53 ~ 图 4.55 和图 4.70 ~ 图 4.72）。

骨性 Bankart 损伤

具有外伤性单向不稳的患者经常有一块附着在前方盂唇上的骨片，在脱位时从盂唇撕脱。这些碎片通常很小，无法在 X 线片上看到，但在关节镜检查时很容易看到和触诊。保留这些碎片并将其合并到盂唇修复中以增加关节盂体积是很有帮助的。缝合钩的尖端必须穿过碎片下方，以便碎片被缝线提起并复位。对于较大的骨性 Bankart 病变，保留

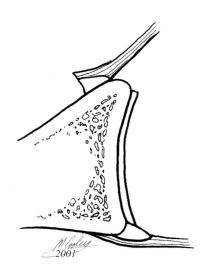

图 4.69　C 型前方盂唇撕脱

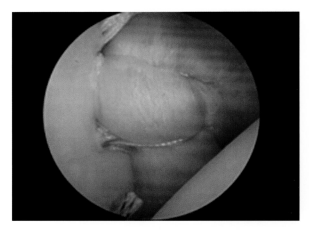

图 4.72　前方盂唇经骨膜袖套样撕脱修复后

该碎片更为关键。如果切下碎片，则盂唇宽度将减小。研究表明，关节盂变窄至 4 mm 会严重损害关节盂对肱骨头的包容性。最好在肩关节外旋位修复盂唇和韧带。如果韧带长度不足，则迫使医生在肩部内旋的情况下进行修复，这使患者很难重新获得足够的外旋。

肩胛骨颈部前方准备

在盂唇和韧带松解期间，肩胛骨颈部进行准备以去除软组织并显露骨表面以促进其愈合。如前所述，重要的是不要磨得太深并冒着损害关节盂宽度的风险，这会产生前面讨论的问题。

钻孔

用于缝线锚钉的钻孔穿过距关节盂外侧边缘约 1 ~ 2 mm 的关节盂关节表面。通常使用 3 个锚钉，取决于撕裂的程度，并将锚钉沿前盂唇成比例地排开。通常，锚钉的尺寸为 2.5 ~ 3.0 mm，因此锚钉之间的间距为 5 ~ 10 mm，具体取决于每个锚钉中的缝线数量和所使用的缝合样式。

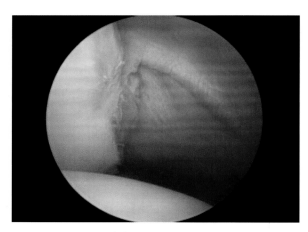

图 4.70　前方盂唇经骨膜袖套样撕脱

有几种钻孔的技术。过去本书描述了从前上入路钻孔的技术。这不允许使用镜头进行前上方的观察，并且进入某些角度较困难。目前，前下套管是我们首选的钻孔套管，因为它允许从下方直接进入。已经有研究表明应用此技术有时不能达到理想的位置，但是我们没有发现这种情况。特意将前下套管放置在更外侧，以允许接近下方盂唇时获得良好的角度。患者取坐位时仍需要一个助手，向外侧和向后牵开肱骨头，以安置钻孔，使缝合钩穿过下关节囊或下方盂唇并放置锚钉。在这一段比较

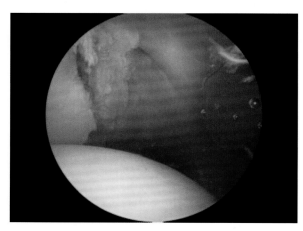

图 4.71　前方盂唇经骨膜袖套样撕脱松解后

短暂的时间内，助手需要牵引。在该手术的其余部分中，手臂会不被牵引地放在手臂支架中。医生可牵引盂肱关节是一些外科医生偏爱侧卧位的原因之一。坐位不需要持续的牵引力。两种方法都可以选择，患者的体位取决于医生的喜好。

放置锚钉

我们宁愿在进行到下一个锚之前完成每个锚钉缝线的组织穿入，而不是一次安置所有锚钉。这最小化了盂肱关节内的缝线的数量。锚的放置先下后上。最下端的锚最难完成，因为缝线通过组织和锚的放置可能具有挑战性。缝线锚钉的数量各不相同，具体取决于盂唇剥离的大小，但我们通常使用 3 个锚钉。我们通常在关节盂中使用聚醚醚酮（PEEK）锚钉，直径通常为 2.9 mm（图 4.73 ~ 图 4.76）。如果使用无结技术，则在放置锚钉之前使缝线通过组织，如果锚钉装有缝线，则使用相反的顺序。

缝线通过

最困难的是最下端的缝线，因为进入盂肱关节的空间通常非常有限。对于多向不稳定的患者，缝线通过的难度较小，因为伴随这种情况的下关节囊松弛允许医生获得更大的操作间隙。通常，右肩使用向右成角器械，左肩使用向左成角器械。缝合钩经前下套管引入。如果在右肩上使用向左成角器械，则医生必须将其从关节囊穿刺向盂唇，一旦器械刺穿盂唇，就很难操纵并找到合适的关节囊区

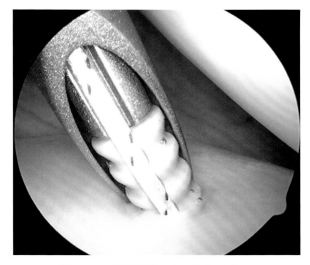

图 4.74　缝线锚钉置于关节盂表面

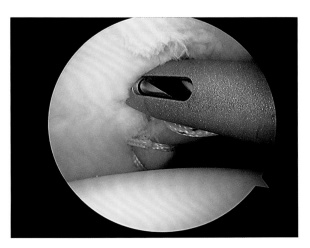

图 4.75　缝线通过后，对无结锚钉进行预钻

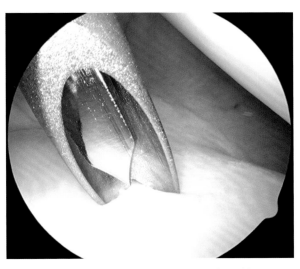

图 4.73　为 PEEK 缝线锚钉进行预钻

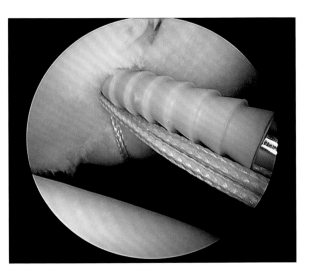

图 4.76　安置无结锚钉

域。向右成角器械允许医生刺穿并推进关节囊，以便可以清楚地看到器械的尖端离开关节盂附近的软组织位置（图 4.77 和图 4.78）。将尼龙缝线推进到关节盂旁边，在空套管（通常是后方套管）的缝线拉钩可触及的范围内（图 4.79 和图 4.80）。

如果不需要关节囊紧缩术，可使用缝合钩刺穿盂唇，使盂唇到达其正常解剖部位。撕裂的盂唇通常向内侧和下方移位。因此，穿透该组织以便向上和向外侧复位，从而使盂唇复位于关节盂表面上，

使盂唇重新成为缓冲器，并恢复凹陷加压机制。然而，在大多数患者中，目标之一是纠正关节囊松弛。用缝合钩从下方选择关节囊中的合适部位，使其从外侧向内侧穿过关节囊，以牵引关节囊和盂唇直至关节盂面。这可能需要一次以上的穿刺才能实现（图 4.81）。

一旦缝线穿过组织并取回，将止血钳夹住从后方套管伸出的一端，同时将缝合钩从前下套管中取出。取决于用尼龙线的哪一端穿过，环形端可以在

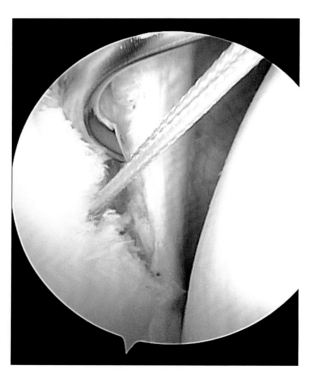

图 4.77　右肩上的向左成角器械

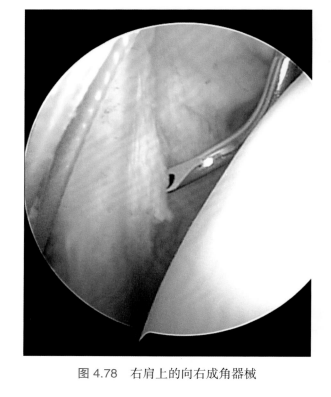

图 4.78　右肩上的向右成角器械

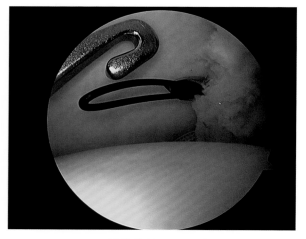

图 4.79　缝线拉钩通过缝线环形端

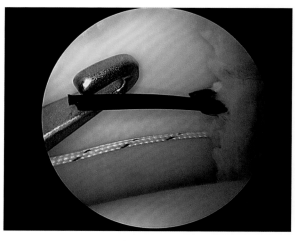

图 4.80　缝线拉钩通过缝线自由端

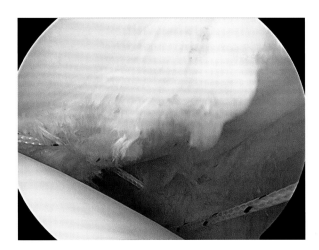

图 4.81　修复缝线穿过关节囊和盂唇

后方或前下套管。

过线

　　为了通过最终的缝线，将 8 cm 的缝线穿过转移缝线的环形端。然后向外拉夹住尼龙线两个自由端的止血钳，以将修复缝线拉住关节囊盂唇组织。如果使用装有缝线的锚钉，此时可以打结。如果使用无结系统，则可以将缝线装入锚钉中并在预钻孔中安置（图 4.82 和图 4.83）。

打结

　　首先在缝线的两端施加牵引力，以消除缝线中的任何扭曲。将环形抓线器放置在关节中，并抓住未穿过盂唇的缝线。选择该缝线并放置推结器，以使另一支缝线成为轴线。打一个结，用推结器将其推入关节，并将盂唇推到关节盂。以相同方向打第二个结推入关节。在松开另一条缝线上拉力的同时，牵引轴线缝线，打滑结并推进至盂唇缘，直到盂唇滑移至其所需位置并且将结打紧。然后再将三个互相呈反方向的结打在初始的两个结上。

上方盂唇修复

　　修复下、前盂唇后，可以着手修复上方盂唇。用锉刀或刨刀打磨上方肩胛盂骨，以使盂唇表面上方的骨表面暴露。通常根据撕裂的大小和位置使用 1 个或 2 个锚钉。缝线锚钉的位置各不相同，并取决于病变的解剖结构。但是，很少将锚钉放置在肱二头肌止点之前。在右肩上，2 个锚钉的典型位置在 10:30 和 11:30 位。PEEK 锚钉搭载不可吸收的 #2 编织缝线修复盂唇。该手术的详细信息将在第 5

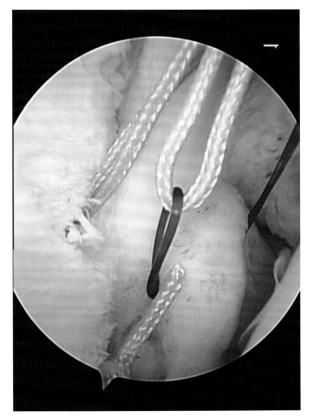

图 4.82　穿过盂唇的缝线

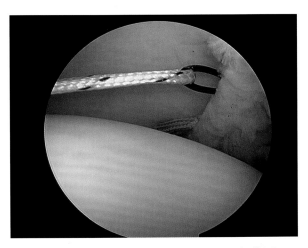

图 4.83　转移缝线后可与无结锚钉一起使用

章中进行说明（图 4.84 ~ 图 4.86）。

关节囊翻转缝合

　　对于多向不稳定且没有盂唇撕裂的患者，通过关节囊翻转缝合的方法将关节囊紧缩。从理论上讲，有三种方法可以做到这一点。第一种是简单地将关节囊自身重叠缝合。第二种是将关节囊附着到

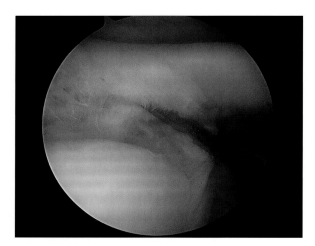

图 4.84   SLAP 损伤

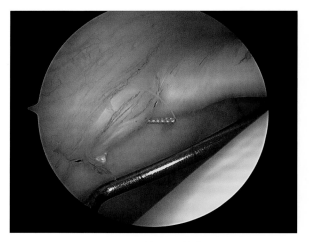

图 4.86   用无结锚钉修复 SLAP

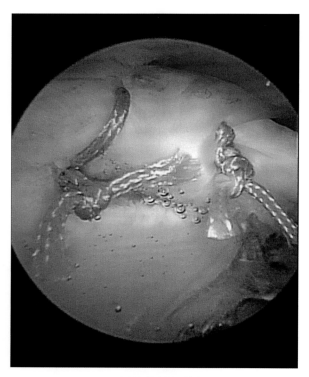

图 4.85   用缝线锚钉修复 SLAP

完整的盂唇上。第三种是将完整的关节囊连同完整的盂唇附着在关节盂的锚钉上。尽管所有技术都是可以接受的，但是已经注意到，使用锚钉的最后一种技术可以允许最安全的修复并产生更好的结果。这种技术也很常见，相当于伴随着关节囊翻转缝合的标准盂唇修复。已经注意到，关节囊要处理的最重要的区域是后下和前下关节囊。处理这些问题的顺序与人工修复的顺序相同。首先处理后关节囊，然后处理前下关节囊。通常，除非患者具有后部不

稳定的主要表现，否则后上关节囊没有那么重要。如果在麻醉下进行检查时发现中等程度的下方不稳定，则在考虑了后关节囊和下关节囊后，也应考虑关闭肩袖间隙。此外，如果主要存在的是后方不稳定，则可以关闭后入路以增强后方的紧缩度。如下文所述，这类似于肩袖间隙关闭。

在关节囊翻转缝合之前，先用锉刀最小程度地磨锉关节囊，可刺激愈合反应。这实际上是唯一需要做的准备。困难的决策是要转移多少个关节囊以及要使用多少个锚钉。通常，对于后关节囊翻转缝合，可将手臂置于旋转中立位并轻度外展。用缝合钩穿刺下后外侧关节囊的一部分，并将其置于盂表面。如果不是处于过度的紧张，并且同时将后下盂肱韧带置于某种程度的紧张状态，则表明张力合适。然后，可再继续进行 1~2 次穿刺和组织通过，将关节囊连同盂唇通过锚钉固定。通常，后部仅需要 2 个或 3 个锚钉，特别是如果褥式缝合技术与无结锚钉一起使用时。然后，对前下关节囊重复相同的操作，使手臂外旋 20°~30°，并进行轻度外展。通常，盂肱中韧带（MGHL）可与关节囊翻转缝合或肩袖间隙闭合一起被紧张及固定（图 4.87~ 图 4.97 ）。

肩袖间隙修复

肩袖间隙修复是在盂肱关节内手术的最后一步，一旦完成修复，就无法在前面插入套管。其实，技术本质上是前入路闭合。根据所需的紧缩量，关闭一个或两个入路。如果两个入路均关闭，则可以一针关闭或分次关闭。如果需要适度"过分紧张"或关节囊组织不坚固，可以联合盂肱中韧带

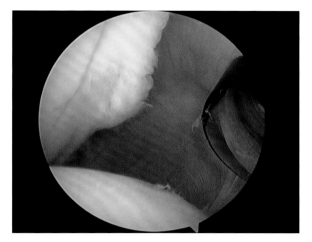

图 4.87　从前上入路观察多向不稳定患者的扩张的后下关节囊

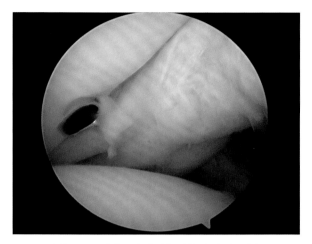

图 4.90　同一次穿刺，缝过后下盂唇

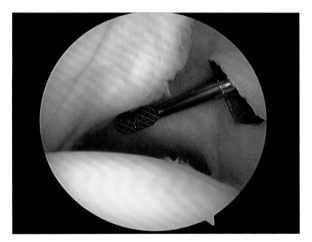

图 4.88　锉刀轻轻锉拭关节囊

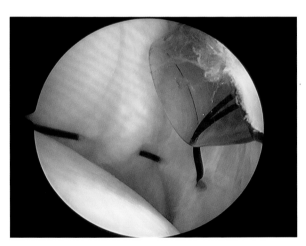

图 4.91　转移缝线穿过后下盂肱韧带和后方盂唇

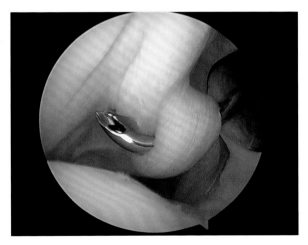

图 4.89　左肩：后下盂肱韧带经缝合钩穿刺通过

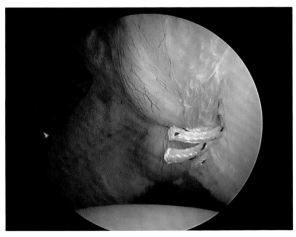

图 4.92　在右肩上放置的锚钉，显示在后下盂肱韧带上获得张力

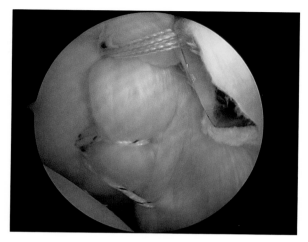

图 4.93   完成左肩后方关节囊的修复

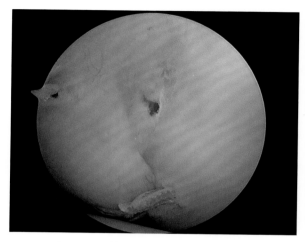

图 4.96   第二个前方锚钉的预钻孔

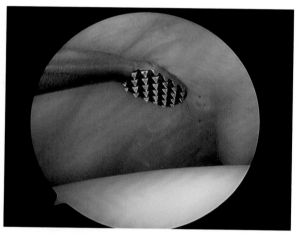

图 4.94   磨锉前方关节囊和前下盂肱韧带

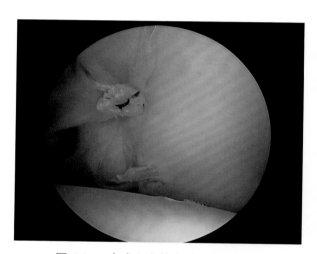

图 4.97   完成左肩前方关节囊的修复

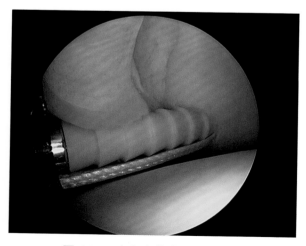

图 4.95   在左肩前关节盂的锚钉

一同紧缩缝合。有几种可用于执行肩袖间隙闭合的器械组合。一种常见且简单的方案是先将镜头放回后入路。较大的前下套管退避至关节囊外。将缝合钩放置在部分撤回的套管中，刺穿关节囊，可伴或不伴盂肱中韧带（位于右肩的 6 点钟至 8 点钟方向，入路的内侧或下方）。缝尽可能多的组织。然后移除缝合钩。鸟嘴样戳枪穿过同一根套管，刺穿套管上方和外侧（右肩 12 点钟至 2 点钟方向）的关节囊。该鸟嘴样戳枪用于取回尼龙线。然后，尼龙线用于转移 #2 不可吸收的编织缝线。或者，可应用缝线拉钩在两个前方套管间创造 8 字缝合（图 4.98 ～ 图 4.106 ）。

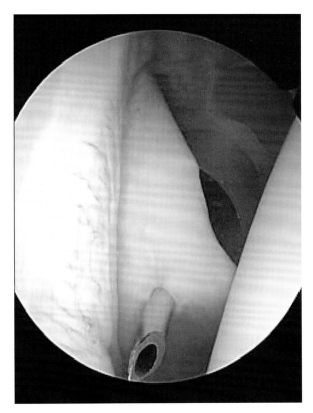

图 4.98　应用缝合钩穿刺盂肱中韧带

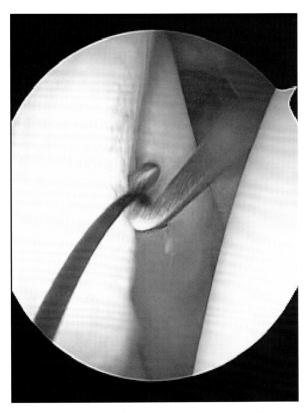

图 4.100　将缝线拉钩放入前套管的上方

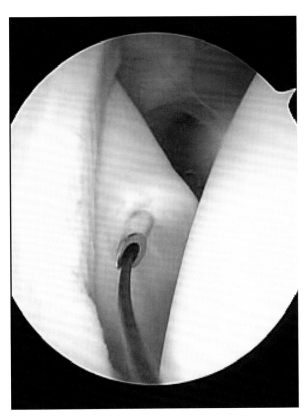

图 4.99　推进单丝转移缝线

肩袖损伤

　　过顶投掷运动可能导致肩袖损伤，从轻微磨损到全层撕裂。当这些撕裂是 3 级部分厚度撕裂或全层撕裂时，在完成盂肱关节重建后需对其进行修复。如果撕裂不是全层的，则用腰穿针或单丝缝线标记撕裂区域。随后将关节镜重新放入肩峰下间隙，观察撕裂的滑囊侧，以确定其是否需要修复。

术后处理

　　所有患者的术后处理均相似。软枕吊带护具以 15° 的外展角度支撑手臂。如果不稳定修复的主要方向在前，则手臂内旋位肘部位于肩关节冠状面之前。如果主要操作是后部，则肘部位于冠状面的后部，且手臂外旋 10°。具有多向不稳定的患者的手臂处于旋转中立位且外展角度为 15°。冰袋可以减轻术后肩部肿胀和疼痛。患者通常在术后当天出院回家。手术后的早晨开始进行手指、腕部和肘部的主动运动训练，并在家中进行 4～6 周。

　　几个因素决定了吊带护具何时停用、主动和被动的运动范围何时开始、对特定运动有何限制以及

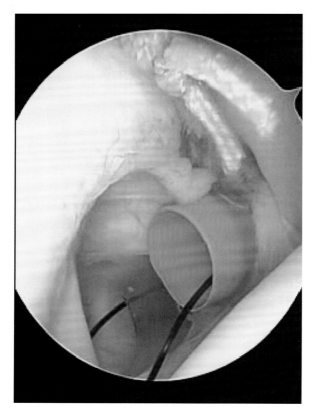

图 4.101　从前上套管取出缝线

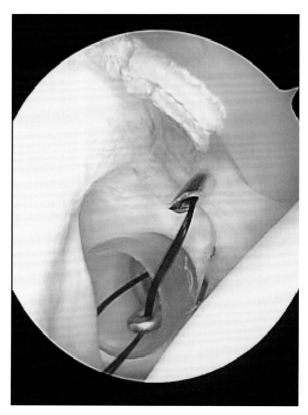

图 4.103　推进尼龙缝线，将其从前下套管中抽出

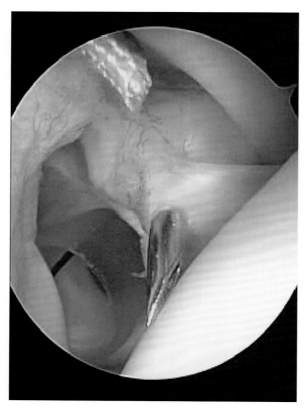

图 4.102　穿刺盂肱上韧带

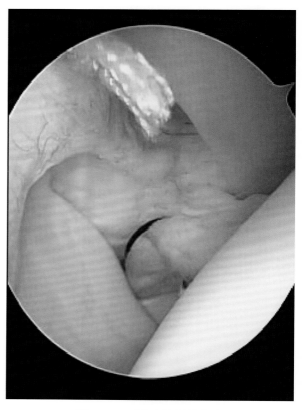

图 4.104　试验修复的张力

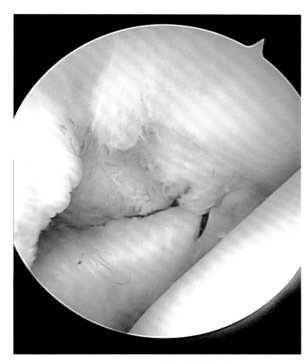

图 4.105　试验关节囊张力

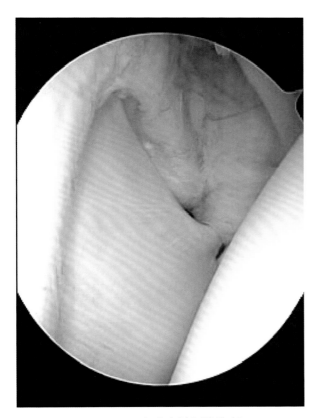

图 4.106　完成肩袖间隙修复

如何积极地推进运动。患有严重多向不稳定的年轻女性可以应用吊带 6 周，并在 6 周后自行开始主动活动度锻炼，以出现明显疼痛时为限，或基于她对侧肩关节主动活动度的 75%。但是，具有外伤性首次前脱位的中年男性可在 4 周时取出吊带护具，并由治疗师开始主动活动度锻炼，并在术后 12 周之内限制在手术时发现的最大外旋并避免同时外旋和外展。

所有的肌力锻炼开始于术后第 12 周，首先进行等长肌力锻炼和肩胛骨稳定肌肌力锻炼，然后进行等张肌力锻炼。术后 6 个月内避免在手术前导致症状的活动，根据活动的不同，恢复先前的活动可能需要 4 ~ 6 个月。

结果

手术修复

手术中修复的病变是可变的，大多数患者有不止一个。我们的经验总结在表 4.1 ~ 表 4.3 中。这些早期报告与我们最近 1000 次手术中的发现一致。所使用的骨或软组织锚钉的平均数量为 2.4 个（范围为 0 ~ 5 个）。

术后评分和肩关节评分系统

肩关节评分系统反映了肩关节状况的改善（见表 4.3）。将手术前的分数与最终随访时的分数进行比较，配对 t 检验显示，美国肩肘外科医师协会评分（ASES）、Constant 评分、Rowe 评分和加州大学洛杉矶分校（UCLA）得分均显著增加（$P=0.0001$）。Ellman 将 UCLA 的 29 ~ 35 分作为优良，将 29 分以下评为差。在 Rowe 的系统中，90 ~ 100 分为优，75 ~ 89 分为良。根据我对三种类型的盂肱不稳（创伤性单向性前向、双向和多向性）的经验，根据 Rowe 和 UCLA 评分，大约 90% 的患者取得了良好或优异的效果。以下各节总结了这些结果的详细信息。

活动范围

没有患者的前屈损失超过 5°。外展 90° 时外旋平均为 88°，而术前为 83°。运动的增加反映出术前外旋的丧失，这是外伤性前部不稳定的患者的 Bankart 病灶向内侧愈合引起的典型（ALPSA）表现。没有 ALPSA 病变的患者也有类似的外旋丢失，因为他们倾向于限制运动以避免疼痛或不稳定。

表 4.1	术前体格检查发现：双向					
	0+	1+	2+	3+	疼痛	恐惧
Abd/ER (IA)	6	26	4	0	31	14
Abd/ER (IP)	2	12	2	0	14	7
Abd/Down (IA)	3	19	14	0	25	12
Abd/Down (IP)	0	7	9	0	9	6
Sulcus 征 (IA)	0	13	23	0	36	23
Sulcus 征 (IP)	0	9	7	0	16	9
Rowe 征 (IA)	2	10	24	0	32	22
Rowe 征 (IP)	0	8	8	0	16	10
后方 (IA)	24	11	1	0	2	0
后方 (IP)	6	6	1	3	4	4

Abd/Down，外展，向下作用力；Abd/ER，外展，外旋作用力；IA，前下；IP，后下.

表 4.2	手术发现				
		双向 (*n*=33)			
	单向 (*n*=53)	前下	后下	多向 (*n*=47)	
盂唇修复					
上方	31	16	7	10	
前方	48	9	0	10	
A 型	25				
B 型	15				
C 型	8				
下方	2	2	0	2	
后方	0	0	2	6	
韧带重叠缝合					
前方	46	25	5	47	
盂肱中韧带	41	33	11	47	
盂肱下韧带	31	19	7	47	
后方	0	0	9	47	
热皱缩					
前方	48	7	1		
盂肱中韧带	5	5	2		
盂肱下韧带	11	17	9		
后方	0	0	7		
肩袖间隙修复	14	22	14	28	

重返赛场

在我们的外伤性前方盂肱单向不稳患者中，有43名患者在出现肩部问题之前积极参加运动：0 名患者参加了 1 型、5 名患者参加了 2 型、30 名患者参加了 3 型和 8 名患者参加了 4 型运动。如果按参与程度进行分层，则有 7 名患者参加了 1 级（高中团队运动）、1 名患者参加了 2 级（大学团队运动）

表 4.3	最后结果							
	ASES		Constant		Rowe		UCLA	
	术前	术后	术前	术后	术前	术后	术前	术后
单向不稳定								
评分	45.5	91.7	56.4	91.8	11.3	91.9	17.6	32.0
标准差	18.6	13.7	13.3	11.3	5.7	20.8	4.8	4.7
双向不稳定								
评分	45.5	94.0	57.0	92.4	20.3	92.1	18.6	32.7
标准差	16.2	9.3	12.9	10.4	13.3	19.5	4.4	3.7
多向不稳定								
评分	45.4	94.7	60	91.7	14.2	93.7	17.4	33.1
标准差	18.8	9.3	11.5	8.5	13	13.2	4.5	2.9

所有术后评分均得到显著改善：$P=0.0001$.
ASES，美国肩肘外科医师协会评分；UCLA，加州大学洛杉矶分校评分

和 35 名患者参加了 3 级（休闲体育）运动。在最终的随访评估中，有 5 名患者由于与肩关节无关的问题而没有参加运动。最常被提及的原因是工作或家庭因素、高中或大学毕业（与之相关的缺乏团队运动的机会）以及膝关节或腰椎受伤。其余 38 名患者重返运动：1 名患者参加 1 型、6 名患者参加 2 型、26 名患者参加 3 型，5 名患者参加 4 型运动。最终随访时的参与度为 3 人在 1 级、2 人在 2 级、35 人在 3 级运动。4 例持续性肩关节不稳的患者在最终随访中的参与度降低。

韧带松弛

最终的 Rowe 评分是根据是否存在广泛韧带松弛来分层。没有韧带松弛迹象的患者（$n=47$）的最终平均 Rowe 评分为 94，而有韧带松弛症状的患者（$n=6$）的最终平均 Rowe 评分为 74。差异具有统计学意义（$P=0.02$）。合并广泛韧带松弛患者的结果较差可能是由于技术上不充分的修复，或者可能表明合并广泛韧带松弛的前下不稳定患者需要开放性的关节囊重建才能获得足够的软组织张力。

并发症

没有发生重大的术中或围手术期并发症（永久性神经损伤、伤口感染等）。2 名患者出现感觉异常。术后 6 周访视均已得到恢复。1 名患者轻微的伤口渗液在不使用抗生素的情况下在 1 周内愈合。没有发现缝线锚钉相关的任何并发症。

Latarjet 手术

如前所述，在某些情况下，盂肱关节韧带的软组织重建结果不理想。在四种情况下，盂唇修复、关节囊紧缩或 remplissage 术的组合可能会失败：
1. 前下盂骨缺损
2. 韧带质量差
3. 患者依从性欠佳
4. 参与极限运动

An 在尸体研究中证明，前关节盂缺损大于 4 mm 时，外科医生无法通过软组织修复对其进行充分矫正。4 mm 只是一个指导，因为 An 的试验室研究并未考虑到不同患者会出现不同的关节囊张力的变化。随后发表了许多关于肱骨和盂唇缺损的大小和位置的研究，这些问题很难通过简单的软组织手术来克服。关节盂轨迹的概念已经被引入，并且是关于哪些病变会增加不稳定风险的话题。关于多少骨缺损或骨缺损的哪种组合将导致不能通过软组织重建而恢复稳定性，目前还没有绝对共识。通常，软组织重建在 5%～10% 的关节盂骨缺损的情况下为宜。肱骨头缺损最好通过与前关节盂对合时进行观察评估。特定大小可能不是主要问题，位置可能同样重要。

CT 和 Bernageau 视图可以帮助评估骨缺损。MRI 对软组织细节最有用，但 MRI 评估骨缺损的信息同样重要（图 4.107～图 4.113）。但是，在手术时关节镜检查关节盂形状仍然有用。用关节镜在后入路中检查盂肱关节后，将关节镜移至前入路，

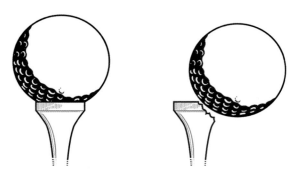

图 4.107　高尔夫球模型比喻关节盂骨缺损

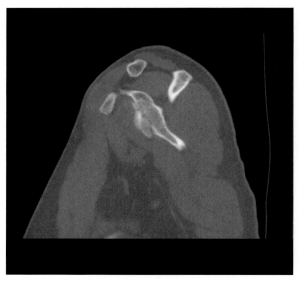

图 4.110　大块骨性 Bankart 病变的矢状面 CT 扫描

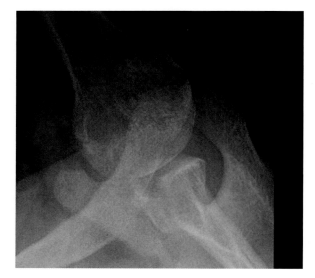

图 4.108　带有大块骨性 Bankart 病变的 Bernageau 视图

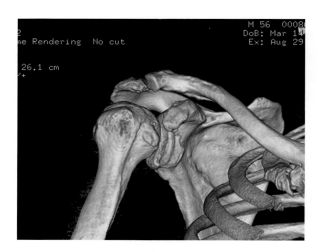

图 4.111　CT 重建，骨性 Bankart 病变

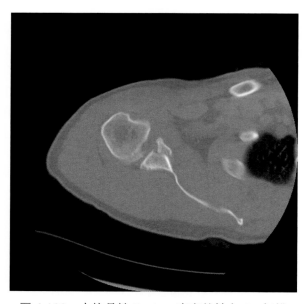

图 4.109　大块骨性 Bankart 病变的轴向 CT 扫描

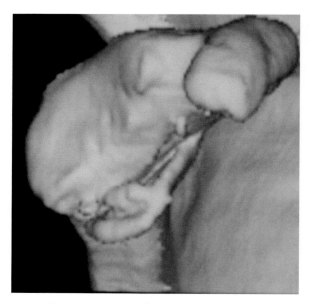

图 4.112　CT 重建，骨性 Bankart 病变

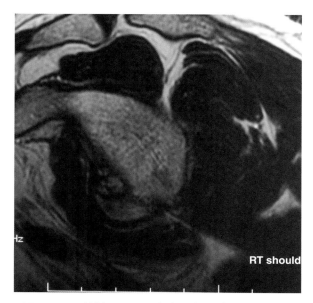

图 4.113　骨性 Bankart 病变的矢状位磁共振成像

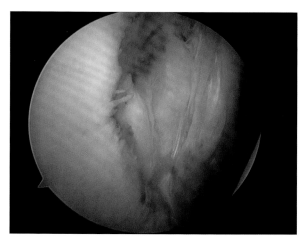

图 4.114　骨性 Bankart 病变从前入路的特写视图

以确定是否存在正常的梨形。可以将探钩插入后方套管以评估骨缺损（图 4.114 ~ 图 4.117）。

韧带质量差可能是由于先前的手术或多次脱位。当用手术器械触诊并操纵韧带时，外科医生可以获得有关韧带质量的一些信息。然而，韧带质量的评估是主观的，因此是不精确的。文献中有多篇文章列出了韧带质量差作为开放手术的指征。笔者不明白为什么认为盂肱关节韧带质量差，不足以进行关节镜修复的外科医生会继续进行开放韧带修复。笔者没有任何实验证据表明将质量差的盂肱韧带暴露于空气或光线会导致这些质量差的韧带得到改善。笔者认为，在这种情况下，外科医生必须找到其他手术方法。

患者对任何术后处理方案的依从性是可变的，但是经常有积极生活方式的年轻患者可能会忽略某些或全部术后指示和限制。当我对患者的成熟度有疑问时，我会睡得更好，因为我的修复需要用 2 个大号骨螺钉而不是 5 根 1 号缝线。

某些运动或活动的要求如此之高，以至于参加比赛不需要正常的肩关节，而是"比正常的肩关节"更好的关节。攀岩、竞技皮划艇和举重的需求如此之大，以至于在常规外科手术修复（开放式或关节镜式）后很难恢复这些活动。我告诉患者，软组织修复足以使他们恢复几乎所有的高需求活动，但是某些活动则需要使用不同的方法。

在美国，Latarjet 手术最常见的适应证是先前手术失败（开放或关节镜）后的翻修。但是，其对

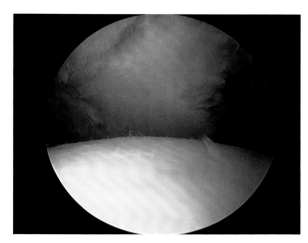

图 4.115　严重前盂缺损的前入路全景

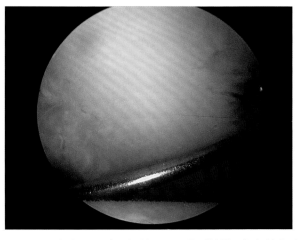

图 4.116　来自后入路的探钩，展示评估缺损宽度的方法

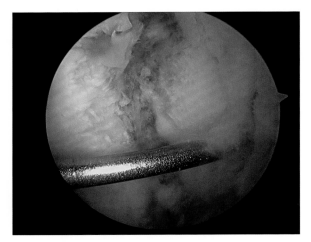

图 4.117　来自后入路的探钩衡量骨性 Bankart 病变

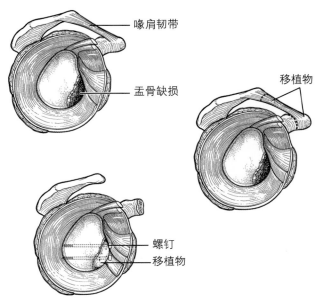

图 4.118　Latarjet 手术

原发性骨缺损的处理病例数有所增加。该技术最初是由法国人讲授给我们的，是一种开放式技术，现在是一种关节镜技术。我们要感谢 Gilles Walch、Laurent Lafosse 和 Pascal Boileau 等外科医生的开拓性工作。关节镜技术对技术要求很高，并且需要克服学习曲线。最好通过拜访经验丰富的外科医生并参加适当的课程来学习。需要完成与先前章节中描述的关节镜肩袖修复相似的过渡。关节镜技术仍在不断发展，有几种技术和专用器械可用于执行这些手术。我们建议对关节镜 Latarjet 手术感兴趣的医生首先应掌握开放式 Latarjet 手术，以熟悉其解剖结构。可能需要 50 ~ 100 个开放式 Latarjet 手术才能达到此阶段。笔者仍然更喜欢开放式技术，因为它可以在不到 1 个小时的时间内以较低的成本完成，并且手术室的准备速度更快。

　　Latarjet 手术通过纵向劈开肩胛下肌，将喙突的远端 2 ~ 3 cm 和连接的联合肌腱转移，并用 2 个螺钉将其固定至前下关节盂。这样可以达到几个目的：通过增加骨块来扩大关节盂；附着的联合肌腱充当软组织吊索，以防止肱骨头在外展和外旋中向前平移，并且可以通过修复前关节囊并将其固定到附有喙肩韧带残端的喙突骨块上来增加稳定性（图 4.118 ~ 图 4.124）。

　　目前，Latarjet 手术是文献中研究最深入的肩部手术之一。生物力学研究集中于作用机制以及吊带效应和骨块对稳定性的作用。临床研究报道了短期并发症、长期并发症和结局，并将其与开放式和关节镜下软组织手术进行了比较。最近，开放式和关节镜下的 Latarjet 手术已经进行了比较。骨块的

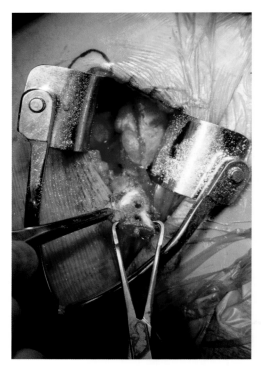

图 4.119　皮质骨块

大小和方向也经过试验。当前的文献总结表明，与软组织手术相比，Latarjet 手术具有相同或更好的长期效果，而 Latarjet 手术的短期和长期并发症更少。这包括神经损伤、感染和固定物并发症。当评估短期和长期稳定性以及未来骨关节炎的发展时，Latarjet 手术的表现与软组织手术一样好或更好。

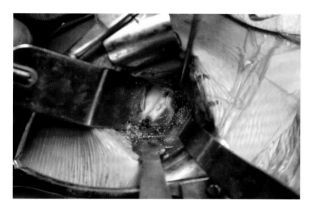

图 4.120　准备好的前关节盂

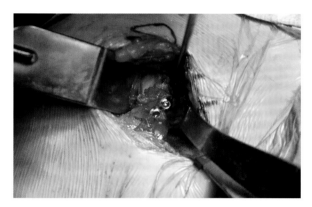

图 4.121　骨块固定

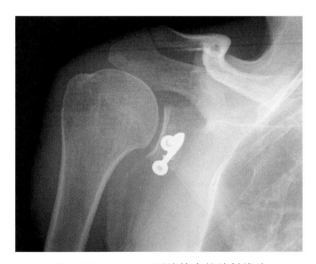

图 4.122　Latarjet 开放技术的放射线片

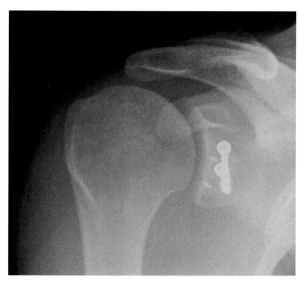

图 4.123　Latarjet 关节镜技术的放射线片

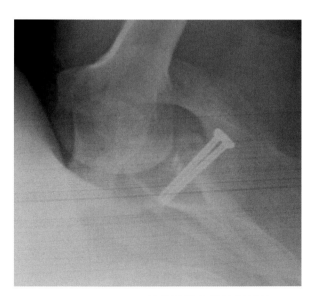

图 4.124　Latarjet 关节镜技术的放射线片

对 Latarjet 手术的主要批评是它改变了解剖结构，使翻修手术变得困难，并增加了翻修手术时神经血管损伤的潜在风险。关节镜下的 Latarjet 手术似乎比开放手术具有更低的神经损伤风险，但是内固定物并发症和术中骨折似乎更为普遍。该数据可能与两种方法的差异直接相关。开放的 Latarjet 手术导致较高的神经损伤发生率，这可能与拉钩的放置以进行显露有关。关节镜下改善的显露或对软组织结构的松解可能会导致对骨块的处理更加温和。迄今为止，关节镜 Latarjet 手术的短期成功率似乎与开放手术相同。

我们见证了人们对关节镜 Latarjet 手术的批评，当然批评者们也见证了从开放的肩峰下减压和肩袖修复到关节镜技术的转变。批评具有可预测的模式。过去，期刊编委会和演讲小组的精英骨科医生们不可避免地宣称，关节镜技术的开发者不能做到以下几点：

1. 将关节镜放到适当的区域。
2. 显露相关结构。
3. 放入器械以修复病变。
4. 充分修复病变。
5. 在合理的时间内执行操作。
6. 获得与开放手术相同的结果。
7. 改进开放手术的结果。
8. 教别人进行操作。

　　当 Lafosse 首次提出他的关节镜 Latarjet 技术时，所有这些批评都得到了回应，如同 1983 年（关节镜下肩峰减压）、1985 年（关节镜远端锁骨切除术）、1987 年（关节镜盂肱重建术）、1992 年（关节镜肩袖修复术）和 1995 年（关节镜治疗无法修补的肩袖撕裂）一样。

　　要回答的第一个问题是，为什么要通过关节镜进行手术？尽管开放式 Latarjet 手术的结果非常出色，但并不完美。关节镜技术可能会由于技术精度的提高或开放修复过程中无法找到的病变（例如后方韧带撕裂、SLAP 损伤）的治疗而改善结果。

　　从开放式修复到关节镜修复过渡的下一步是详细介绍开放式 Latarjet 手术的各个步骤：

1. 前方皮肤切口。
2. 显露三角肌胸大肌沟。
3. 将头静脉向外侧牵开。
4. 将三角肌与胸大肌分开。
5. 显露喙突。
6. 显露喙肩韧带。
7. 沿联合腱外侧边界解剖锁骨胸大肌筋膜。
8. 从肩峰松解喙肩韧带。
9. 从内侧喙突松解胸小肌。
10. 喙突截骨术。
11. 喙突去皮质化。
12. 在喙突上钻孔。
13. 劈开肩胛下肌。
14. 关节囊切开术。
15. 肩胛骨前方准备。
16. 经劈开的肩胛下肌穿过喙突。
17. 将喙突精确地放置在前肩胛盂上。
18. 用螺钉固定。
19. 用肩锁韧带进行关节囊修复。
20. 皮肤关闭。

　　进行关节镜 Latarjet 手术时，不需要步骤 1～4，因为套管直接进入所需区域。如前所述，有几种关节镜 Latarjet 技术，其中许多技术都涉及专业的器械。一般步骤如下：

1. 肩胛骨颈部准备。
2. 松解肩袖间隙。
3. 找到喙突。
4. 松解喙肱韧带。
5. 喙突去皮质化。将关节镜放置在后入路中，并且将刨刀置入前套管，可以通过用刨刀触诊来确定喙突。可以从上表面和外侧面去除软组织。可以使用射频。一旦清洁了外侧面，就处理下表面。然后可以使用动力钻从下表面去除一小层皮质骨。

　　前 5 个步骤全部通过将关节镜插入标准入路、盂肱关节后方和肩峰下间隙完成。下一步需要使用不同的前入路：

6. 解剖锁骨胸大肌间隙。关节镜移至前外侧入路，紧靠喙突外侧。该入路在肩峰外侧 3～5 cm 处。喙突可见于内侧，盂肱关节位于后方，肩胛下肌位于下方，胸小肌位于内侧，联合腱的外侧边界和锁骨胸肌筋膜位于外侧。先前使用的前入路被用来引入射频，以在紧靠联合腱边界外侧的位置解剖锁骨胸肌筋膜。该区域的解剖通常不难。

7. 松解胸小肌。关节镜向更深处（更内侧）推进，以显露胸小肌腱。经皮穿刺将一根腰穿针刺入喙突中部，然后切开一个小切口。通过该切口放置金属钝芯，并用作软组织解剖器。肌腱的上部和臂丛神经很容易看到。胸小肌腱的远端部分更难确定。移除钝芯，并引入射频进行解剖。然后从内侧喙突松解胸小肌腱。

8. 在喙突上钻孔。需要一些专用的器械。通过前喙突切口引入特殊的钻孔导向器，并使其紧靠前喙突放置。如果远端喙突尖不明显，则使用腰穿针标记其位置。钻孔导向器必须位于内侧和外侧皮质边界之间的中间位置。创建两个钻孔。确定远端螺钉位置，使得远端螺钉的远端仍留有足够的骨组织，确保螺钉不会穿出。

9. 喙突截骨术。将往复锯或 1/4 英寸的骨凿穿过前切口止点，在直视下进行截骨术。一旦喙突松解，就可以将缝线插入钻孔中，而使缝线从喙突前入路引出来。

10. 劈开肩胛下肌。为了帮助找到正确的劈开部位（从上到前），将一根长的转换棒从前到后穿入盂肱关节。通过在前外侧入路的关节镜，可以看到前下盂唇。转换棒前进通过此处并进入肩胛下肌。在肩胛下肌之前，插入牵开器以使喙突（和神经血管结构）向内牵开。转换棒前进通过肩胛下肌。穿过前喙突入路插入射频，在肌腱肌腹连接处切开肩胛下肌。当从侧面进入关节时，转换棒有可能会划伤肱骨头。为了最大程度地减少这种情况的发生，可使用转换棒将关节囊向前推，并在关节囊和关节软骨之间留出一些间隙。

11. 喙突穿过肩胛下肌。一旦为喙突创造了足够的间隙，则将转换棒向前推进，直到转换棒尖触顶到皮肤。转换棒穿过三角肌。切开皮肤以使转换棒前进。下一步也涉及专用工具。将一个抓钳插入下前内侧入路，用于抓紧穿过喙突的缝线，并将其带出该入路。缝线穿过双管置入器引入，而将喙突骨块紧靠装置的末端放置。临时固定螺钉将喙突固定到此装置。

12. 喙突放置。使用置入器将喙突向关节内推入，当喙突穿过肩胛下肌并进入盂肱关节时，就可以看到并向后撤出转换固定棒。

13. 喙突固定。此时，喙突位于关节盂缺损的部位。喙突与关节盂前缘齐平放置。临时螺钉由更长的永久固定螺钉代替。移除置入器以检查完成的修复。

14. 无须修复肩胛下肌，因为这种紧缩会限制内外旋转。

15. 取下器械，用皮下可吸收缝线缝合皮肤切口。

患者佩戴肩部护具，洗澡和穿衣时可卸下。在术后第 2~4 周时，可以取下吊带护具，并允许患者将手臂用于日常生活的所有常规活动。在最初的 10~14 天就诊时复查前后位 X 线片和肩胛骨 Y 位视图，在 6 周就诊时复查 Bernageau 位视图。鼓励患者在 4 周时开始进行桌面滑动练习，进行墙壁行走和轻柔的主动肩关节伸展运动。肌力锻炼计划从第 12 周开始。

讨论

治疗病变异质化、患者人群、手术技术、随访时间和评分系统的多样性会使关节镜和开放手术结果的比较变得复杂。但是，对各种技术的改进以及对手术过程和患者选择的细节表明，关节镜修复盂肱不稳所产生的结局较之前的关节镜手术结果有改善，并且与开放性修复相当。

盂肱关节不稳的原因是多因素的，成功的治疗要求任何手术方法都必须具有足够的灵活性以找到并应对各种病变。关节镜可以使外科医生确定并治疗肩关节不稳定的所有病变。关节镜治疗的成功取决于我们对前方盂唇、上方盂唇和下方盂唇撕裂进行解剖修复的能力，纠正关节囊延长；并在必要时修复肩袖间隙。

目的是通过最有效的技术修复患者的肩关节。目前，我们的首选方法是在骨质丢失极少或没有骨质丢失且有足够的盂唇修复的情况下使用关节镜技术。如果骨质丢失明显（>10%）或前方盂唇缺失，我们建议采用 Latarjet 手术。该原则的一个例外是主力手病变的过顶投掷运动患者。在这种情况下，我们将考虑进行软组织修复，并建议 Latarjet 手术是一种补救选择，但无法预测是否会返回高活动水平。巨大的 Hill-Sachs 病变的存在可能会促使我们进行 Latarjet 手术或增加 remplissage 手术，或者两者一起进行。我们很少需要用同种异体移植物填充 Hill-Sachs 病变，但这也是一种选择。

这些技术仅应由经验丰富的骨科医生使用，他们熟悉在开放式和关节镜式肩部手术中所见的正常和异常解剖结构。需要对引起肩痛的各种情况有透彻的了解。很少进行开放性盂肱不稳定修复的骨科医生不应尝试进行关节镜手术。

参考文献

Abrams JS. Arthroscopic repair of posterior instability and reverse humeral glenohumeral ligament avulsion lesions. *Orthop Clin North Am.* 2003;34:475–483.

Ahmad CS, Wang VM, Sugalski MT, et al. Biomechanics of shoulder capsulorrhaphy procedures. *J Shoulder Elbow Surg.* 2005;14(1 suppl):12S–18S.

Alexander S, Southgate DF, Bull AM, Wallace AL. The role of negative intraarticular pressure and the long head of biceps tendon on passive stability of the glenohumeral joint. *J Shoulder Elbow Surg.* 2013;22(1):94–101.

Allain J, Goutalliler D, Glorion C. Long-term results of the Latarjet procedure for the treatment of anterior instability of the shoulder. *J Bone Joint Surg Am.* 1998;80:841–852.

Baker CL, Uribe JW, Whitman C. Arthroscopic evaluation of acute initial anterior shoulder dislocations. *Am J Sports Med.* 1990;18:25–28.

Balg F, Boileau P. The instability severity index score. A simple pre-operative score to select patients for arthroscopic or open shoulder stabilisation. *J Bone Joint Surg Br.* 2007;89(11):1470–1477.

Bigliani LU, Kurziil PR, Schwartzbach CC, et al. Inferior capsular shift procedure for anterior-inferior shoulder instability in athletes. *Am J Sports Med.* 1994;22:578–584.

Bigliani LU, Pollock RG, Soslowsky LJ, et al. Tensile properties of the inferior glenohumeral ligament. *J Orthop Res.*

1992;10:187–197.

Blasier RB, Soslowsky LJ, Palmer ML. Posterior glenohumeral subluxation: active and passive stabilization in a biomechanical model. *J Bone Joint Surg Am*. 1997;79:433–440.

Boileau P, Villalba M, Héry JY, et al. Risk factors for recurrence of shoulder instability after arthroscopic Bankart repair. *J Bone Joint Surg Am*. 2006;88:1755–1763.

Braly WG, Tullos HS. A modification of the Bristow procedure for recurrent anterior shoulder dislocation and subluxation. *Am J Sports Med*. 1985;13:81–86.

Burkhart SS, De Beer JF, Barth JR, et al. Results of modified Latarjet reconstruction in patients with anteroinferior instability and significant bone loss. *Arthroscopy*. 2007;23:1033–1041.

Burkhart SS, Morgan CD. The peel-back mechanism: its role in producing and extending posterior type II SLAP lesions and its effect on SLAP repair rehabilitation. *Arthroscopy*. 1998;14:637–640.

Burkhead WZ, Rockwood CA. Treatment of instability of the shoulder with an exercise program. *J Bone Joint Surg Am*. 1992;74:890–896.

Caspari R, Savoie F. Arthroscopic reconstruction of the shoulder: The Bankart repair. In: McGinty J, ed. *Operative Arthroscopy*. New York: Raven; 1991.

Chen D, Goldberg J, Herald J, Critchley I. Barmare A. Effects of surgical management on multidirectional instability of the shoulder: a meta-analysis. *Knee Surg Sports Traumatol Arthrosc*. 2016;24(2):630–639.

Creech MJ, Yeung M, Denkers M, Simunovic N, Athwal GS, Ayeni OR. Surgical indications for long head biceps tenodesis: a systematic review. *Knee Surg Sports Traumatol Arthrosc*. 2016;24(7):2156–2166.

DePalma A. Recurrent dislocation of the shoulder joint. *Ann Surg*. 1950;132:1052–1065.

Ellman H, Gartsman GM. *Arthroscopic Shoulder Surgery and Related Procedures*. Philadelphia: Lea & Febiger; 1993.

Farber AJ, ElAttrache NS, Tibone JE, McGarry MH, Lee TQ. Biomechanical analysis comparing a traditional superior-inferior arthroscopic rotator interval closure with a novel medial-lateral technique in a cadaveric multidirectional instability model. *Am J Sports Med*. 2009;37(6):1178–1185.

Forsythe B, Frank RM, Ahmed M, et al. Identification and treatment of existing copathology in anterior shoulder instability repair. *Arthroscopy*. 2015;31(1):154–166.

Frank RM, Taylor D, Verma NN, Romeo AA, Mologne TS, Provencher MT. The Rotator Interval of the Shoulder: Implications in the Treatment of Shoulder Instability. *Orthop J Sports Med*. 2015;3(12).

Gartsman GM, Roddey TS, Hammerman SM. Arthroscopic treatment of anterior-inferior glenohumeral instability: two to five-year follow-up. *J Bone Joint Surg Am*. 2000;8:991–1003.

Gartsman GM, Roddey TS, Hammerman SM. Arthroscopic treatment of bi-directional glenohumeral instability: two- to five-year follow-up. *J Shoulder Elbow Surg*. 2001;10:28–36.

Gartsman GM, Roddey TS, Hammerman SM. Arthroscopic treatment of multidirectional glenohumeral instability: 2- to 5-year follow-up. *Arthroscopy*. 2001;17:236–243.

Gartsman GM, Taverna E, Hammerman SM. Arthroscopic rotator interval repair in glenohumeral instability: description of an operative technique. *Arthroscopy*. 1999;15:330–332.

Gartsman GM, Taverna E, Hammerman SM. Arthroscopic treatment of acute traumatic anterior glenohumeral dislocation and greater tuberosity fracture. *Arthroscopy*. 1999;15:648–650.

Giphart JE, Elser F, Dewing CB, Torry MR, Millett PJ. The long head of the biceps tendon has minimal effect on in vivo glenohumeral kinematics: a biplane fluoroscopy study. *Am J Sports Med*. 2012;40(1):202–212.

Gross RM. *Open and Arthroscopic Glenohumeral Instability Repairs*. New Orleans: American Academy of Orthopaedic Surgeons; 1998.

Habermeyer P, Gleyze P, Rickert M. Evolution of lesions of the labrum-ligament complex in posttraumatic anterior shoulder instability: a prospective study. *J Shoulder Elbow Surg*. 1999;8:66–74.

Harryman DT, Sidles JA, Harris SL, Matsen FA. The role of the rotator interval capsule in passive motion and stability of the shoulder. *J Bone Joint Surg Am*. 1992;74:53–66.

Hayashi K, Thabit G, Bogdanske JJ, et al. The effect of nonablative thermal probe energy on the ultrastructure of joint capsular collagen. *Arthroscopy*. 1996;12:474–481.

Itoi E, Lee SB, Berglund LJ, et al. The effect of a glenoid defect on anteroinferior stability of the shoulder after Bankart repair: a cadaveric study. *J Bone Joint Surg Am*. 2000;82:35–46.

Kartus C, Kartus J, Matis N, et al. Long-term independent evaluation after arthroscopic extra-articular Bankart repair with absorbable tacks: a clinical and radiographic study with a seven to ten-year follow-up. *J Bone Joint Surg Am*. 2007;89:1442–1448.

Kohn D. The clinical relevance of glenoid labrum lesions. *Arthroscopy*. 1987;3:223–230.

Lafosse L, Lejeune E, Bouchard A, et al. The arthroscopic Laterjet procedure for the treatment of anterior shoulder instability. *Arthroscopy*. 2007;23:1242.e1–1242.e5.

Levy DM, Cole BJ, Bach BR Jr. History of surgical intervention of anterior shoulder instability. *J Shoulder Elbow Surg*. 2016;25(6):e139–e150.

Lippitt SB, Vanderhooft JE, Harris SL, et al. Glenohumeral stability from concavity-compression: a quantitative analysis. *J Shoulder Elbow Surg*. 1993;2:27–35.

Lopez MJ, Hayashi K, Fanton GS, et al. The effect of radio-frequency energy on the ultrastructure of joint capsular collagen. *Arthroscopy*. 1996;14:495–501.

Lubiatowski P, Dlugosz J, Slezak M, et al. Effect of arthroscopic techniques on joint volume in shoulder instability: Bankart repair versus capsular shift. *Int Orthop*. 2016.

McIntyre LF, Caspari RB, Savoie FH. The arthroscopic treatment of multidirectional shoulder instability: two-year results of a multiple suture technique. *Arthroscopy*. 1997;13:418–425.

McIntyre LF, Caspari RB, Savoie FH. The arthroscopic treatment of posterior shoulder instability: two-year results of a multiple suture technique. *Arthroscopy*. 1997;13:426–432.

McMahon PJ, Tibone JE. The anterior bond of the inferior glenohumeral ligament: biomechanical properties from tensile testing in the position of apprehension. *J Shoulder Elbow Surg*. 1998;7:467–471.

Mihata T, McGarry MH, Tibone JE, Fitzpatrick MJ, Kinoshita M, Lee TQ. Biomechanical assessment of Type II superior labral anterior-posterior (SLAP) lesions associated with anterior shoulder capsular laxity as seen in throwers: a cadaveric study. *Am J Sports Med*. 2008;36(8):1604–1610.

Mologne TS, Provencher MT, Menzel KA, et al. Arthroscopic stabilization in patients with an inverted pear glenoid: results in patients with bone loss of the anterior glenoid. *Am J Sports Med*. 2007;35:1276–1283.

Mologne TS, Zhao K, Hongo M, Romeo AA, An KN, Provencher MT. The addition of rotator interval closure after arthroscopic repair of either anterior or posterior shoulder instability: effect on glenohumeral translation and range of motion. *Am J Sports Med*. 2008;36(6):1123–1131.

Morgan CD, Bodenstab AB. Arthroscopic Bankart suture repair:

technique and early results. *Arthroscopy*. 1987;3:111–122.

Morrey BF, Janes JM. Recurrent anterior dislocation of the shoulder. *J Bone Joint Surg Am*. 1976;58:252–256.

Neer CS, Foster CR. Inferior capsular shift for involuntary inferior and multidirectional instability of the shoulder. *J Bone Joint Surg Am*. 1980;62:897–908.

Neviaser TJ. The anterior labroligament periosteal sleeve avulsion lesion: a cause of anterior instability of the shoulder. *Arthroscopy*. 1993;9:17–21.

Nottage WM. Thermal probe-assisted shoulder surgery. *Arthroscopy*. 1997;13:635–638.

Pappas AM, Goss TP, Kleinman PK. Symptomatic shoulder instability due to lesions of the glenoid labrum. *Am J Sports Med*. 1983;11:279–288.

Plausinis D, Bravman JT, Heywood C, Kummer FJ, Kwon YW, Jazrawi LM. Arthroscopic rotator interval closure: effect of sutures on glenohumeral motion and anterior-posterior translation. *Am J Sports Med*. 2006;34(10):1656–1661.

Provencher MT, Mologne TS, Hongo M, Zhao K, Tasto JP, An KN. Arthroscopic versus open rotator interval closure: biomechanical evaluation of stability and motion. *Arthroscopy*. 2007;23(6):583–592.

Rhee YG, Ha JH, Cho NS. Anterior shoulder stabilization in collision athletes: arthroscopic versus open Bankart repair. *Am J Sports Med*. 2006;34:979–985.

Richards RR, An K-N, Bigliani LU, et al. A standardized method for the assessment of shoulder function. *J Shoulder Elbow Surg*. 1994;3:347–352.

Rodosky MW, Harner CD, Fu FH. The role of the long head of the biceps muscle and superior glenoid labrum in anterior stability of the shoulder. *Am J Sports Med*. 1994;22:121–130.

Rowe CR, Zarins B. The Bankart procedure: long-term end-result study. *J Bone Joint Surg Am*. 1978;60:1–16.

Rowe CR, Zarins B. Recurrent transient subluxation of the shoulder. *J Bone Joint Surg Am*. 1981;63:863–872.

Savoie FH, Miller CD, Field LD. Arthroscopic reconstruction of traumatic anterior instability of the shoulder: the Caspari technique. *Arthroscopy*. 1997;13:201–209.

Shafer BL, Mihata T, McGarry MH, Tibone JE, Lee TQ. Effects of capsular plication and rotator interval closure in simulated multidirectional shoulder instability. *J Bone Joint Surg Am*. 2008;90(1):136–144.

Sodl JF, McGarry MH, Campbell ST, Tibone JE, Lee TQ. Biome-chanical effects of anterior capsular plication and rotator interval closure in simulated anterior shoulder instability. *Knee Surg Sports Traumatol Arthrosc*. 2016;24(2):365–373.

Speer K, Deng X, Borrero S, et al. Biomechanical evaluation of a simulated Bankart lesion. *J Bone Joint Surg Am*. 1994;78:1819–1825.

Strauss EJ, Salata MJ, Sershon RA, et al. Role of the superior labrum after biceps tenodesis in glenohumeral stability. *J Shoulder Elbow Surg*. 2014;23(4):485–491. Szabo 2008 Sports med arthr Review.pdf.

Ticker JB, Bigliani LU, Soslowsky LJ, et al. Inferior glenohumeral ligament: geometric and strain-rate dependent properties. *J Shoulder Elbow Surg*. 1996;5:269–279.

Warner JJ, Johnson D, Miller M, Caborn DN. Technique for selecting capsular tightness in repair of anterior-inferior shoulder instability. *J Shoulder Elbow Surg*. 1995;4:352–364.

Williams MM, Snyder SJ, Buford D. The Buford complex—the "cord-like" middle glenohumeral ligament and absent anterosuperior labrum complex: a normal anatomic capsulolabral variant. *Arthroscopy*. 1994;10:241–247.

Wirth MA, Groh GI, Rockwood CA. Capsulorrhaphy through an anterior approach for the treatment of atraumatic posterior glenohumeral instability with multidirectional laxity of the shoulder. *J Bone Joint Surg Am*. 1998;80:1570–1578.

Wolf EM, Cheng JC, Dickson K. Humeral avulsion of glenohumeral ligaments as a cause of anterior shoulder instability. *Arthroscopy*. 1995;11:600–607.

Wolf EM, Eakins CL. Arthroscopic plication for posterior shoulder instability. *Arthroscopy*. 1998;14:153–163.

Wolf EM, Wilk RM, Richmond JC. Arthroscopic Bankart repair using suture anchors. *Oper Tech Orthop A*. 1991;184–191.

Youm T, ElAttrache NS, Tibone JE, McGarry MH, Lee TQ. The effect of the long head of the biceps on glenohumeral kinematics. *J Shoulder Elbow Surg*. 2009;18(1):122–129.

Youm T, Tibone JE, ElAttrache NS, McGarry MH, Lee TQ. Simulated type II superior labral anterior posterior lesions do not alter the path of glenohumeral articulation: a cadaveric biomechanical study. *Am J Sports Med*. 2008;36(4):767–774.

Zuckerman JD, Matsen FA. Complications about the glenohumeral joint related to the use of screws and staples. *J Bone Joint Surg Am*. 1984;66:175–180.

第5章 肱二头肌肌腱病变

肱二头肌肌腱的长头有关节内节段和关节外节段。肱二头肌肌腱病变可发生在肩胛盂上附着处、关节内或关节外。无论病变的特定部位如何，肱二头肌肌腱的长头都是肩关节疼痛的常见部位。清创术、"上盂唇自前向后损伤"（superior labrum tears from anterior to posterior, SLAP）修复、肱二头肌肌腱固定术或肱二头肌肌腱切断术是治疗以下病变的选择：

1. 上盂唇自前向后（SLAP）损伤
2. 肱二头肌局部撕裂
3. 肱二头肌不稳（半脱位或脱位）
4. 肱二头肌滑膜炎（肌腱、腱鞘或两者兼有）
5. 肱二头肌肥大卡压
6. 肱二头肌粘连

上盂唇自前向后（SLAP）损伤

SLAP损伤给肩外科医师带来了有趣而复杂的挑战。具有此类病变的患者表现出广泛而异质化的临床不适；体格检查的发现是多变的，临床表现无特异性，并且放射学诊断不准确。即使在手术过程中，发现的结果也是多变的，是否要修复SLAP损伤，需要彻底了解患者的临床状况和肩关节病变生理。

解剖学

前、下和后方盂唇牢固地附着在关节盂上，这些区域中的任何一个与关节盂的分离都是病理性的。一个例外是正常的盂唇下孔存在于前上肩胛盂附近（图5.1和图5.2）。相比之下，上方盂唇附着于关节盂的情况具有广泛的可变性。正常的上方盂唇并非总是牢固附着，可能与盂唇仅有脆弱的连接。如果上方盂唇下方的关节盂覆盖有光滑的软

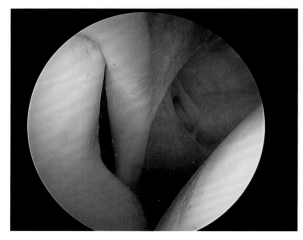

图 5.1　正常的前上方盂唇裂隙

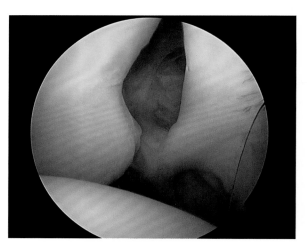

图 5.2　正常的上方盂唇分离

骨，而上方盂唇和肩胛盂均未显示出任何创伤迹象，我们认为上方盂唇分离是正常的解剖变异而非病变（图5.3和图5.4）。创伤的证据包括上方盂唇的磨损或撕裂，或在盂唇分离处下方直接可见损伤的关节盂软骨。没有创伤迹象的上方盂唇分离不需

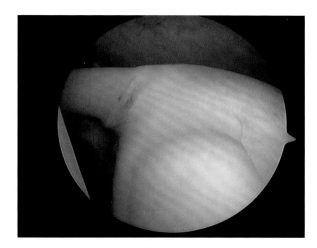

图 5.3　正常的上方盂唇附着

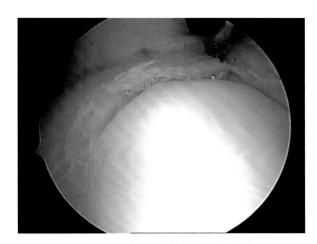

图 5.4　上方盂唇附着的正常变异

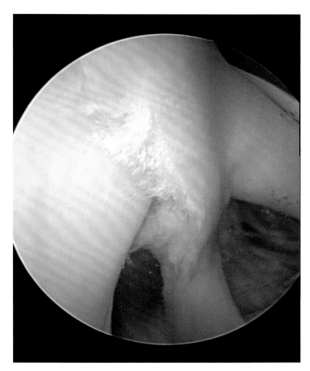

图 5.5　2 型 SLAP 损伤

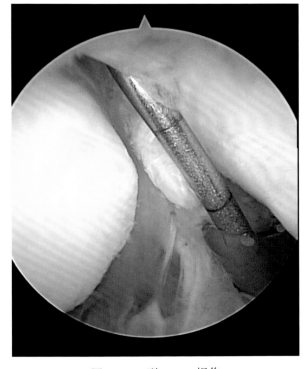

图 5.6　2 型 SLAP 损伤

要修复。

　　SLAP 损伤是上方盂唇从前到后的异常分离。该病最初由 Andrews 首先描述，Snyder 随后记录了包含四种情况的分型。在 1 型病变中，上方盂唇缘附着在肩胛盂上，但盂唇前缘磨损。在 2 型病变中，上方盂唇与肩胛盂分离。3 型病变与 2 型相似，但有桶柄撕裂，而 4 型病变在肱二头肌肌腱中有纵裂（图 5.5 ~ 图 5.11）。

　　随后发现了 SLAP 损伤的几种变异撕裂。撕裂可向前、向后或同时向两个方向延伸。SLAP 损伤已在许多情况下被报道，并且常存在于全层肩袖撕裂和盂肱不稳的患者中。许多文章已经论述了该病灶的发病率和临床医生的诊断能力。肱二头肌肌腱在盂唇上的止点有很大的可变性。通常会有正常的裂口被误认为是病变的可能性。由于解剖结构的变化以及对症状性 SLAP 损伤缺乏了解，因此诊断非

常不一致。一些作者指出，在关节镜下评估 SLAP 损伤时，存在中等程度的观察者间一致性缺乏和较高的观察者内部一致性不足的情况。许多磁共振

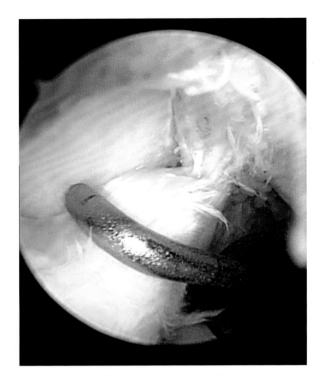

图 5.7　3 型 SLAP 损伤

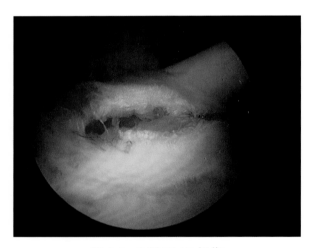

图 5.8　3 型 SLAP 损伤

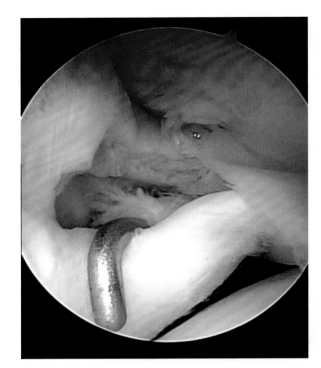

图 5.9　4 型 SLAP 损伤

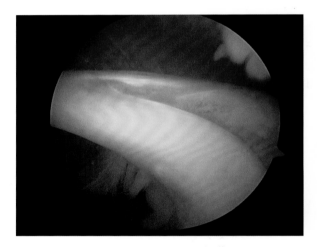

图 5.10　4 型 SLAP 损伤

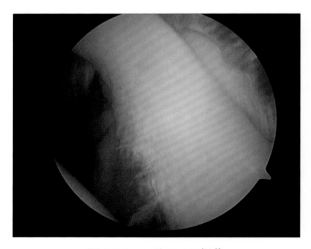

图 5.11　4 型 SLAP 损伤

成像（MRI）和磁共振关节造影（MRA）报告高估了 SLAP 损伤，并且在过去 10 年中有一段时间，SLAP 损伤修复率达到惊人的高水平，表明对症状性病变进行了过度诊断。此趋势已经改变，但仍不清楚外科医生们是否做出了适当的诊断。

诊断

在过顶运动或日常生活活动中，患者可能会出现间歇性的肩关节交锁或疼痛的症状。疼痛通常很尖锐，并且模糊地定位为"深陷于肩关节内"。急性损伤的经典机制是手臂牵拉或手臂在外展位时摔倒。另一个机制是复发性微创伤，例如过顶位投掷。发生这种情况是由于"反向剥离"机制，并且也被归类为内撞击。

体格检查的发现也是富于变化的。有大量的特殊体格检查方法可以检测 SLAP 损伤。我们通常依靠主动挤压试验，也称为 O'Brien 试验（图 5.12）。其他试验包括肱二头肌主动试验（Ⅰ 和 Ⅱ）、Kim 试验、Crank 试验、Crunk 试验、Speed 试验，甚至是恐惧 / 复位试验（图 5.13）。问题在于，一些检查对于肩锁关节病变，更远端的肱二头肌病变，甚至肩袖病变可能是阳性的。但是，这些试验中没有一个是非常敏感和特异的。将它们组合在一起可以提高敏感性和特异性，从而可以合理地进行诊断。

如前所述，影像学检查也不是完美的。MRI 对 SLAP 损伤既不高度敏感，也不是高特异性的，但是增加增强检查有助于诊断（图 5.14）。即便如此，仍有许多正常变异使得通过影像学难以诊断 SLAP 损伤。

撕裂的处理

尽管病史、临床检查和影像学检查非常有帮助，但是 SLAP 损伤的处理在很大程度上取决于临

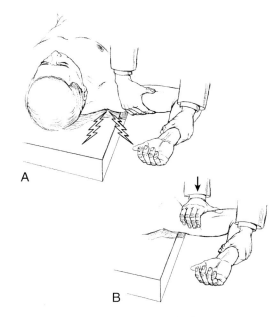

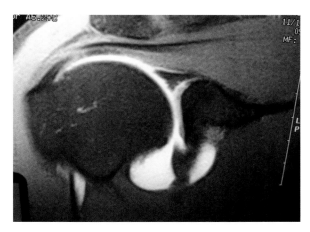

图 5.13 （A 和 B）复位试验

图 5.14 SLAP 的磁关节造影图像

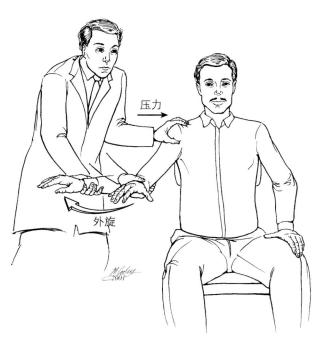

图 5.12 O'Brien 试验或主动挤压试验

床情况和相关病变。患有 SLAP 损伤的患者可能同时还有肩峰下撞击、部分或全层的肩袖撕裂或盂肱关节不稳。在这些情况下，外科医生必须确定 SLAP 损伤是否重要。如果认为很重要，是否需要处理？最后，外科医生必须确定应如何处理。在手术前或手术期间必须处理此问题。

非手术治疗

手术之前，临床检查结果除了诊断 SLAP 损伤的特殊检查之外，还包括对运动和挛缩的评估。通常，后关节囊挛缩或内旋受限可能会加重 SLAP 损伤的症状。使用有效的后关节囊拉伸锻炼，症状可能会随着时间的推移而缓解。此外，肩胛骨运动障

碍也可能导致过度的压力或撞击上方盂唇。这可以通过肩胛骨稳定肌肌力锻炼计划进行治疗，以及前关节囊和胸小肌的拉伸来处理。

手术治疗

SLAP 损伤的外科治疗取决于我们提到的几个因素。在手术时，如何处理撕裂的决定取决于撕裂的类型和相关的病变。对于每种类型的 SLAP 损伤，可以考虑几种情况。

1 型 SLAP 损伤

大多数情况下，1 型 SLAP 损伤被认为是非病变性的，因此通常无需处理。如果出现明显的肩袖撕裂或与表现相符的其他盂唇病变，则没有理由处理可能是偶然发现的 1 型 SLAP 损伤。另一方面，进行较小的清创术可能几乎没有负面影响。在大多数情况下，我们不理会它。

在几种情况下，此病变可能会引起问题。首先是年龄小于 40 岁的年轻患者，根据病史和检查时的撞击迹象出现撞击症状。MRI 正常或模棱两可。患者没有进行足够的保守治疗，因此进行了诊断性关节镜检查。在关节镜检查时，如果在盂肱关节中没有其他发现，则可以清创 1 型 SLAP 并在随后进行肩峰下减压。如果有任何其他关节内发现可以解释疼痛，则 1 型 SLAP 可以不做处理，或在需要时进行清创术（图 5.15 和图 5.16）。没有任何迹象表明需要修复 1 型 SLAP 损伤。

2 型 SLAP 损伤

2 型 SLAP 损伤是引起外科医生最困惑和焦虑的病变。这些病变通常在手术时发现，特别是在老年患者中。很难确定它们是否导致症状；是否处理这些问题确实取决于外科医生的判断。在较年轻的患者中，通常很少有异常情况使问题模糊，但仍可能难以确定是否应处理 SLAP 损伤。

一种简单的情况是，一名年轻的过顶投掷运动员在优势臂上有孤立的 2 型 SLAP 损伤，可以进行 SLAP 修复处理。另一个相对简单的情况是年龄较大的患者（>40 岁），在非优势臂中有孤立的 2 型 SLAP 损伤。这可以通过 SLAP 修复或肱二头肌肌腱固定来处理，但我们通常倾向于肌腱固定。SLAP 损伤修复可能会导致老年患者出现一定程度的僵硬，因此我们通常尝试应用肌腱固定而避免此问题。较困难的情况是那些涉及在非优势臂中有孤

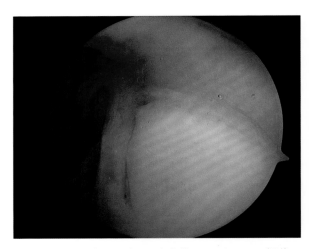

图 5.15   正常的上方盂唇附着于 1 型 SLAP 损伤

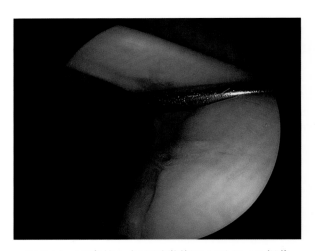

图 5.16   正常的上方盂唇附着于 1 型 SLAP 损伤

立的 2 型 SLAP 损伤的年轻患者或在优势臂中具有孤立的 2 型 SLAP 损伤的老年患者。在这种情况下，SLAP 修复术或肱二头肌肌腱固定术都是合适的，但最终决定取决于患者的症状、目标、运动情况和检查。对于年龄较大的患者，我们仍倾向于倾向于肌腱固定术（图 5.17 ～ 图 5.19）。

一种比较常见的可能情况是，在一个年轻患者身上，外科医生根据病史和检查结果强烈怀疑 SLAP 损伤是导致临床症状的原因，但 MRI 或 MRA 要么阴性，要么模棱两可。在影像学上没有其他发现。而且，不能通过检查或影像排除原发性撞击、肌腱炎或继发性撞击合并微不稳定。在手术时，如果 2 型 SLAP 损伤可能明显是创伤性的，这很好做出决定。然而，通常它只是看起来异常，伴随着盂唇附着处的磨损，并且可以将其从肩胛盂上结节提起，显示其下方软骨已经磨损（图 5.20 ～

图 5.23）。尽管出现这种异常外观，它仍然可能是在解剖学变异上出现了轻度慢性损伤，而不是症状的原因。在这种情况下，医生必须仔细检查前下不

稳定的细微征象，例如盂唇磨损、撕裂或微小分离。医生应意识到，SLAP 损伤可能正在引起或加重前下盂肱不稳定，并且"撞击"症状是继发性的。

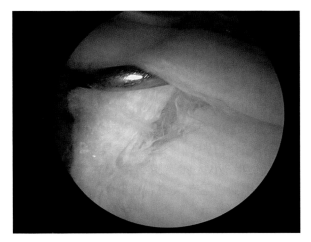

图 5.17　老年患者 2 型 SLAP 损伤

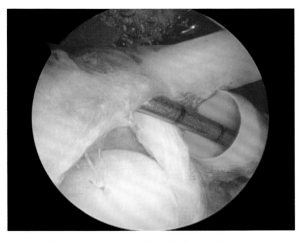

图 5.20　SLAP 损伤还是正常变异？

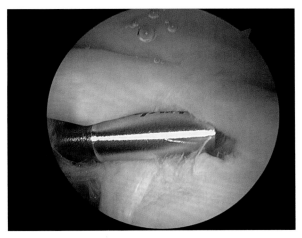

图 5.18　老年患者 2 型 SLAP 损伤

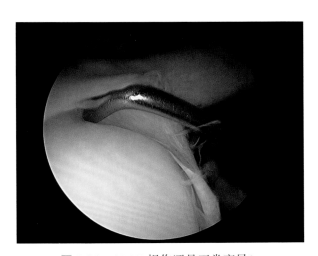

图 5.21　SLAP 损伤还是正常变异？

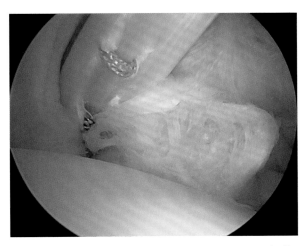

图 5.19　肱二头肌肌腱固定术用于 2 型 SLAP 损伤

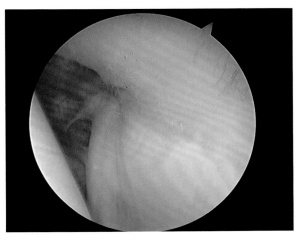

图 5.22　SLAP 损伤还是正常变异？

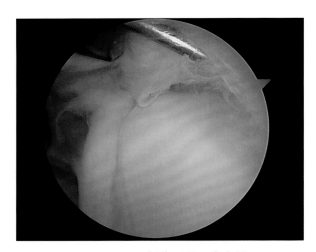

图 5.23　SLAP 损伤还是正常变异？

通常无法确定① SLAP 损伤是否是伴随慢性撞击的肩关节生物力学改变引起的结果；② SLAP 损伤所涉及的肩关节生物力学改变足以引起撞击，或者③两者之间是否存在任何关系。在其中，有可能涉及两个单独的病变过程。临床病史将决定如何处理病变。外科手术的选择包括不处理病变、SLAP 修复或肱二头肌肌腱固定术。如果基于检查或其他发现而担心微不稳定和继发撞击，则进行 SLAP 修复。如果担心患者术后更有可能出现僵硬问题，而不稳定不是主要问题，则可以进行肱二头肌肌腱固定术。帮助医生做出决定的一个概念是，医生是否认为肩峰下减压会有所帮助。如果认为有帮助，则意味着不稳定不是主要问题，而肌腱固定是更好的选择。但是，对于 30 岁以下的过顶投掷患者，通常首选 SLAP 修复。

　　另一个常见情况是处理肩袖撕裂时遇到 2 型 SLAP 损伤。随着关节镜检查的日益普及，外科医生常规检查盂肱关节并偶然发现 2 型 SLAP 损伤。在开放式肩袖修补术中很少见 2 型 SLAP 损伤，因此在涉及开放式技术的文章中其发病率报道不足。然后，问题就变成了 2 型 SLAP 损伤是否是目前要处理病变的继发表现抑或需要通过外科手术处理。我们通常考虑一些因素做出决定。首先，我们不希望将患者的治疗分为两个分期手术，一个治疗肩袖，另一个在患者症状持续的情况下处理 SLAP 损伤。其次，如果 SLAP 损伤看起来较小，我们将不会处理。第三，根据我们的经验和已发表的文献，通常我们不会通过 SLAP 修复来处理该问题，因为我们认为术后存在中度僵硬和疼痛的风险。我们将更可能进行肱二头肌肌腱切断术或肌腱固定术。可

以对 70 岁以上的患者，肥胖的或低需求的患者进行肌腱切断术。进行肌腱切断术的原因是，即使是肌腱固定术也可能导致一些肩前部疼痛，因为老年患者的肌腱远端可能具有一些病变，同样会产生症状。从康复角度而言，如果完成了肌腱固定术，则需要通过限制肘关节屈曲活动 4~6 周来改变术后康复计划。

　　2 型 SLAP 损伤可能会直接或间接导致盂肱关节不稳。一些研究表明，肱二头肌及其完整附件在盂肱关节稳定性中起作用。相关研究均显示上方盂唇与后方盂唇是连续的，因此，每当进行后方盂唇修复时，上方盂唇的分离也应该处理。至于前方不稳定，在进行关节镜检查时如果发现上方盂唇与上、中盂肱韧带是连续的（通常是这样的），则表明它在肩前向稳定性中起作用，因此需要通过手术处理该病变。因此，对于因不稳定而行前方盂唇或后方盂唇修复的年轻患者，我们通常会同时修复 2 型 SLAP（图 5.24 ~ 图 5.27）。必须注意只进行原

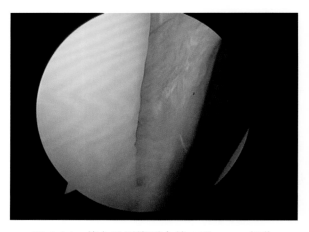

图 5.24　前方盂唇撕裂合并 2 型 SLAP 损伤

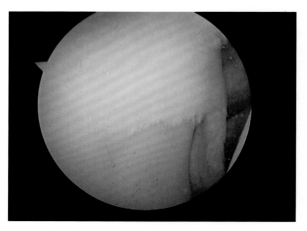

图 5.25　与上图为同一患者的 SLAP 损伤

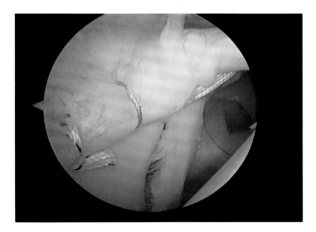

图 5.26　修复后的 2 型 SLAP 损伤

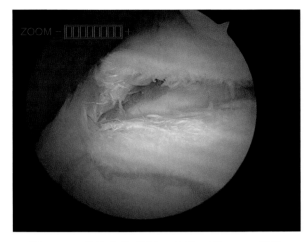

图 5.28　从前入路观察，右肩 3 型 SLAP 损伤

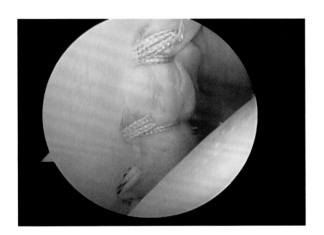

图 5.27　修复后的前方盂唇撕裂

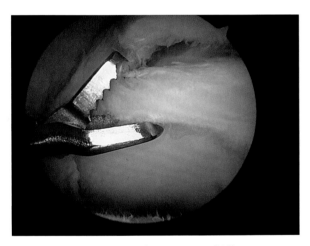

图 5.29　切除 3 型 SLAP 损伤

位修复，不会对肱二头肌近端的张力造成增加。

3 型 SLAP 损伤

　　与 1 型和 2 型病变诊断不明确且决策过程复杂的情况不同，3 型和 4 型 SLAP 损伤不会造成诊断难题。这使得处理它们更加直接。真正的 3 型 SLAP 损伤未从上盂唇撕脱。它通常仅需要清创术，无论合并的病变是什么（图 5.28 ~ 图 5.30）。

4 型 SLAP 损伤

　　4 型 SLAP 损伤可通过清创术、肱二头肌肌腱切断术或肱二头肌肌腱固定来处理。通常，桶柄样结构是撕脱的。清创后，通常就没有真正需要修复的撕脱了。如果有残留的撕脱（未经修复），修复可能会导致组织过紧。因此，我们通常不修复 4 型 SLAP 损伤。这是外科医生的偏好问题；其他医生则可以进行修复（图 5.31 ~ 图 5.37）。

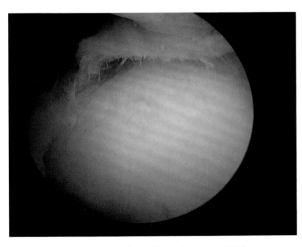

图 5.30　切除后的 3 型 SLAP 损伤

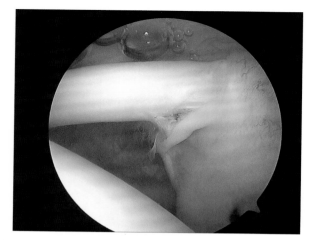

图 5.31   从左肩的后入路观察，不明显的 4 型 SLAP 损伤

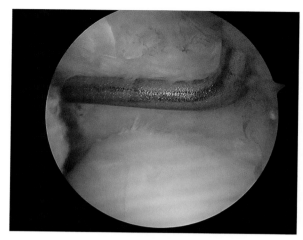

图 5.34   切除 4 型 SLAP 损伤，固定锚钉之后

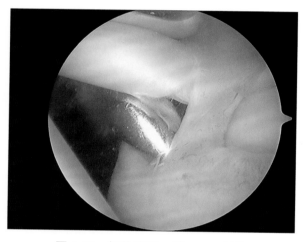

图 5.32   探钩确定 4 型 SLAP 损伤

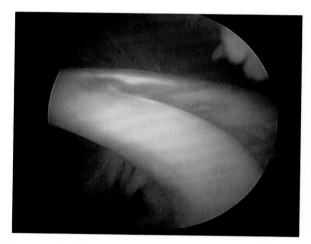

图 5.35   从左肩后入路观察，4 型 SLAP 损伤，撕裂超过 50%

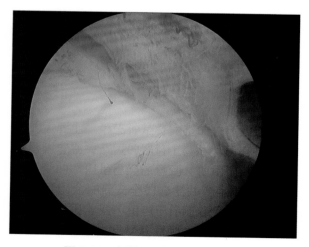

图 5.33   切除 4 型 SLAP 损伤后

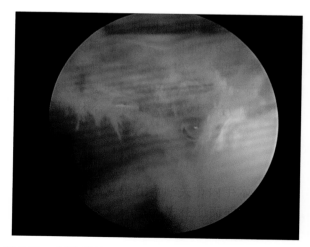

图 5.36   切除后的 4 型 SLAP 损伤，残留近端中度损伤

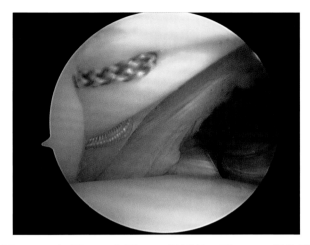

图 5.37　与图 5.35 和图 5.36 相同的 4 型 SLAP 损伤用肌腱固定术治疗

唇、关节囊和肱二头肌肌腱。将肱二头肌拉入关节，以检查任何更远端的病变。如果在建立前上入路之前找到不涉及肱二头肌的更容易处理的其他病变，则在建立前上入路之前处理该病变。例如，通过前下套管（在不存在前上套管时）可以更轻松地进行冈上肌下表面清创术。如果上方盂唇是唯一需要处理的病变，则可以使用 8 mm 套管建立前上入路。使用两个 8 mm 套管的原因是，通常会使用弯曲的过线器，而它们不适于在 5 mm 的套管中操作。如果首先需要处理前方盂唇或后方盂唇撕裂，则在前上入路的部位放置一个转换棒，以将镜头移至前上入路。即使只需要处理上方盂唇，也可将 8 mm 套管放入前上入路，如果需要，可暂时将镜头停留在此处以查看后部结构（图 5.39 ~ 图 5.45）。

手术技术

在进行全身麻醉之前，患者接受肌间沟阻滞以减轻术后疼痛。患者处于坐位。记录手臂外展 90° 时外旋和内旋的运动范围以及手臂外展 0° 时外旋的运动范围。检查肩关节的向前、下和后平移并记录结果。然后准备肩关节，并按常规进行铺单。触诊肩峰和喙突的骨性轮廓，并用手术笔标记（图 5.38）。

通过套管和钝芯通过后部皮肤切口进入肩关节，该切口位于肩峰后外侧下约 1 cm，内侧约 1 cm。关节镜被插入到盂肱关节中。然后检查盂肱关节。一旦检查了间隙，就用腰穿针确定前下入路的位置，以便套管经肩胛下肌肌腱上方且距盂唇外侧 1 cm 进入肩关节。插入一个 8 mm 的套管。然后再次使用前入路探钩探查盂肱关节，以触及盂

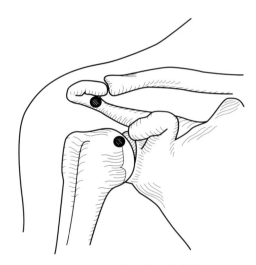

图 5.39　前入路的示意图

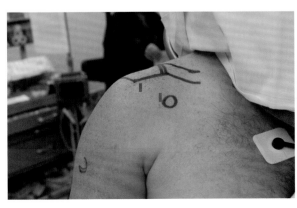

图 5.38　前入路的皮肤标记

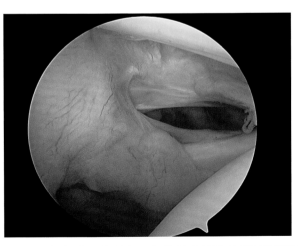

图 5.40　右肩后入路观察：先前手术导致的肩袖间隙缺损，确定前入路的位置

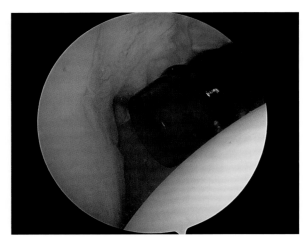

图 5.41　放置 8 mm 导管

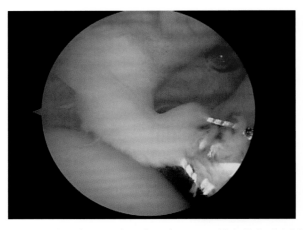

图 5.44　从左肩后入路观察，与 SLAP 并发的部分厚度的冈上肌撕裂

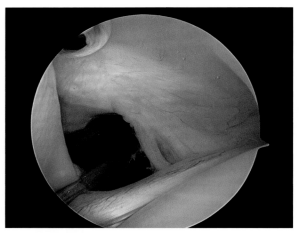

图 5.42　来自前下套管的探钩将肱二头肌拉开，以查看前上入路套管的位置

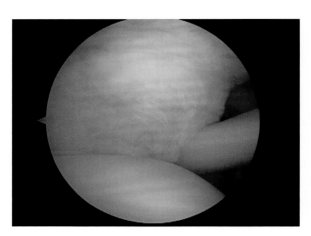

图 5.45　部分厚度撕裂清创后

1 型 SLAP 损伤

如前所述，这些可以通过简单的清创术来处理。

2 型 SLAP 损伤

高位的前上入路对于获得合适的角度、清楚看到钻和磨头至关重要。用腰穿针确定该套管的入口点和角度。腰穿针应非常靠近肱二头肌离开盂肱关节离开的位置，并应垂直于上盂唇。

我们先前使用的技术是使用预先装有缝线的锚钉。我们目前使用的技术是应用无结缝线锚钉。预加载缝线的缝线锚钉技术是一种很好的技术，但在关节中留下了很大的结，这可能是导致刺激和失败的原因（图 5.46 和图 5.47）。不管使用哪种技术，SLAP 修复的主要挑战都是要获得良好的锚钉放置角度。预载缝线锚钉或是无结锚钉，究竟选用

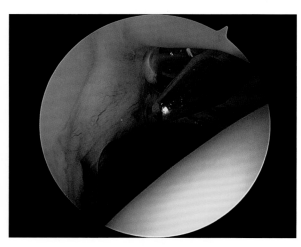

图 5.43　前上入路建立

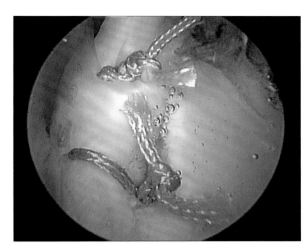

图 5.46　2 型 SLAP 可见锚钉与结

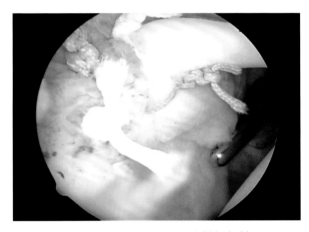

图 5.47　2 型 SLAP 可见锚钉与结

哪种技术就是为什么我们强调将前上入路置于较高位置的原因。经肩袖入路（如 Wilmington 入路和 Neviaser 入路）的其他技术也已在文献中得到介绍。我们希望尽可能避免破坏肩袖。

上方盂唇手术在入路方面的困难是，固定的主要部位在右肩的 10 点至 12 点之间（左肩的 12 点至 2 点之间）。通常，一两个锚钉就足够进行大多数修复。一般认为，将锚钉放置在更靠前的位置会导致固定过紧，从而导致疼痛和僵硬。"反向剥离"机制还表明，病变的主要位置是在肱二头肌后部的附着处。从前上入路很难到达后方部位进行固定，并且有可能在关节盂的后内侧滑脱，并且没有足够的骨储备来放置锚钉。如果发生这种情况，肩胛上神经可能有损伤的危险。高位前上入路的位置尽可能靠后，可以安全地接近 10 点钟位置。但是，如果无法通过前上入路预钻和置入后方锚钉，则可

以将关节镜移至前上入路，将后方锚钉从后入路植入。

首先准备需要修复的位置。可以使用刨刀或小磨钻磨掉上方盂唇下方的关节盂，以显露松质骨。可以从任一前入路置入刨刀或磨钻。有时前下入路提供了更好的角度，可同时保护盂唇并暴露更宽的附着表面。有时上方盂唇和半月板的质地类似，唇缘向下延伸到关节盂，并且阻挡对上方关节盂的显露。在这种情况下，助手将探钩放入另一个入路，并向上牵引盂唇。在 SLAP 损伤的背景下，会发现松质骨外露。

首先使用缝合钩使转移缝线通过。通常使用与被操作的肩关节相反方向弯曲的缝合钩。例如，向右弯曲的设备用于左肩，反之亦然。该装置穿过前下入路或前上入路，并且从盂唇上表面的后方首先刺入。从上到下穿过缝线对盂唇的压力较小。缝线从下方离开盂唇，使它们容易被取出。如果要在右肩上放置两个锚钉，一个在 10:30 位，一个在 11:30 位，则第一个置钉位置在 10:30 位。关节盂上表面应从 10 点至 12 点位准备。穿入尼龙缝线后，使用缝线拉钩或环形抓线器将其拉入另一个入口。环行端或两个自由端可被引入缝合钩中。

接下来，使用转移缝线将 #2 不可吸收编织缝线拉回缝过盂唇。如果只需要进行单纯缝合，则将缝线的两端穿梭通过前上套管。可以通过该套管使用预钻导向器，同时保护先前穿过的缝线，以钻出用于锚钉固定的导向孔。如果可能，将钻孔在 10:30 位钻入关节边缘上。然后将通过盂唇的缝线装载于锚钉中；置缝合锚，并剪断缝线。

在通过第一条缝线之后，如果需要褥式缝合，则将缝线的两个自由端装在缝合钩上。在这种情况下，第一针应该比 10:30 位更靠前，更接近 10:45 位。第二针与第一针类似，进入点在 10:15 位或 10:30 位。与第一针一样，应用缝线拉钩或环形抓线器抓住缝线自由端，穿过前下套管。编织缝线的自由端使用前上入路的环形末端穿梭，但要注意确保有足够的缝线松弛，以使编织缝线不会一直拉回到盂唇。编织缝线的环状末端保持在前上入路内，以允许形成褥式缝合。这是通过使环形缝线抓线器穿过前上入路并抓住同一条编织缝线的两个自由端穿过盂唇侧的环来完成的。这一系列的步骤形成了褥式缝合，并将缝线的两端都置于前上套管中。使用缝线的两端装载缝合锚并安置（图 5.48～图 5.63）。

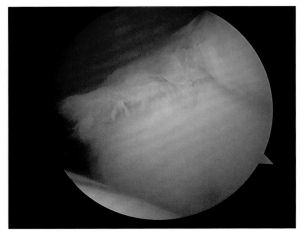

图 5.48　从右肩前入路观察 2 型 SLAP 损伤向后延伸

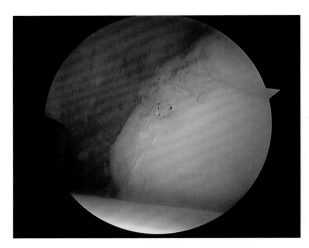

图 5.51　从后方修复盂唇

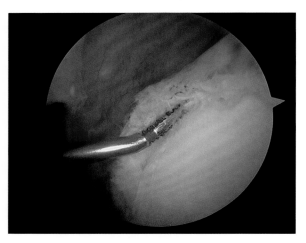

图 5.49　从后入路用锉刀准备骨面

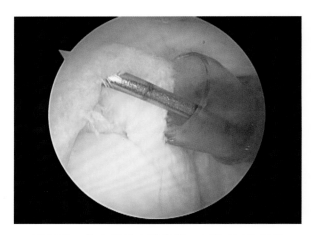

图 5.52　从右肩后入路观察，2 型 SLAP 损伤

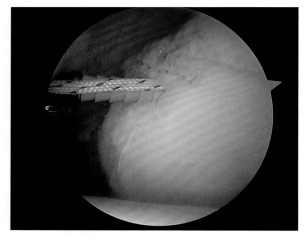

图 5.50　从后入路放置的锚钉

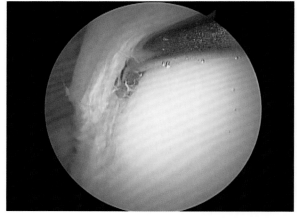

图 5.53　前入路视图显示了由于锚钉放置造成前方操作不畅

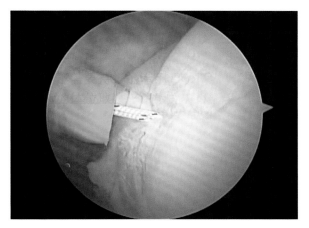

图 5.54　从后入路放置的第一个锚钉

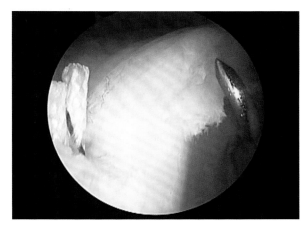

图 5.57　可以看到后方锚钉。从前下入路置入弯曲的缝合钩

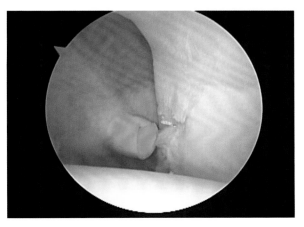

图 5.55　后方盂唇修复后的照片

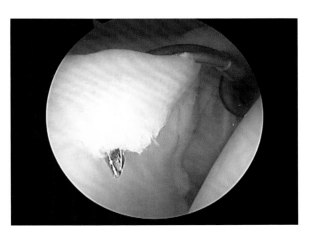

图 5.58　缝合钩穿入盂唇

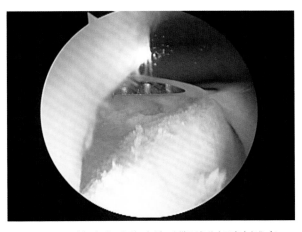

图 5.56　镜头向后移动并对撕裂进行清创准备

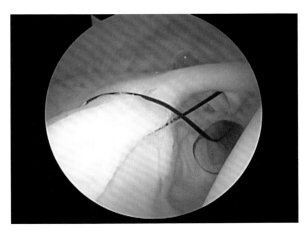

图 5.59　转移缝线穿过盂唇

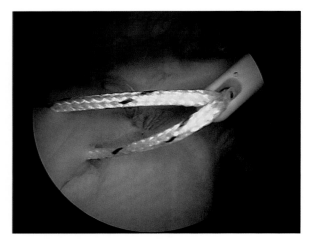

图 5.60   一旦缝线穿过盂唇，就可以放置锚钉

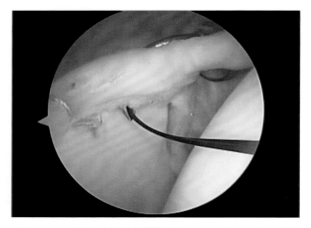

图 5.61   在放置先前的锚钉之后，通过下一条缝线

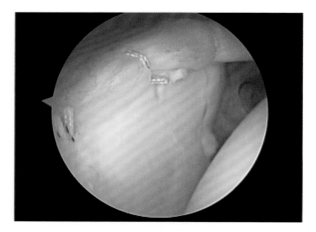

图 5.62   使用单纯缝合完成修复

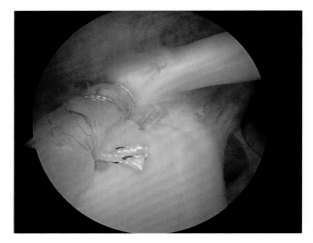

图 5.63   使用褥式缝合完成修复

现在，如果需要，对第二个或第三个锚钉重复相同的步骤。通常将最靠后的锚钉最先放置。

如果首选预加载缝线锚钉技术，则先安置锚钉，然后再用缝合钩穿过盂唇。缝合钩用于将锚钉缝线穿过盂唇，然后将其打结固定（图 5.64～图 5.69）。

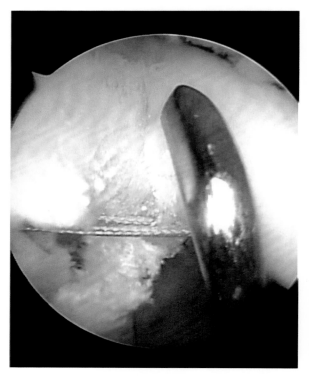

图 5.64   通过已预载缝线的锚钉。可见弯曲的缝合钩就位

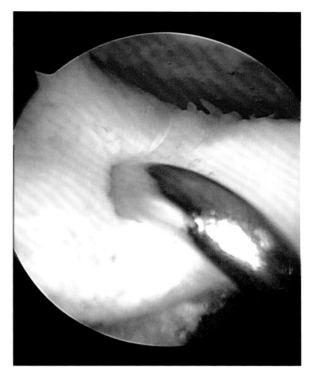

图 5.65　弯曲的缝合钩穿入盂唇

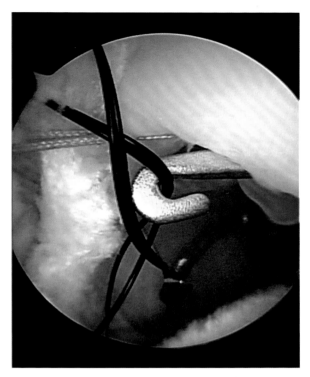

图 5.67　缝线拉钩钩取尼龙线

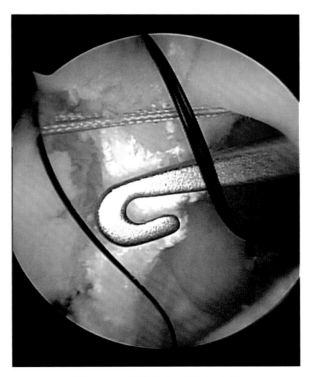

图 5.66　缝线拉钩钩取尼龙线

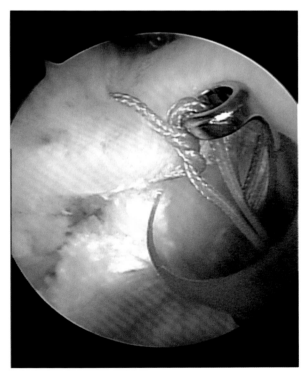

图 5.68　缝线被打结

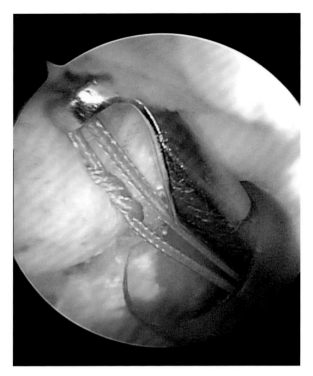

图 5.69 缝线被打结

3 型 SLAP 损伤

桶柄样的撕裂通常需要切除。如果外科医生觉得桶柄部分存在血供并且可以愈合，则可以像 2 型 SLAP 损伤一样对其进行修复。我们通常会切除，因为它愈合的可能性很小。如果切除后，其余部分是稳定的，可以不做处理。如果认为需要修复，可以像已经描述的 2 型 SLAP 损伤一样的方法进行修复。

4 型 SLAP 损伤

如前所述，我们通常考虑肱二头肌肌腱固定术，在后续的文字中描述。

术后处理

修复 2 型 SLAP 损伤后，除洗澡时，患者需佩戴吊带护具。术后 2 ~ 4 周时，除外展位外旋外，允许所有平面的活动范围锻炼，以不产生严重疼痛为度。吊带护具要佩戴到第 4 周，然后增加被动运动范围练习，重点是后关节囊的拉伸。手术后 6 周，允许外展位外旋，并继续拉伸。在 3 个月时，患者应用阻力带逐渐开始对三角肌、肩袖肌、肩胛骨周围肌肉、肱二头肌和肱三头肌开始进行肌力练习。投掷开始于手术后 4 个月，进行低速、短距离投掷，

并且运动员应专注于正确的投掷技术。距离和速度可逐渐增加，直到术后 6 ~ 7 个月，此时患者可以考虑重新参加竞技运动。

肱二头肌病变

孤立的肱二头肌病变偶尔会引起肩关节疼痛，但更常见于与肩袖病变一起存在。可能需要关节镜治疗的肱二头肌病变包括肌腱炎、部分厚度的撕裂、粘连和不稳定（图 5.70 ~ 图 5.74）。

文献综述

自本书第 1 版出版以来，关于关节镜治疗肱二头肌病变的文献数量大幅增加。这些数据和文章集中在两个问题上：外科医生应该进行肌腱固定术还是肌腱切断术；如果进行了肌腱固定术，首选的技

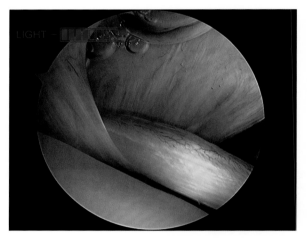

图 5.70 肱二头肌出口处粘连形成吊带

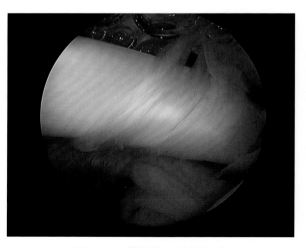

图 5.71 带状肱二头肌粘连

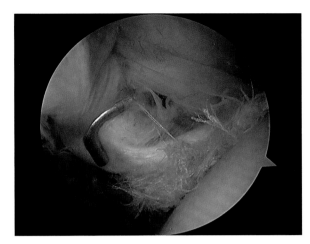

图 5.72　关节内肱二头肌肌腱的高度部分撕裂

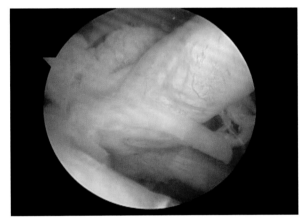

图 5.73　左肩肱二头肌肌腱的内侧半脱位合并肩胛下肌撕裂

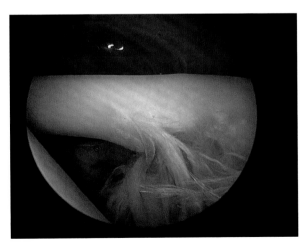

图 5.74　慢性表现的 4 型 SLAP，病变延伸到关节内肱二头肌中

术是什么？ Hawkins 和 Walch 质疑任何肌腱固定手术的价值。他们的结果表明，使用肌腱切断术可以获得相同或更好的结果。肌腱切断术更快，更容易执行，似乎不会显著影响肘部屈曲肌力，且并不总是导致畸形。一些患者对可能的畸形表示关注，尤其是举重的男性。如果患者对手臂的外观有任何顾虑，我们考虑肌腱固定术。如果患者参加过顶运动，我们也考虑肌腱固定术。但是，最终决定是在手术时根据组织质量决定的。如果肌腱质量差，则可以进行肌腱切断术。肌腱固定术的结果令人满意，但是许多患者主诉腱鞘固定部位周围疼痛持续数月。在某些研究中，还必须警告曾行肌腱固定术的患者，其失败率最高可能在 40％ 左右，并且仍可能导致美容畸形。

对于那些喜欢肌腱固定术的外科医生，有几种基本的固定方法。我们将介绍使用缝线锚钉和界面螺钉的技术，最后是使用缝线的软组织固定技术。

诊断

肱二头肌肌腱病变的诊断是基于患者病史、体格检查、影像学检查和关节镜手术所见做出的。患者的病史和体格检查可能表明肱二头肌肌腱有问题，但这些信息通常是非特异性的。患者通常将肱二头肌区域指示为疼痛部位。这似乎比肩袖撕裂患者描述的广泛疼痛区域更具体。当然，患者的这种定位并不能消除肱二头肌正常而病变位于冈上肌前部或肩胛下肌上部的可能性。实际上，这种"前角"损伤并不少见。患者经常描述内旋活动时疼痛，例如用双臂压紧物体，伸到外侧以关闭车门或将手背后时。有些人具体描述了某种东西滚入和滚出的感觉或滑动的感觉。患者通常在前肩关节位置出现疼痛且有卡感或弹跳感。有时，肱二头肌会更剧烈地感觉到疼痛。这些主诉是非特异性的，肩峰下撞击综合征和其他更严重形式的肩袖病变也有可能导致类似症状。对于完全抬高时有机械阻挡感且仍保持正常外旋的患者，外科医生应考虑由于肌腱肥大增生而导致肱二头肌肌腱卡压的可能。

检查时，患者经常在肱二头肌近端存在压痛。但是，患者有时也可以在没有任何病变的情况下出现这种情况。Neer 和 Hawkins 试验时也可能产生疼痛。诸如 Speed 试验之类的特殊试验可能会有所帮助，O'Brien 试验也可能是阳性的。超声引导下在肱二头肌近端肌腱鞘内注射利多卡因或类固醇可能有助于区分肩峰下撞击与肱二头肌肌腱炎。MRI

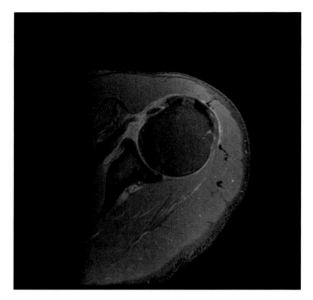

图 5.75　肩胛下肌亚急性撕裂伴肱二头肌内侧半脱位

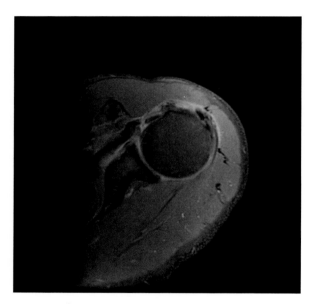

图 5.76　肩胛下肌亚急性撕裂伴肱二头肌内侧半脱位

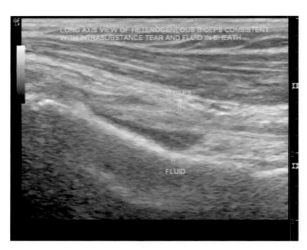

图 5.77　伴鞘内积液的肱二头肌肌腱撕裂的超声检查

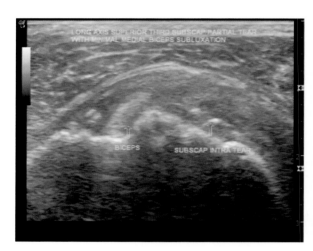

图 5.78　内侧肱二头肌半脱位的超声检查

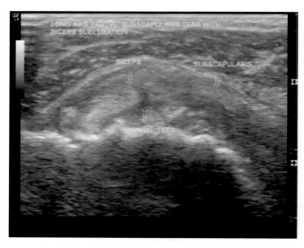

图 5.79　内侧肱二头肌半脱位的超声检查

可显示肱二头肌静态半脱位或完全脱位或肌腱增厚。MRI 上的肱二头肌腱鞘积液并不总是特异性地诊断肱二头肌病变。肩胛下肌上部 1/3 的撕裂可能是肱二头肌病变的间接征象（图 5.75 和图 5.76）。超声有助于评估肱二头肌的异质性以及动态或静态半脱位（图 5.77～图 5.79）。关节镜检查是确定近端肱二头肌肌腱病变的最灵敏方法。遗憾的是，没有一种确定的诊断方式。最后，处理肱二头肌的决定在所有诊断方式组合后作出。

治疗适应证

盂肱关节内部分厚度的肱二头肌肌腱撕裂并不少见；它们可能发生在创伤事件之后，或者可能是慢性肩峰下撞击的结果。当撕裂小于肌腱宽度的30%时，可能会出现边缘磨损。如果撕裂大于肌腱宽度的 30%，我们建议进行肌腱固定术。当肌腱向内侧半脱位时，通常进行肱二头肌肌腱切断术或肌腱固定术，并与肩胛下肌修复术相结合。如果在处理全层肩袖撕裂期间在肱二头肌间沟区域发现了肱二头肌病变，那么外科医生有四种选择：忽略肱二头肌病变，清创病变和腱鞘，进行肌腱固定术或进行肌腱切断术（表 5.1）。由于没有科学的指导依据，治疗取决于个人喜好。对于具有良好的肩袖肌腱的年轻患者，我们倾向于肌腱固定术；对于具有较差的肱二头肌和肩袖肌腱的老年患者，我们倾向于腱切断术。

肱二头肌肌腱长头的自发性断裂通常采取非手术治疗，但有些患者非常担心受伤并要求修复（图 5.80）。在极少数情况下，可以首先进行关节镜检查以清除上方盂唇水平的肱二头肌残端。从肩袖间隙水平到胸大肌肌腱止点水平，肱二头肌腱鞘是可暴露于关节镜视野的。如果在此找到了肌腱的近端，则可以通过关节镜对肌腱进行固定。否则，将需要进行开放式修复。

手术技术
软组织肱二头肌肌腱固定术

如果满足两个条件，则可以进行软组织肱二头肌肌腱固定术。首先，仅须处理肱二头肌近端病变，例如严重 SLAP 损伤或孤立的关节内肱二头肌肌腱撕裂。如果 MRI、超声或关节镜检查提示远端病变明显，应采用远端肩峰下技术。另一个必须具备的条件是完整的肩袖间隙，因为这是肌腱需要附着的组织。有几种使用不同装置穿透肩袖间隙和肌腱的技术，包括锋利的戳枪、缝合钩和腰穿针。我们首选的软组织技术是经皮关节内穿刺技术（percutaneous intra-articular transtendon technique，PITT）。该技术使用腰穿针及使用单丝缝线传递编织缝线。将两道褥式缝线置于肌腱中，并在肩峰下间隙中打结。而其他技术将结置于关节侧（图 5.81和图 5.82）。

PITT 技术（图 5.83 ~ 图 5.98）的操作步骤见下：

- 将患者固定于沙滩椅上，肩峰与地面平行。
- 从标准的后入路进行关节镜检查。
- 将一根穿刺针置入喙突外侧并进入盂肱关节，以穿透肩袖间隙。
- 拔下针头，切开皮肤，然后置入 5 mm 的套管。

表 5.1	治疗指征
肱二头肌病变	治疗
炎症	腱鞘切除术
部分撕裂 <30%	清创
部分撕裂 >30%	肌腱固定或切断
肱二头肌质量好，肩袖修复好	肌腱固定
肱二头肌质量好，肩袖修复差	肌腱固定或切断
肱二头肌质量差，肩袖修复好	肌腱切断
肱二头肌质量差，肩袖修复差	肌腱切断

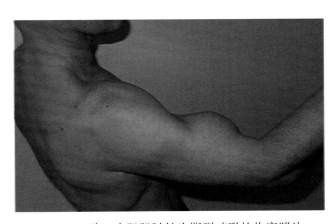

图 5.80　肱二头肌肌腱长头撕裂畸形的临床照片

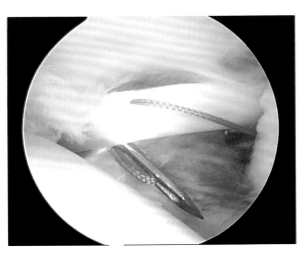

图 5.81　在关节内肱二头肌肌腱固定术中应用戳枪

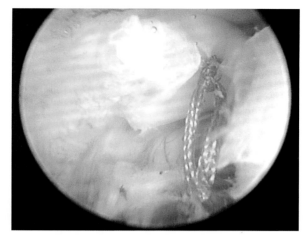

图 5.82　完成的关节内肱二头肌肌腱固定

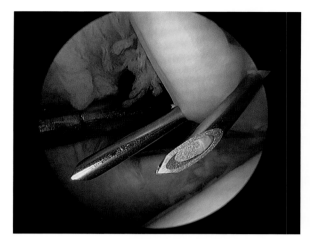

图 5.85　在关节侧的腰穿针

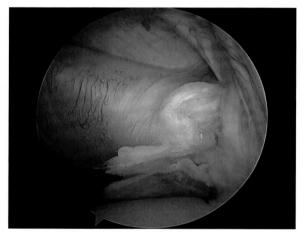

图 5.83　肩胛下肌上 1/3 撕裂，是肱二头肌肌腱固定的指征

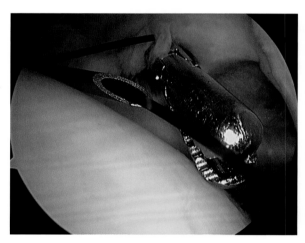

图 5.86　左肩，显示了抓线器正在抓紧 PDS 缝线

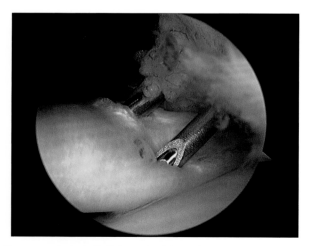

图 5.84　在右肩操作的经皮关节内穿刺技术，有两根穿刺针进行经皮刺入

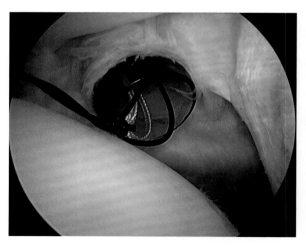

图 5.87　可吸收的单丝 PDS 缝线，用于将 2 号不可吸收缝线的第一端牵引至肌腱

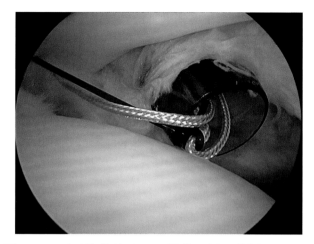

图 5.88　可吸收的单丝 PDS 缝线，用于将同一 2 号不可吸收缝线的另一端牵引至肌腱

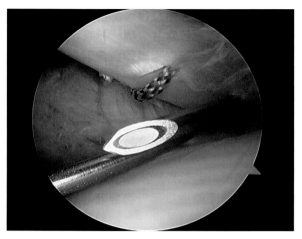

图 5.91　第二次经皮穿刺形成褥式缝合

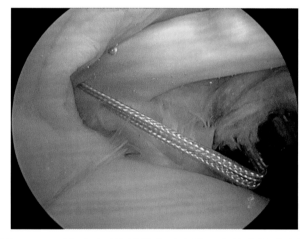

图 5.89　2 号不可吸收缝线穿过皮肤，在关节侧形成褥式缝合

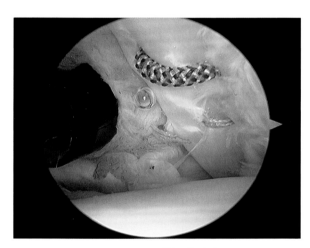

图 5.92　两道褥式缝合

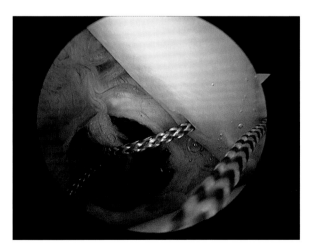

图 5.90　右肩显示 2 号不可吸收缝线

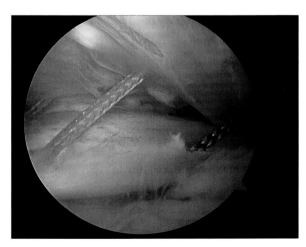

图 5.93　肱二头肌被拉入关节以显示缝线穿过肩袖间隙并进入肱二头肌

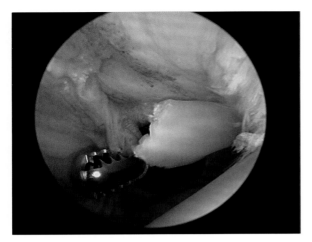

图 5.94　肱二头肌切断后

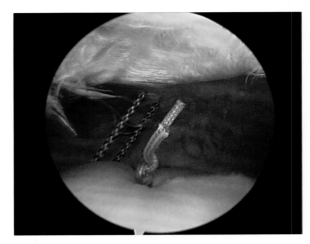

图 5.97　第一套缝线打结

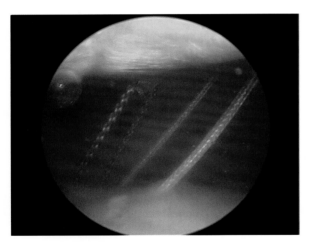

图 5.95　滑囊侧可见缝线

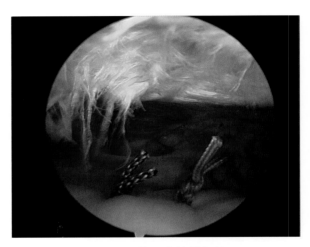

图 5.98　第二套缝线打结

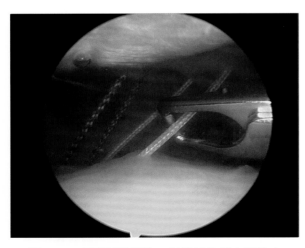

图 5.96　环形抓线器将一组缝线从侧入路取出

- 评估肱二头肌间沟内肌腱的病变。
- 抬高肘部并抬高肩关节，以检查肱二头肌肌腱滑动，并评估肱二头肌的卡压情况（即肱二头肌"沙漏"现象）。
- 将探钩进入前套管以将肱二头肌肌腱拉入关节，从而改善远端肌腱的暴露。
- 将经皮穿刺针刺入前外侧肩峰远端，经皮穿刺入盂肱关节，刺穿肩袖间隙和肱二头肌。
- 用第二根腰穿针重复此操作。
- 用 0 号 PDS 缝线穿过每个腰穿针。
- 使用抓线器抓紧其中一根聚二氧杂环己酮（PDS）缝线。在将缝线拉出前套管之前，先拉出用于通过 PDS 线的腰穿针。如果在腰穿针仍停留在皮肤中的时候牵引缝线，缝线可能会在针头末端被破坏。

- 对第二根腰穿针中的另一根缝线重复此操作。
- 将前套管的 PDS 缝线的末端与 2 号不可吸收缝线的末端打结。距缝线末端约 5 cm 打两个方向相同的半结。
- 将每个 PDS 缝线拉出皮肤，从而使 2 号不可吸收缝线的两端穿出皮肤，并在肱二头肌的关节侧创建褥式缝合。
- 重复相同的步骤，再将第二根 2 号不可吸收缝线置于肱二头肌肌腱上。
- 在肱二头肌的起点附近切开并清除残端。
- 将镜头放在肩峰下间隙中。
- 在尽量不使用刨刀的情况下，确定两个缝线的 4 个分支。放置外侧肩峰下套管。
- 将每组缝线依次从套管中拉出并打结以完成肌腱固定。

肩峰下技术

　　取下关节镜并将其重新定位到肩峰下间隙后，将手臂轻度向前屈并外旋。肱二头肌可以从侧入路在其肌间沟中触诊。或者，可以将关节镜移至侧入路，此时可以建立前外入路。从该位置更容易看到肱二头肌和整个肌间沟，并从前外侧入路对肱二头肌进行操作（图 5.99 ~ 图 5.101）。

　　可以使用射频设备打开腱鞘，注意不要损伤肱二头肌肌腱本身。然后可以检查肱二头肌，以确定组织质量是否足以修复。外科医生必须根据组织质量、撕裂的程度和严重程度、患者的症状、运动习惯、伴随的手术、患者的年龄以及患者的期望功能来决定对肌腱进行修复或切断（图 5.102 和图 5.103）。

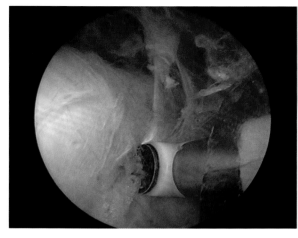

图 5.100　在肱二头肌肌间沟的侧面使用射频打开腱鞘

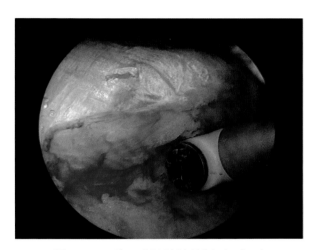

图 5.101　肱二头肌腱鞘的侧面已打开

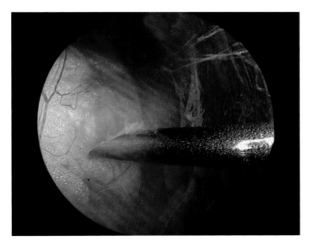

图 5.99　从右肩侧入路观察，腱鞘中的肱二头肌。腰穿针标记前外侧入路的位置

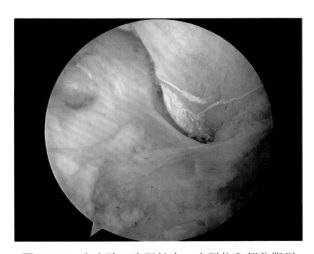

图 5.102　右肩肱二头肌长头，半脱位和部分撕裂

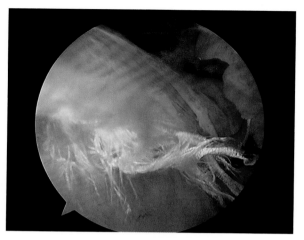

图 5.103 向近端牵引相同的肱二头肌肌腱，显示出撕裂和炎症

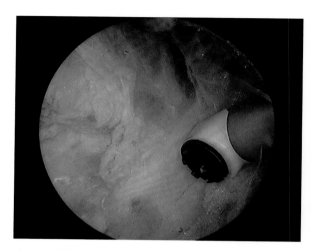

图 5.105 在胸大肌肌腱上应用射频

肱二头肌肌腱固定缝线锚钉技术

肱二头肌肌腱固定术在肩峰下减压之后但在肩袖修复之前进行。关节镜位于侧入路。另外三个入路也有帮助。初始的后入路用于放置抓住肌腱切断后末端的抓线器。如果需要，肌腱可被牵向内侧、外侧或肌间沟的近端。该入路还用于从锚钉中拉出缝线以进行缝线管理。前外侧入路用于放置锚钉并通过缝线。前入路用于取回缝线（图 5.104～图 5.117）。

步骤如下：

- 将患者安置在沙滩椅上，肩峰平行于地面。
- 从后入路进行常规诊断性盂肱关节镜检查。
- 将腰穿针经喙突尖端的外侧置入，通过肩袖间隙置入盂肱关节。
- 取下腰穿针，并用手术刀切一个小口。
- 放入 5 mm 套管。

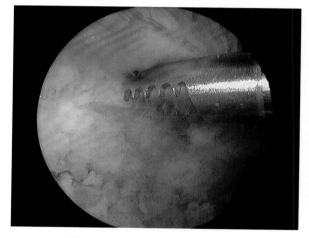

图 5.106 应用刨刀清理肌间沟

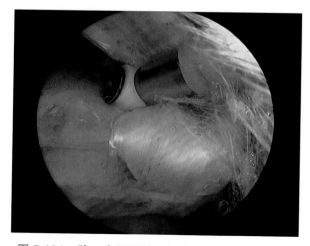

图 5.104 肱二头肌肌腱的长头从右肩间沟中拉出

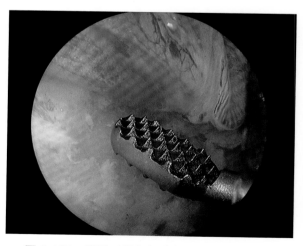

图 5.107 用锉刀使肌间沟的皮质骨表面粗糙

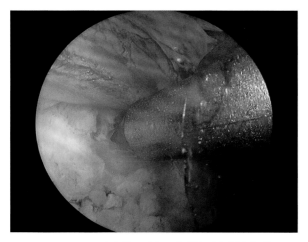

图 5.108　开路锥，用于为锚钉创建导向孔

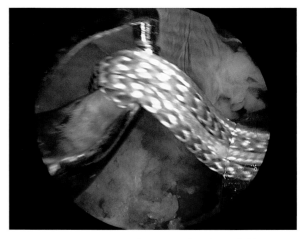

图 5.111　从后入路取出缝线进行缝线管理

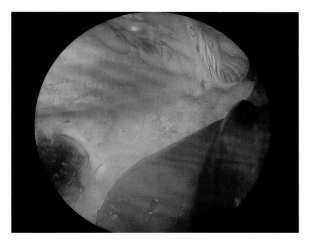

图 5.109　先在胸大肌肌腱近端 1 cm 处创建锚钉导向孔，并在间隙内留出粗糙的表面以促进愈合

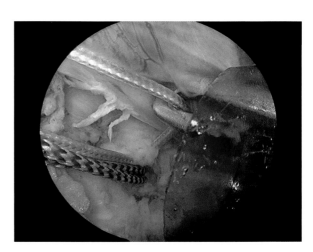

图 5.112　第一针缝合后，从前外侧入路取出的一条缝线的一端

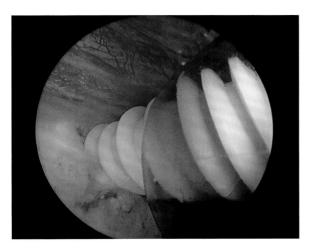

图 5.110　PEEK 锚钉已置入

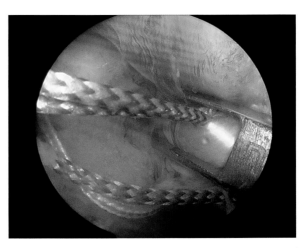

图 5.113　缝合钩从内侧向外侧穿过，以进行环扎缝合

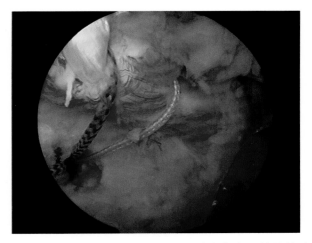

图 5.114　两次穿线完成后，环扎并未完成，将缝线取出后环扎完成

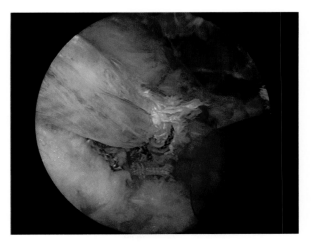

图 5.116　完整的肌腱固定

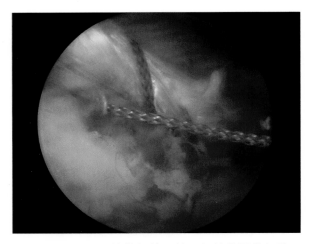

图 5.115　一组缝线打结，第二组缝线即将打结

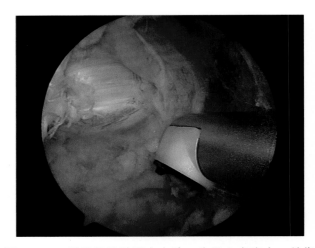

图 5.117　所示的肌腱固定在肱二头肌上有张力，并靠近胸大肌肌腱

- 使用刨刀或探钩将肱二头肌肌腱拉入关节，以暴露关节外的近端肱二头肌肌腱。
- 将关节镜剪刀放入关节，并在其近端止点处横切肱二头肌肌腱的长头。横切应在上方盂唇的水平。尽量避免在肱二头肌肌腱内侧留下残端（如有必要，置入刨刀清创肱二头肌内侧肌腱残端）。
- 从关节中取下关节镜。
- 将金属套管和钝芯向后插入肩峰下间隙。
- 插入关节镜。
- 在距肩峰外侧边缘约 1～2 cm 的正中外侧位置做一个小切口。
- 将金属钝芯置入肩峰下间隙，并使用关节镜对其进行定位。
- 拆下钝芯，然后更换用刨刀。
- 根据需要清除肩峰下滑囊，以清楚地看到肩袖的滑囊侧表面（对肩峰前侧间隙和外侧间隙进行足

够的暴露）。
- 拆下刨刀并置入金属转换棒。
- 从后入路取下关节镜并将其置入外侧入路。
- 将 5 mm 的套管插入后入路。可能需要使用刀来扩大切口。
- 使用手臂定位装置将肩关节置于大约 60° 前屈及旋转中立位。
- 将关节镜放在外侧入路中，如有可能，暴露肱二头肌腱鞘。放置一根腰穿针以构建前外侧入路，其距离肩峰前角远端 3～4 cm。应该可以直接进入肱二头肌腱鞘。
- 放置一个 8 mm 的套管作为前外侧入口。
- 使用射频设备清洁滑囊组织并暴露腱鞘。使用射频触诊其鞘内的肱二头肌。
- 使用射频小心清除腱鞘侧面的筋膜，以打开腱鞘并找到肱二头肌而不损伤它。

- 打开腱鞘后，将软组织抓钳插入后方套管，并抓住肌腱的自由端。现在可以使用它来操纵肌腱的位置，以进行清创和固定。
- 继续使用射频和刨刀从肱骨横韧带的水平至胸大肌止点的上边界清创肌间沟和腱鞘。保持刨刀的刀头和射频的刀头远离肱二头肌，以免损伤肌腱。
- 用锉刀和刨刀在肱二头肌肌间沟末端 2 cm 处磨挫出松质骨表面。
- 如果要使用非金属锚钉，需先使用开路锥创建导向孔。我们通常使用双线聚醚醚酮（PEEK）锚钉。根据骨质量，使用 4.5 mm 或 5.5 mm 锚钉。
- 松开从后方套管上抓住肌腱，并将环形抓线器放置在该位置。使用环形抓线器将两条缝线的所有四个分支从后方套管中拉出。
- 将缝线抓线器再次置于后方套管中，并重新抓紧肌腱。
- 用缝线拉钩将一根缝线的一端从前外侧入路拉出。
- 使用缝合枪将缝线该端穿过肌腱。使用锁定软组织抓钳以适度的拉力沿肌间沟的纵向牵引肱二头肌肌腱。握住抓钳的助手应将手放低以将肌腱从皮质表面移开，这有助于缝线通过。
- 通过缝线后，抓住缝线并将其通过前套管拉出。一个技巧是在通过缝线时旋转手，以使针头从内侧穿到外侧。当缝线打结时，这将使缝线环扎肌腱。
- 用第二根缝线重复这些步骤。缝线应以大约 1 cm 的距离穿过肱二头肌，并且彼此成不同角度。
- 两根缝线都通过后，用缝线拉钩将一根缝线的两个自由端从前外侧套管中取出。为了环扎肌腱，在前套管中可能需要推结器或环形抓线器，以将穿过肌腱的缝线喂入缝线拉钩。
- 依次取回、打结每条缝线后剪断。使用关节镜方结打结。
- 缝线打结后，在前外侧套管中放置一个关节镜剪刀，并剪掉在锚钉内侧的多余肱二头肌。
- 在后方套管中使用抓钳去除多余的肌腱。如果肌腱肥大，则可能必须去除套管后操作。

　　如果肩胛下肌也有撕裂，首先用缝线锚钉技术进行肱二头肌肌腱固定术。肩胛下肌修复紧接着进行。如果合并冈上肌撕裂，修复的顺序是肱二头肌肌腱、肩胛下肌修复，最后是冈上肌修复。

　　肱二头肌肌腱病——界面螺钉技术（图 5.118~图 5.123）。

- 将患者安置在在直立的沙滩椅上，肩峰平行于地面。
- 从后入路进行常规诊断性盂肱关节镜检查。
- 将腰穿针向经喙突尖端的外侧置入，穿过肩袖间隙进入盂肱关节。
- 取下腰穿针，并用手术刀切一个小切口。
- 置入 5 mm 套管。
- 使用刨刀或探钩将肱二头肌肌腱拉入关节，以暴露关节外近端肱二头肌肌腱。
- 将关节镜剪刀引入关节，并在肱二头肌肌腱近端止点处切断其长头。横切应在上方盂唇的水平。尽量避免在肱二头肌肌腱内侧留下残端（如有必要，在止点应用刨刀清创肱二头肌内侧肌腱残端）。
- 取下关节镜。
- 用金属套管和钝芯在后通道处钝性松解肩峰下间隙。
- 插入关节镜。
- 在距肩峰外侧边缘 1~2 cm 的中线外侧位置做一个小切口。
- 将金属钝芯插入肩峰下间隙，并使用关节镜对其进行定位。
- 拆下钝芯，然后将刨刀引入。
- 根据需要清除肩峰下滑囊，以清楚地看到肩袖的滑囊表面（对肩峰前间隙和外侧间隙进行足够的暴露）。
- 拆下刨刀并置入金属转换棒。
- 从后入路取下关节镜并将其置入外侧入路。
- 将 5 mm 的套管插入后入路。可能需要使用刀来扩大切口。
- 使用手臂定位装置将肩关节置于大约 60° 前屈及旋转中立位。
- 将关节镜放在外侧入路中，如有可能，暴露肱二头肌腱鞘。放置一根腰穿针以构建前外侧入路，距离肩峰前外角远端 3~4 cm。应该可以直接进入肱二头肌腱鞘。
- 放置一个 8 mm 的套管作为前外侧入口。
- 使用射频设备清洁滑囊组织以露出腱鞘，并使用该设备触诊腱鞘内的肱二头肌。
- 使用射频小心清除腱鞘侧方的筋膜，打开腱鞘并找到肱二头肌而不损伤它。
- 打开腱鞘后，将锁定抓钳从后方套管引入，并抓住肌腱的自由端。现在可以使用它来操纵肌腱的位置，以进行清创和固定。
- 继续使用射频和刨刀从肱骨横韧带的水平至胸大

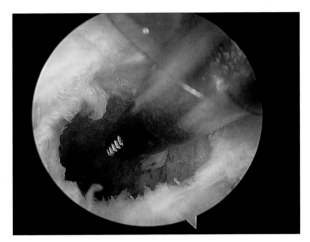

图 5.118　肌腱固定隧道，20 mm 深，直径 8 ~ 10 mm，从右肩侧入路观察：从前外侧入路进行操作

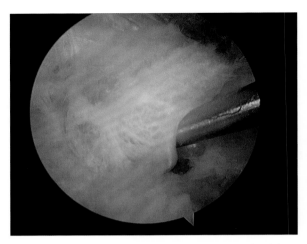

图 5.121　穿过双叉的中央导针将肌腱固定到位

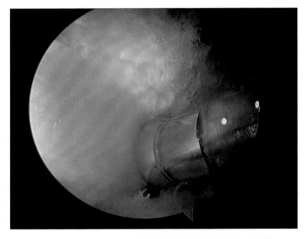

图 5.119　用双叉将肌腱推入肌腱固定隧道

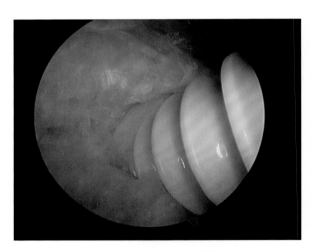

图 5.122　放置界面螺钉

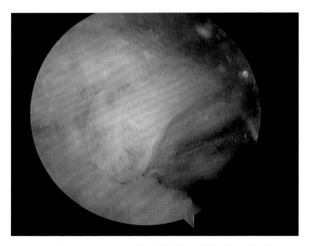

图 5.120　用双叉将肌腱推入肌腱固定隧道

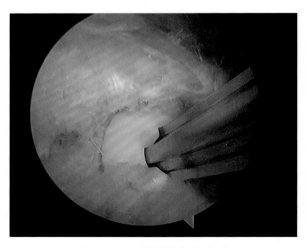

图 5.123　肌腱固定完成后

肌止点的上边界清创肌间沟和腱鞘。保持刨刀的刀头和射频的工作面远离肱二头肌，以免损伤肌腱。

- 将螺钉的导针经前外侧入路在胸大肌止点近端约 0.5 ~ 1 cm 钻至少 20 mm 的深度。
- 钻的直径为 8 ~ 9 mm。但是无论如何，它都无法穿过套管，因此必须移除套管才能将钻放置在骨皮质上。
- 钻至 20 mm 深度。
- 移除钻，并使用导针进行导向。
- 此时，不同系统的操作有所不同，但通常可以使用带有两叉的置入器来复位肱二头肌进入隧道。另一方面，改锥本身有一个双叉，可用于将肌腱置入隧道中。我们使用带有双叉的 PEEK 螺钉，允许引入肌腱，然后将其固定。如果使用这种类型的系统，则在置螺钉之前必须先移除套管，否则螺钉和置入器将无法进入。螺钉的尺寸通常与隧道的直径相同。
- 然后切断多余的肌腱。
- 肌腱仅在轻度张力下被固定，大约 2 ~ 3 cm 近端肌腱被切断。

肌腱切断术

　　肱二头肌肌腱切断术的主要指征是肱二头肌肌腱质量较差，缝线无法抓牢。术前应告知患者这种可能性。如果患者年龄较大或不太活跃，如果是非优势手臂，或者患者肥胖，则更倾向于做肌腱切断术。肌肉清晰度较低的老年患者通常不会注意到任何美容畸形。对于那些无法修复的肩袖撕裂患者，肌腱切断术可缓解疼痛，并且没有副作用。

　　肌腱切断术并不难完成。如果肩袖完好无损，可以通过前入路放置剪刀，并在锚钉近端切断肱二头肌。肱二头肌通常会向远侧回缩，但是它可能会在肌间沟中自行固定。如果不希望这样，可以在肩峰下间隙中打开肌间沟，然后进行进一步切除肌腱。

　　如果肩袖撕裂，可以在修复肩袖之前的任何时间进行肌腱切断术。一旦关节镜处于肩峰下间隙中，可以从前套管或侧套管完成。

术后处理

　　SLAP 损伤修复和肱二头肌肌腱固定术的术后处理有所不同。肌腱固定后 6 周之内不能主动屈肘，但 SLAP 损伤修复后允许进行。在第 6 周时，

两者均允许主动屈肘，但肌腱固定术的患者不能抗阻屈肘，维持另外 6 周。在术后 3 个月，两者都可以无限制地进行肌力锻炼。对于肌腱切断术，在常规手术，其术后康复同肩袖修复、关节镜肩峰下减压或无法修复的肩袖撕裂清创术后的康复方案，视具体手术而定。

讨论

　　现在，外科医生意识到肱二头肌在引起肩关节疼痛中起着重要作用，并且他们正在行更多的肱二头肌肌腱手术。这是否代表着我们知识库的实际增长，还是仅仅是周期性的变化，还有待观察。尚不知道哪种肌腱固定技术是更好的，或者这些技术中的任何一种是否比简单的肌腱切断术提供更好的结果也不知道。外科医生必须依靠自己的经验、训练和判断力，直到科学可以指导我们。

参考文献

Ahmad CS, DiSipio C, Lester J, et al. Factors affecting dropped biceps deformity after tenotomy of the long head of the biceps tendon. *Arthroscopy*. 2007;23:537–541.

Ahrens PM, Boileau P. The long head of biceps and associated tendinopathy. *J Bone Joint Surg Br*. 2007;89:1001–1009.

Armstrong A, Teefey SA, Wu T, et al. The efficacy of ultrasound in the diagnosis of long head of the biceps tendon pathology. *J Shoulder Elbow Surg*. 2006;15:7–11.

Barber A, Field LD, Ryu R. Biceps tendon and superior labrum injuries: Decision-marking. *J Bone Joint Surg Am*. 2007;89:1844–1855.

Boileau P, Ahrens PM, Hatzidakis AM. Entrapment of the long head of the biceps tendon: The hourglass biceps—a cause of pain and locking of the shoulder. *J Shoulder Elbow Surg*. 2004;13:249–257.

Boileau P, Baqué F, Valerio L, et al. Isolated arthroscopic biceps tenotomy or tenodesis improves symptoms in patients with massive irreparable rotator cuff tears. *J Bone Joint Surg Am*. 2007;89:747–757.

Boileau P, Krishnan SG, Coste JS, Walch G. Arthroscopic biceps tenodesis: A new technique using bioabsorbable interference screw fixation. *Tech Shoulder Elbow Surg*. 2001;2: 153–165.

Boileau P, Krishnan SG, Coste JS, Walch G. Arthroscopic biceps tenodesis: A new technique using bioabsorbable interference screw fixation. *Arthroscopy*. 2002;18:1002–1012.

Boileau P, Neyton L. Arthroscopic tenodesis for lesions of the long head of the biceps. *Oper Orthop Traumatol*. 2005;17:601–623.

Burkhart SS, Morgan CD, Kibler WB. The disabled throwing shoulder: Spectrum of pathology. Part I. Pathoanatomy and biomechanics. *Arthroscopy*. 2003;19:404–420.

Burkhart SS, Morgan CD, Kibler WB. The disabled throwing shoulder: Spectrum of pathology. Part II. Evaluation and treatment of SLAP lesions in throwers. *Arthroscopy*. 2003;19:531–539.

Burkhart SS, Morgan CD, Kibler WB. The disabled throwing shoulder: Spectrum of pathology. Part III. The SICK scapula, scapular dyskinesis, the kinetic chain, and rehabilitation. *Arthroscopy*. 2003;19:641–661.

Checchia SL, Doneux PS, Miyazaki AN, et al. Biceps tenodesis associated with arthroscopic repair of rotator cuff tears. *J Shoulder Elbow Surg*. 2005;14:138–144.

Choi CH, Kim SK, Jang W, Kim SJ. Biceps pulley impingement. *Arthroscopy*. 2004;20(suppl 2):80–83.

Dines DM, Warren RF, Inglis AE. Surgical treatment of lesions of the long head of the biceps. *Clin Orthop Relat Res*. 1982;164:165–171.

Gartsman GM, Hammerman SM. Arthroscopic biceps tenodesis: Operative technique. *Arthroscopy*. 2000;16:550–552.

Gartsman GM, Khan M, Hammerman SM. Arthroscopic repair of full-thickness rotator cuff tears. *J Bone Joint Surg Am*. 1998;80:832–840.

Gartsman GM, Taverna E. The incidence of glenohumeral joint abnormalities associated with full-thickness, reparable rotator cuff tears. *Arthroscopy*. 1997;13:450–455.

Gill HS, El Rassi G, Bahk MS, et al. Physical examination for partial tears of the biceps tendon. *Am J Sports Med*. 2007;35:1334–1340.

Glueck DA, Mair SD, Johnson DL. Shoulder instability with absence of the long head of the biceps tendon. *Arthroscopy*. 2003;19:787–789.

Hitchcock HH, Bechtol CO. Painful shoulder: Observation on the role of the tendon of the long head of the biceps brachii in its causation. *J Bone Joint Surg Am*. 1948;30:263–273.

Holtby R, Razmjou H. Accuracy of the Speed's and Yergason's tests in detecting biceps pathology and SLAP lesions: Comparison with arthroscopic findings. *Arthroscopy*. 2004;20:231–236.

Jobe CM. Posterior superior glenoid impingement: Expanded spectrum. *Arthroscopy*. 1995;11:530–536.

Kelly AM, Drakos MC, Fealy S, et al. Arthroscopic release of the long head of the biceps tendon: Functional outcome and clinical results. *Am J Sports Med*. 2005;33:208–213.

Kibler WB, Press J, Sciascia A. The role of core stability in athletic function. *Sports Med*. 2006;36:189–198.

Kibler WB. Scapular involvement in impingement: Signs and symptoms. *Instr Course Lect*. 2006;55:35–43.

Kibler WB, Uhl TL, Maddux JW, et al. Qualitative clinical evaluation of scapular dysfunction: A reliability study. *J Shoulder Elbow Surg*. 2002;11:550–556.

Kim SH, Yoo JC. Arthroscopic biceps tenodesis using interference screw: End-tunnel technique. *Arthroscopy*. 2005;21:1405.

Klepps S, Hazrati Y, Flatow E. Arthroscopic biceps tenodesis. *Arthroscopy*. 2002;18:1040–1045.

Kohn D. The clinical relevance of glenoid labrum lesions. *Arthroscopy*. 1987;3:223–230.

Kuhn JE, Lindholm SR, Huston LJ, et al. Failure of the biceps superior labral complex: A cadaveric biomechanical investigation comparing the late cocking and early deceleration positions of throwing. *Arthroscopy*. 2003;19:373–379.

Lafosse L, Reiland Y, Baier GP, et al. Anterior and posterior instability of the long head of the biceps tendon in rotator cuff tears: A new classification based on arthroscopic observations. *Arthroscopy*. 2007;23:73–80.

Lunn JV, Castellanos-Rosas J, Walch G. Arthroscopic synovectomy, removal of loose bodies and selective biceps tenodesis for synovial chondromatosis of the shoulder. *J Bone Joint Surg Br*. 2007;89:1329–1335.

Maffet MW, Gartsman GM, Moseley B. Superior labrum-biceps tendon complex lesions of the shoulder. *Am J Sports Med*. 1995;23:93–98.

Maier D, Jaeger M, Suedkamp NP, Koestler W. Stabilization of the long head of the biceps tendon in the context of early repair of traumatic subscapularis tendon tears. *J Bone Joint Surg Am*. 2007;89:1763–1769.

Mazzocca AD, Bicos J, Santangelo S, et al. The biomechanical evaluation of four fixation techniques for proximal biceps tenodesis. *Arthroscopy*. 2005;21:1296–1306.

Mazzocca AD, Rios CG, Romeo AA, Arciero RA. Subpectoral biceps tenodesis with interference screw fixation. *Arthroscopy*. 2005;21:896.

Morgan CD, Burkhart SS, Palmeri M, Gillespie M. Type II SLAP lesions: Three subtypes and their relationships to superior instability and rotator cuff tears. *Arthroscopy*. 1998;14:553–565.

Motley GS, Osbahr DC, Holovacs TF, Speer KP. An arthroscopic technique for confirming intra-articular subluxation of the long head of the biceps tendon: The ramp test. *Arthroscopy*. 2002;18:E46.

Neer CS. Anterior acromioplasty for the chronic impingement syndrome in the shoulder: A preliminary report. *J Bone Joint Surg Am*. 1972;54:41–50.

O'Donoghue DH. Subluxing biceps tendon in the athlete. *Clin Orthop Relat Res*. 1982;164:26–34.

Osbahr DC, Diamond AB, Speer KP. The cosmetic appearance of the biceps muscle after long-head tenotomy versus tenodesis. *Arthroscopy*. 2002;18:483–487.

Pagnani MJ, Deng XH, Warren RF, et al. Effect of lesions of the superior portion of the glenoid labrum on glenohumeral translation. *J Bone Joint Surg Am*. 1995;77:1003–1010.

Post M, Benca P. Primary tendinitis of the long head of the biceps. *Clin Orthop Relat Res*. 1989;246:117–124.

Rodosky MW, Harner CD, Fu FH. The role of the long head of the biceps muscle and superior glenoid labrum in anterior stability of the shoulder. *Am J Sports Med*. 1994;22:121–130.

Rodosky MW, Rudert MF, Harner CH, et al. Significance of a superior labral lesion of the shoulder: A biomechanical study. *Trans Orthop Res Soc*. 1990;15:276.

Sekiya LC, Elkousy HA, Rodosky MW. Arthroscopic biceps tenodesis using the percutaneous intra-articular transtendon technique. *Arthroscopy*. 2003;19:1137–1141.

Snyder SJ, Banas MP, Karzel RP. An analysis of 140 injuries to the superior glenoid labrum. *J Shoulder Elbow Surg*. 1995;4:243–248.

Snyder SJ, Karzel RP, Del Pizzo W, et al. SLAP lesions of the shoulder. *Arthroscopy*. 1990;6:274–279.

Tuoheti Y, Itoi E, Minagawa H, et al. Attachment types of the long head of the biceps tendon to the glenoid labrum and their relationships with the glenohumeral ligaments. *Arthroscopy*. 2005;21:1242–1249.

Vangsness CT, Jorgenson SS, Watson T, Johnson DL. The origin of the long head of the biceps from the scapula and glenoid labrum: An anatomical study of 100 shoulders. *J Bone Joint Surg Br*. 1994;76:951–954.

Walch G, Boileau P, Noel E, et al. [Surgical treatment of painful shoulders caused by lesions of the rotator cuff and biceps, treatment as a function of lesions: Reflections on the Neer's concept]. *Rev Rhum Mal Osteoartic*. 1991;58:247–257.

Walch G, Noel E, Donell ST. Impingement of the deep surface of the supraspinatus tendon on the posterosuperior glenoid rim: An arthroscopic study. *J Shoulder Elbow Surg*. 1992;1:238–245.

Walch G, Nove-Josserand L, Boileau P, Levigne C. Subluxations and dislocations of the tendon of the long head of the biceps. *J Shoulder Elbow Surg*. 1998;7:100–108.

僵　硬

产生肩部僵硬并适合关节镜治疗的三大类情况是：特发性粘连性关节囊炎、创伤后僵硬和术后僵硬。第7章讨论了肩关节骨关节炎的治疗方法。

特发性粘连性关节囊炎被广泛认为是一种疼痛但自限性的疾病，可在6个月至2年之间缓解。最近的报道表明，尽管大多数患者都有改善，但许多患者仍有一些活动受限。幸运的是，这种残留的活动受限通常不会导致功能失能，并且通常不会引起注意。但是，那些遭受疼痛及活动受限折磨的人通常不愿等待其病情解决并询问手术治疗。与非糖尿病患者相比，糖尿病患者的肩部僵硬似乎会导致更明显的疼痛、僵硬，并且对非手术治疗效果不佳。创伤后僵硬造成的损害通常与创伤的严重程度相关。术后僵硬可能是手术区域过度瘢痕形成的结果（肩袖修复后肩峰下间隙、Bankart手术后肱骨前关节囊挛缩），在手术后可见到严重的盂肱关节内粘连形成，而无关节囊增厚（图6.1～图6.3）。

关节囊挛缩或肩峰下粘连的松解可以开放方式进行。但是，关节镜技术具有极大的优势，可以松解关节内、肩峰下和三角肌下的粘连，而不必将肩胛下肌切断，也不会因开放手术产生更多的粘连。手术后可以立即开始活动范围的运动，而不必担心肌腱修复失败或伤口裂开。

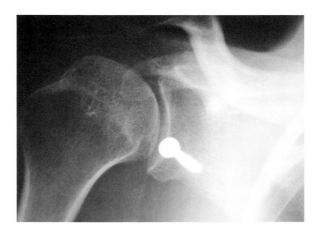

图6.2　Bristow手术后的术后僵硬

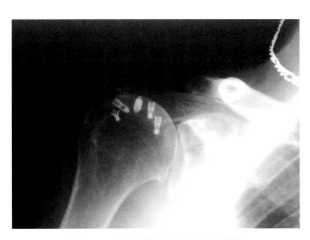

图6.1　肩袖修复后的术后僵硬

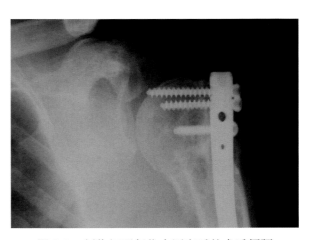

图6.3　创伤切开复位内固定后的术后僵硬

文献综述

关节镜治疗特发性粘连性关节囊炎通常是成功的，其改善程度与患者的基础状况有关。Ogilvie-Harris、Harryman 和 Warner 发表了具有里程碑意义的文章，描述了他们的结果。

Warner 报道了 23 例经关节镜松解治疗的特发性粘连性关节囊炎患者。在该研究中，Constant 得分平均提高了 48 分。屈曲平均改善 49°；外旋 45°；内旋改善 8 个棘突。Harryman 记录了糖尿病患者的满意度、功能改善和疼痛缓解，尽管运动范围的改善不如特发性粘连性关节囊炎患者所见那么明显。

临床表现

患有各种类型的粘连性关节囊炎的患者出现疼痛，肩部活动受限。夜间的疼痛会干扰睡眠。日常活动困难而痛苦。快速运动会引起特别严重的疼痛。大多数患者要么回忆起一个前因伤害，要么无法想起诱因。患者表现出受限的被动和主动运动，运动丧失的程度取决于就诊时间。放射线照相通常是正常的，但由于失用可能会出现轻度骨量减少。

诊断

通过患者病史、体格检查和影像学评估，可以除外产生疼痛和活动受限的许多其他肩部疾病。肩袖撕裂患者表现为被动运动大于主动运动、抗阻肌肉测试无力以及异常的磁共振图像或关节造影图。对于患有骨关节炎的患者，普通 X 线片可显示盂肱间隙的丢失（图 6.4）。创伤后僵硬的患者可能合并骨折，而术后僵硬的患者可能具有内固定。

要获得先前是否有外伤或肩部活动困难的完整病史。还应询问患者有关糖尿病和甲状腺功能障碍的信息。评估并记录在前屈、外展和外旋的被动运动范围。内旋表示为手背后拇指可以达到的椎体水平。内旋通常会减少，但有时会接近正常水平，因为以这种方式测量的内旋不仅包括盂肱运动，而且还包括肩胛胸廓运动。随着肩关节僵硬时间的延长，肩胛胸廓运动可能会增加，以代偿盂肱旋转的损失。因此，应该用一只手固定肩胛骨进行测量。将运动范围与对侧肩关节进行比较。可以记录前屈和外旋的肌肉力量，但由于偏倚，肌肉力量经常由

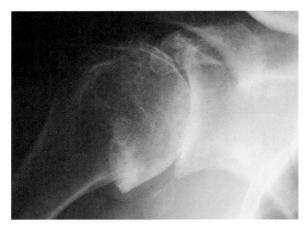

图 6.4　骨关节炎

于疼痛而降低。

手术适应证

作为一般原则，如果患者经过适当的非手术治疗 6 个月后仍持续疼痛和僵硬，我们会考虑进行手术。没有明确的活动受限程度定义手术指征，但我们将严重的僵硬定义为外旋 0° 和外展小于 30°。中等的僵硬定义为与对侧肩部相比，任一平面上活动度降低 30°。如果僵硬持续存在，但 6 个月后疼痛减轻，则可以继续进行 2 个月的非手术治疗，因为疼痛减轻有可能表明僵硬即将自发消失。如果 2 个月后运动范围没有改善，则考虑进行手术。值得注意的是，外旋似乎是非手术治疗成功或失败的重要预测指标。如果在开始非手术治疗后 4～6 个月内外旋仍保持原状或变差，建议尽早进行手术干预。

关节镜手术的局限性

关节镜治疗的相对禁忌证主要包括术后和创伤后僵硬的患者。盂肱不稳定行肩胛下肌切断或短缩手术的患者可能会发生广泛的软组织挛缩。这些患者的挛缩通常位于肩胛下肌和联合腱之间。通常，当将关节镜放置在肩峰下外侧通道中时，可以在肩胛下肌和联合腱之间发现粘连。如果无法清楚地看到该区域，则可能需要在关节镜下行盂肱关节的松解外加开放松解。关节镜可对大结节骨折或肱骨近端骨折的患者进行关节镜检查，但严重畸形愈合合并粘连的患者则需要开放松解，去除内固定物和截骨术（见图 6.3）。

处于特发性粘连性关节囊炎的炎症或粘连期的患者不应进行手术，因为手术可能会加速挛缩或效果不佳。一旦运动范围稳定并且没有改善，就可以考虑手术了。异位骨化和骨化性肌炎也是关节镜下松解的禁忌证（图 6.5 ）。

手术技术

麻醉下检查

给予患者局部区域阻滞，然后将其置于全身麻醉下。麻醉后，检查双肩的前屈，外展和内收外旋的运动范围。将肩关节置于最大外展位置，并记录内旋和外旋。

推拿

首先尝试进行轻柔的闭合操作（图 6.6 ～ 图 6.11 ）。很难量化轻柔的程度。对于骨质疏松症的 60 岁瘦小女性而言，施加的力应当很小，最好以推拿为辅，并着眼于关节镜下的关节囊松解。对于更健壮的年轻男性，可以施加更多的力量。施加力的顺序很重要。逐渐施加力，首先进行前屈。这避免了可能导致螺旋骨折的扭力，并且避免了对肩峰的压力。通常可以感觉到并听到粘连的松解或关节囊的撕裂。如果通过向前屈曲运动得到改善，则可以进一步外展推拿。内收和外展状态下的内旋和外旋最后完成，如果通过前屈和外展的操作改善了运

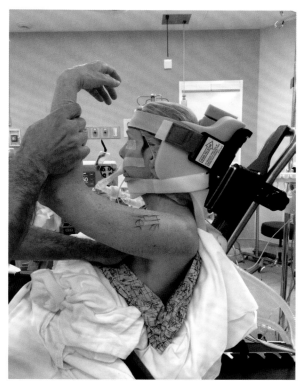

图 6.6　推拿前屈曲

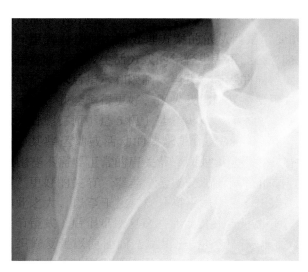

图 6.5　骨化性肌炎

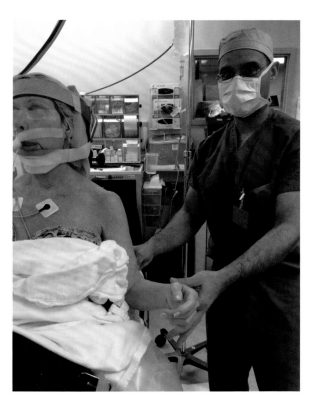

图 6.7　推拿前外旋

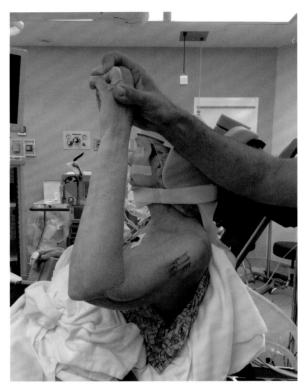

图 6.8   推拿前外展和外旋

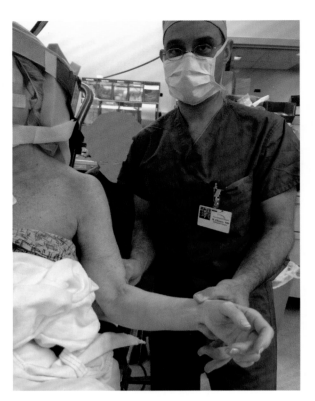

图 6.10   推拿后外旋

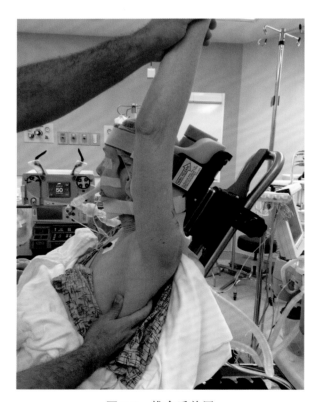

图 6.9   推拿后前屈

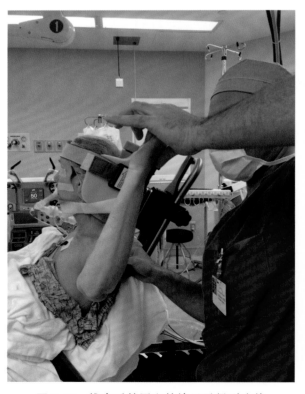

图 6.11   推拿后外展和外旋显示得到改善

动，则也可不做手术。推拿顺序很重要，因为外旋和内旋会涉及扭转应力，并可能导致肱骨螺旋骨折。如果肩关节对外展和前屈没有反应，我们不会尝试任何旋转运动，而直接进行关节镜检查。不管运动是否得到改善，我们通常仍需进行关节镜检查以确保所有粘连已被松解。

进入关节

进入僵硬的肩关节总是很困难，关节的体积会减小。强行进入可能会损伤关节盂或肱骨头的软骨。

由于致密的后方关节囊变厚，很难用腰穿针进入关节。另外，广泛的粘连限制了可以注入的液体量。我们通常会选用标准的金属套管和圆形的钝芯。这允许触诊肱骨后盂肱关节线以利于进入关节。

入口位置很关键。通过传统的软点（在关节盂关节线处）进入关节会增加软骨表面受损的风险。在这个水平上，盂肱关节间隙最窄，使得套管针难以进入。在关节囊粘连的情况下，在更高的位置存在更多的操作空间且软骨损伤可能性较低，更容易进入关节（图 6.12 ）。

切开皮肤，将套管与钝芯插入，直到触诊骨骼。肩部内旋和外旋，以确定套管针尖端是靠在肱骨头上（检测到活动）还是盂上（没有活动）。然后可以放低后手（这样会抬高套管尖端），直到触诊关节盂上缘为止。此时，可以尝试进入关节（图 6.13 ）。

一旦关节镜进入盂肱关节，就将其对准肩袖间隙。推拿成功后关节腔内通常会布满血液，视野差（图 6.14 ）。通常可以通过拔出关节镜来排空积血。一旦可以看到前方间隔，就在喙突外侧从前方插入一根腰穿针，以放置 5 mm 塑料套管和套管针。

肩袖间隙

操作的第一步是松解肩袖间隙（图 6.15 和图 6.16 ）。可以用刨刀、射频或两者同时进行。仪器

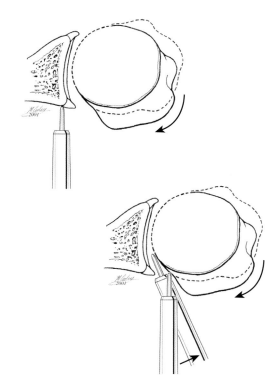

图 6.13　触诊以确定入口点

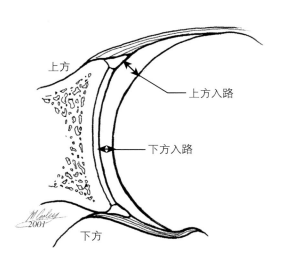

图 6.12　关节入口的位置

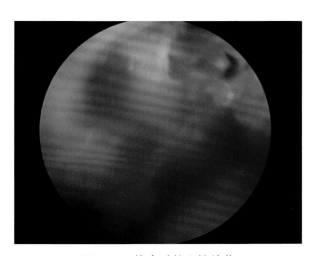

图 6.14　推拿后的血性关节

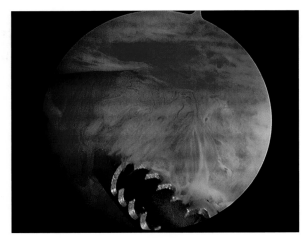

图 6.15　肩袖间隙滑膜炎

近进行射频来完成，但在靠下的位置应优先使用篮钳或刨刀。肩胛下肌前表面的粘连也可以用刨刀或射频松解。本质上，对肩胛下肌应完成骨骼化操作（图 6.17～图 6.24）。

此时，通常可观察到肱骨头向外侧平移的些许改善。关节镜可以向前和向下推进，以更好地观察盂肱下韧带和下方关节囊的后部。推进篮钳，将钳口放置在底部，并从前到后将关节囊尽可能地从盂唇上分离（图 6.25 和图 6.26）。

何时停止前下方的松解取决于腋囊挛缩的程度。致密的腋囊限制了篮钳可以安全可见地前进的程度。通常，该位置在右肩的 5 点钟位置。为了

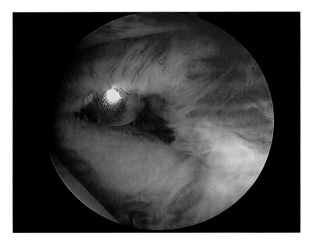

图 6.16　开始前间隙切除术

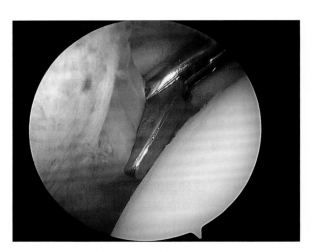

图 6.17　盂肱中韧带松解

通过套管插入关节。然后将套管从关节中移出，使器械尖端保持在肩袖间隔。从肱二头肌肌腱内侧、肩胛下肌腱上缘和肱骨头外侧切开软组织。完成后，喙肩韧带应在肩峰的前缘处可见。将套管重新插入关节，然后取出器械。

前关节囊

找到盂肱中韧带（MGHL）穿过肩胛下肌肌腱的位置。重要的是，要使肩胛下肌肌腱与 MGHL 分开，以免损伤肩胛下肌。钝性操作器械可以帮助分离两个结构。然后使用软组织篮钳、刨刀或射频器将 MGHL 分开。然后将肩胛下肌后方的关节囊（包括盂肱下韧带）分开。这可以通过在关节线附

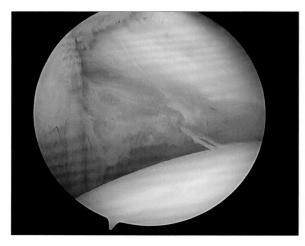

图 6.18　切除了盂肱中韧带后

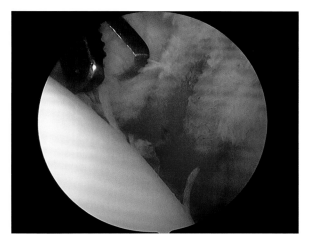

图 6.19　用篮钳松解前关节囊

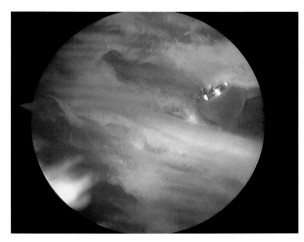

图 6.22　小心切除肩胛下肌的粘连

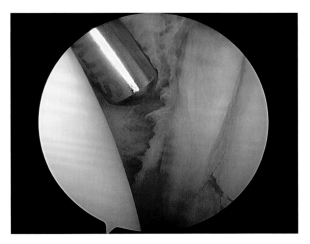

图 6.20　用刨刀松解前关节囊

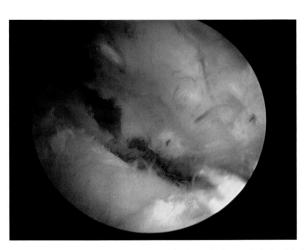

图 6.23　在左侧的肩胛下肌和喙突 / 联合肌腱之间创建的间隔

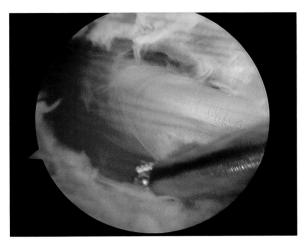

图 6.21　刨刀将肩胛下肌后方的关节囊清创

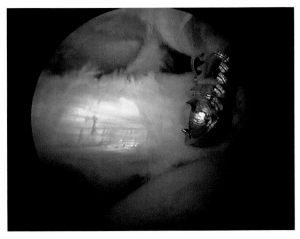

图 6.24　骨骼化的肩胛下肌

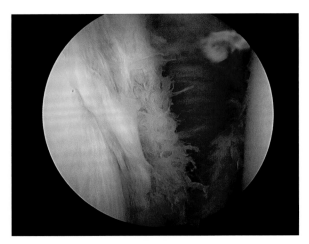

图 6.25   右肩：切除前关节囊

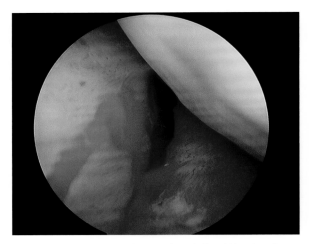

图 6.27   推拿操作后下关节囊撕裂的后视图

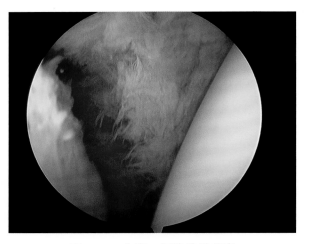

图 6.26   右肩：切除前关节囊

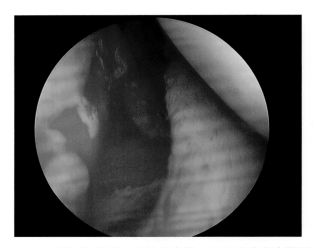

图 6.28   同一肩关节，向外侧牵拉，显示出关节囊撕裂

安全地松解腋囊，必须首先处理关节囊的后部和后下部。

从前套管中取出软组织篮钳。然后将镜头放置在前套管中。在直视下，钝金属套管及钝芯穿过后方通道放置。这样可以评估插入器械所需的轨迹。然后用刨刀代替钝芯，该刨刀用于清创后方关节囊并形成标记平面，以允许从后到前切除后下关节囊和下关节囊。一旦该平面得以建立，就可以使用篮钳沿着下方盂唇和关节盂边缘切开关节囊。必须谨慎行事，以免对腋神经造成伤害。有时，如果有任何顾虑，可留下一小层关节囊。手臂轻微外展并外旋，以保护腋神经（图 6.27 ～ 图 6.38 ）。

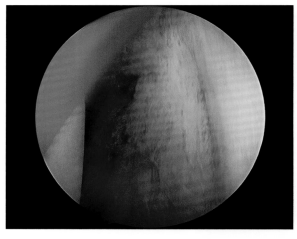

图 6.29   左肩后方视图，显示关节囊切口向下延伸

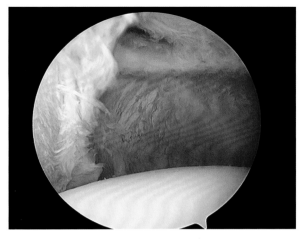

图 6.30　同一左肩的前方视图，显示了 7 点钟位置切开的关节囊

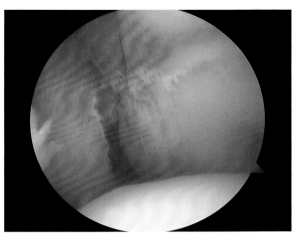

图 6.33　右肩的前方视图，刨刀完成后方关节囊切开

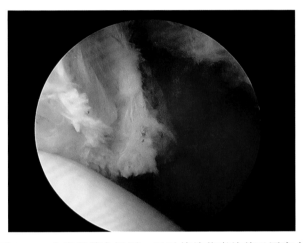

图 6.31　右肩的前方视图，显示前关节囊从前盂唇完全松解

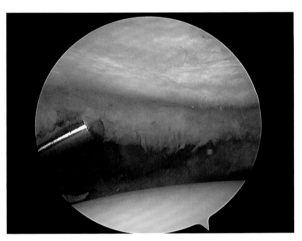

图 6.34　右肩的前方视图，显示了用刨刀和篮钳进行的后关节囊和下关节囊切除

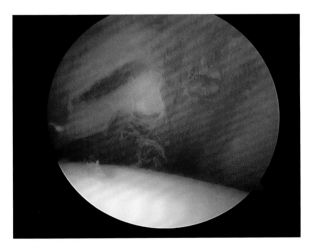

图 6.32　右肩前方视图显示后方关节囊切口

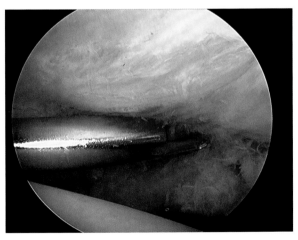

图 6.35　刨刀下方的腋神经

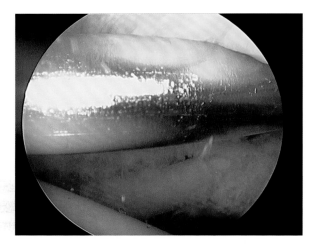

图 6.36　刨刀下方的腋神经

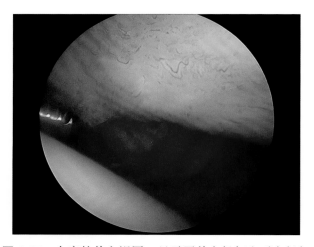

图 6.37　右肩的前方视图，显示了前方松解和后方松解完全连接

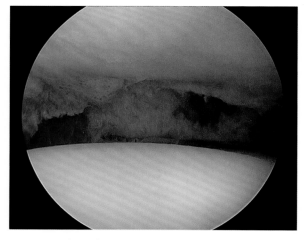

图 6.38　左肩的前方视图，显示了用于保护腋神经的一小层薄关节囊屏障

肩峰下间隙

　　然后将关节镜放入肩峰下间隙。如果不能清楚地看到肩峰下方的空间，则可以插入刨刀和射频工具，以去除滑囊和粘连（图 6.39 和图 6.40）。

　　即使关节镜检查显示有撞击的迹象，例如肩袖或喙肩韧带磨损，也不建议行肩峰成形术。根据定义，患有粘连性关节囊炎的患者不能诱发撞击。肩峰成形术后产生的肩峰骨表面为术后粘连创造了机会，应予避免。

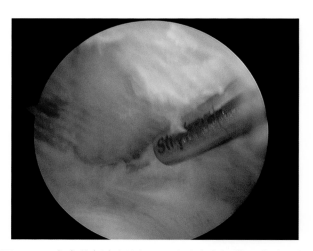

图 6.39　右肩的侧方视图，显示了喙肩韧带和肩峰下的轻度粘连

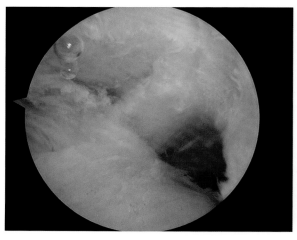

图 6.40　切除肩峰

术后护理

许多患有粘连性关节囊炎的患者患有糖尿病或处于糖尿病前期。麻醉和手术本身是一项生理挑战，可能会增加患者的血糖水平。由于这些原因，经常不使用口服和注射类固醇。取而代之的是，患者立即开始口服非甾体抗炎药（NSAIDs），只要患者能够耐受，就可以继续治疗 4～6 周。在手术之前，将为患者安排 2 周的每日物理治疗，在术前第 2～4 周内通常为每周 3 次。保险公司通常会限制物理治疗的数量，我们应事先确保患者获得了足够的物理治疗。

如果有保险，则立即开始连续被动运动（continuous passive motion，CPM），并鼓励他们每天至少 4 小时，最好以 1 小时为增量应用 CPM。

鼓励患者在区域阻滞失效后立即丢弃术后吊带。鼓励他们在日常活动中使用肩关节。

患者对术后状况经常感到沮丧，因为他们的运动不能立即恢复，并且可能还需要 3～6 个月才能看到明显的改善。我们常规在手术室拍摄照片，以显示手术前后的运动范围，然后将其给予患者，以给他们提供希望和激励，使其努力以实现更好的运动范围。他们通常会在术后早期变得灰心，甚至不信任医生。即使在手术前已经详细说明了术后缓慢运动改善的预期，通常在术后第 6 周进行访视可能会很困难。

如果患者在 3 个月后仍然运动不畅或因改善不佳而沮丧，我们为他们应用积极的肌筋膜松解技术。很少需要进行重复手术，但重复手术是术后 4～6 个月后的一项选择。

肩关节软骨病变可能出现在许多情况下。最常见的是某种程度的骨关节炎或软骨软化症。较不常见的情况是缺血性坏死、类风湿关节炎、软骨溶解和骨软骨瘤病。当前对这些情况的关节镜治疗效果有限，几乎没有指导骨科医生的科学证据，但随着科学和技术的进步，这一现实将获得改变。在这些情况下，医生遇到的病变可能需要手术解决，包括软骨损伤和缺损、盂唇撕裂、游离体、关节囊增生以及滑膜炎。这些情况可能会导致疼痛、僵硬和机械症状。解决这些问题的方法通常包括清创异常滑膜、关节囊松解和游离体取出。

诊断

临床上结合患者病史、体格检查、实验室检查和影像学检查来诊断骨关节炎、类风湿关节炎或缺血坏死（图 7.1 ~ 图 7.3）。另一种情况是，由于撞击、肩袖撕裂或盂肱关节不稳，在关节镜治疗过程中遇到软骨损伤的情况（图 7.4 和图 7.5）。

非手术治疗

非手术治疗主要是姑息性的，包括药物或注射剂以减轻炎症反应，以及物理治疗以维持或改善肩关节运动范围和力量。一些替代选择，例如使用富血小板血浆和干细胞注射已被广受欢迎。但是，应告知患者，目前这些干预措施尚无明确的经证实的获益，无法改变任何疾病的自然史，也可能无法改善疼痛。

手术适应证

手术适应证随潜在疾病过程而异。手术的主要指征是保守措施无法控制的疼痛、僵硬和机械症状。当然，对于缺血坏死、类风湿关节炎、软骨溶解和骨关节炎的晚期阶段，关节置换术是绝对的选择。但是，某些患者可能出于各种原因而希望避免使用这些选项，主要包括年轻的患者。

机械症状改善往往是最可靠的，尤其是存在游

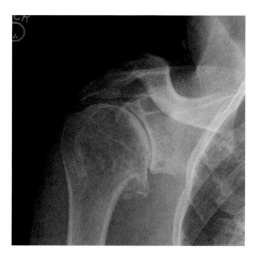

图 7.1　骨关节炎的 X 线片

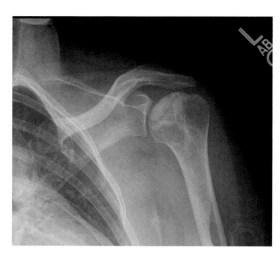

图 7.2　缺血坏死的 X 线片

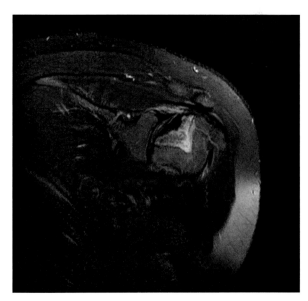

图 7.3　早期至中期缺血坏死的磁共振成像

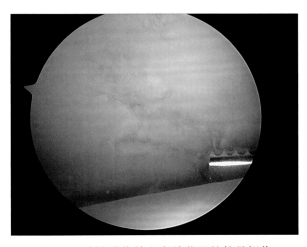

图 7.4　碎片移位前左肩关节盂的软骨损伤

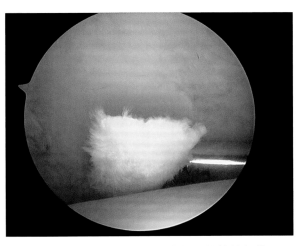

图 7.5　碎片移位后左肩关节盂的软骨损伤

离体或游离软骨瓣时。松解关节囊可以改善关节僵硬，但与粘连性关节囊炎不同，它很少能恢复至完全正常。作为外科手术处理的主要目标，疼痛的缓解往往不可预料，但类风湿关节炎患者的滑膜切除术除外。

手术禁忌证

关节镜治疗肩关节病的禁忌证也随着潜在的疾病过程而各异。滑膜切除术对软骨缺损的患者无益。髓芯减压不可逆转骨塌陷。清创盂唇撕裂将无助于严重的晚期骨关节炎患者。麻醉下推拿对骨关节炎患者没有帮助。

骨关节炎

骨关节炎可能是在门诊发现的盂肱关节不匹配的最常见临床原因。骨关节炎的疼痛根源是多方面的，包括来源于关节表面不平整以及移位的盂唇、软骨碎片、游离体和关节挛缩等（图 7.6～图 7.9）。

据报道，由于安慰剂作用或盂肱关节液化学成分的改变，关节镜清创可暂时缓解疼痛。但是，患者相对较快地返回其基线状态，因此不建议行关节镜手术。如果医生希望通过关节镜治疗患有盂肱关节病的患者，则手术必须是全面性的，包括去除游离体和盂唇碎片、松解软组织挛缩以及恢复关节表面平滑。恢复关节表面的平滑可包括对关节盂和肱骨头骨赘进行清创术。除非医生能够处理所有这些

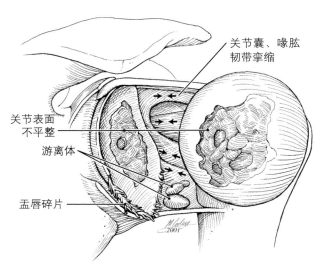

图 7.6　骨关节炎的疼痛源

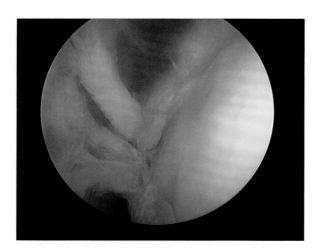

图 7.7 右肩肱骨头的软骨分层

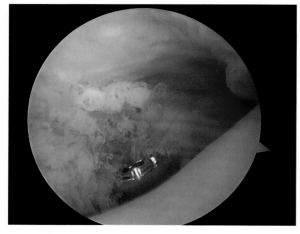

图 7.8 骨关节病中的滑膜炎，右肩肩袖间隙挛缩

因素，否则不宜采用关节镜治疗。医生还必须仔细解释该手术不能保证成功，但与关节置换术相比，其对组织的损伤较小。

麻醉后，检查肩关节的运动范围，但闭合推拿无用。建立标准的前后入路。由于关节挛缩，有时可能很难做到这一点。为了便于进入，首先插入后套管和钝芯是有帮助的，将进入点放置在比正常位置更上方的位置，正好位于后肩峰以下，并且距离肩峰后外侧约 1 cm。这种更高地进入盂肱关节的方法在操作上更为容易（图 7.10）。进行完整的盂肱关节检查，特别是观察软骨缺损、盂唇撕裂、游离体、滑膜炎、肩袖磨损或撕裂、肱二头肌病变和关节囊挛缩的程度。

前入路也可能难以建立，因为前关节囊也难以穿透。有时有必要仅使用金属钝芯（不使用套管）建立盂肱关节的入口，然后放置标准刨刀或射频清创肩袖间隙，以进入关节（图 7.11 和图 7.12）。

然后开始关节囊松解，从前方开始，逐渐向下、向后进行松解。下方松解也在后方完成。特别要注意肩胛下肌，因为恢复肩胛下肌活动性似乎至关重要。盂肱中韧带（MGHL）附着于肩胛下肌后（关节侧）表面。应当确定这两个结构之间的平面，并切断 MHGL。对肩胛下肌完成"骨骼化"，向后、向前、向上内侧松解粘连直到喙突下隐窝。可以用钝性器械、刨刀或射频来完成。肩胛下肌松解的过程通常在建立前上入路以后（可以更好地观察喙突下隐窝）之后完成（图 7.13 ～ 图 7.17）。

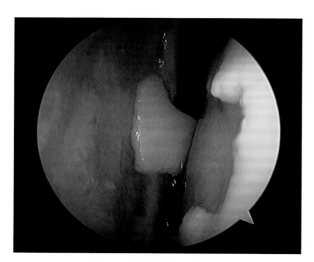

图 7.9 右肩游离体，源自于肱骨头软骨

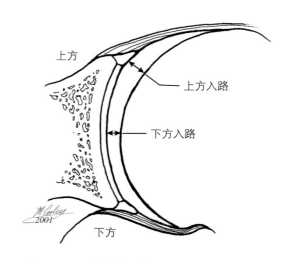

图 7.10 盂肱关节上方的钝芯有更多的空间

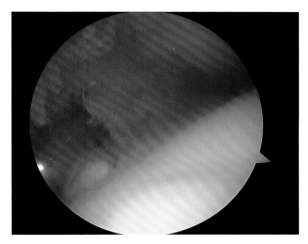

图 7.11　应用刨刀进行肩袖间隙清创

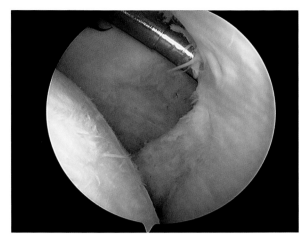

图 7.14　切除增厚的盂肱中韧带（切除后）

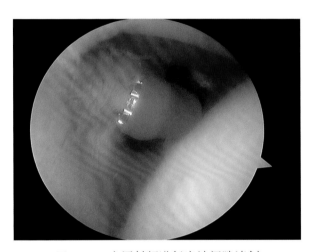

图 7.12　应用射频进行肩袖间隙清创

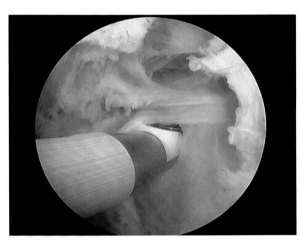

图 7.15　喙突下间隙松解粘连的前上入路视图

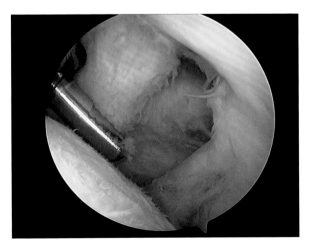

图 7.13　切除变厚的盂肱中韧带（切除前）

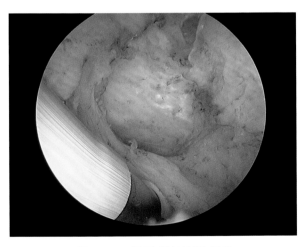

图 7.16　显露喙突的下表面

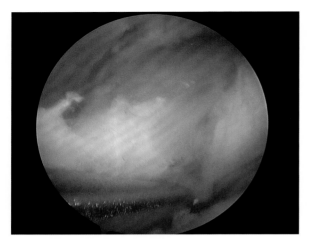

图 7.17　前入路视图显露肩胛下肌

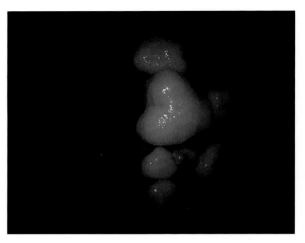

图 7.19　从图 7.18 所示操作中取出的游离体

　　医生应仔细检查喙突下间隙和肱二头肌腱鞘，在这些地方可能隐藏游离体（图 7.18 和图 7.19），应仔细检查（图 7.20 和图 7.21）。

　　前关节囊和后关节囊的松解与粘连性关节囊炎的松解相似，但下关节囊的松解不同。对于粘连性关节囊炎，在前关节囊和后关节囊松解后，通常可以通过肩关节推拿来松解下关节囊。关节炎患者的下关节囊非常厚，这种方法通常不成功。下关节囊必须锐性松解。这要求医生从前入路松解前下关节囊，从后入路松解后下关节囊（图 7.22 ～ 图 7.24）。

　　接下来，可以将注意力转向关节盂和肱骨头的骨和软骨表面。任何易于触及的突出都需要被清理。典型的肱骨头下骨赘通常难以触及，因此通常不予理会。其他病灶包括盂唇撕裂的任何软组织瓣

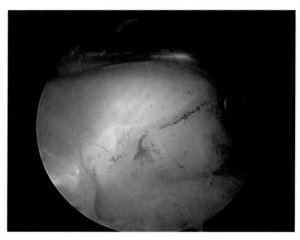

图 7.20　右肩的肱二头肌腱鞘由于游离体而被撑开

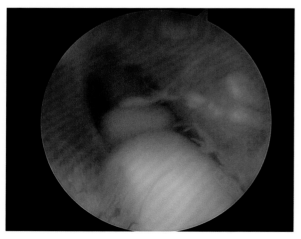

图 7.18　从前入路观察到的右肩喙突下隐窝的游离体

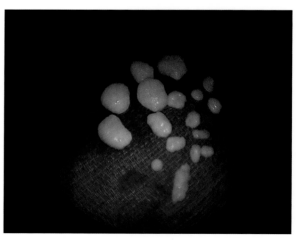

图 7.21　从图 7.20 所示肩关节肱二头肌腱鞘中取出的游离体

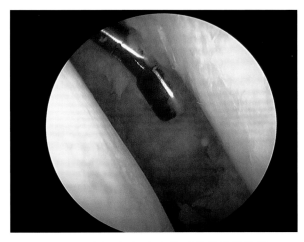

图 7.22　用于松解左肩前下关节囊的篮钳

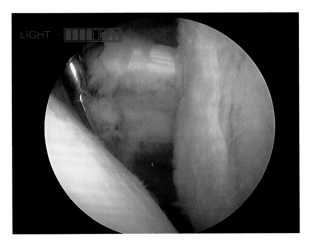

图 7.23　在左肩上切除前关节囊以显示肩胛下肌的后方

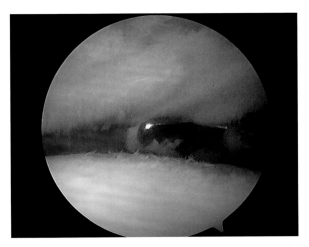

图 7.24　前上入路视图见应用篮钳从后入路松解左肩的后下关节囊

或软骨表面破裂和分层。须行清创术而不是需要让患者术后制动的修复术。

手术后，患者可以通过常规的物理治疗或自行开始主动和被动活动度锻炼。在经过精心挑选的一组患者中，结果令人欣喜。大约 50% 的人对手术表示满意，并获得了疼痛的明显减轻以及运动和功能的增加。

类风湿关节炎

与其他关节一样，类风湿肩关节滑膜切除术在疾病过程的早期进行最有利，这要在软骨和骨骼被破坏并且肩袖被侵蚀之前进行（图 7.25）。根据 Steinbrocker 影像学和功能分类对患者进行分期（表 7.1）。处于影像学 Ⅰ 期和 Ⅱ 期以及功能 Ⅰ 级和 Ⅱ 级的患者最有可能受益于关节镜滑膜切除术和清创术。

盂肱关节通过标准的后入路进入。然后建立标准的前下入路。由于类风湿滑膜切除术经常发生出血，因此在切除前，使用射频对所有增生性滑膜炎区域进行点状预止血。液体泵对于控制出血也必不可少。用抓钳去除大块的松散的软骨或软组织，并

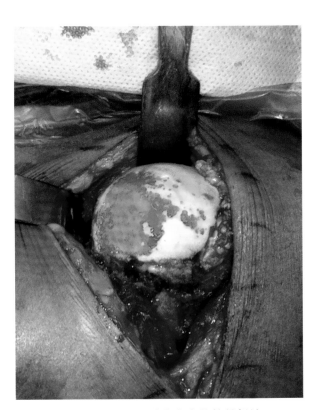

图 7.25　类风湿关节炎中的软骨侵蚀

表 7.1	类风湿关节炎的 Steinbrocker 影像学和功能分类
影像学分类	
Ⅰ期	无破坏性改变；仅骨质疏松和软组织改变
Ⅱ期	轻度至中度侵蚀改变或关节间隙缩小
Ⅲ期	关节间隙明显变窄（<1 mm）；广泛侵蚀和半脱位
Ⅳ期	纤维性或骨性强直
功能分类	
Ⅰ级	功能正常
Ⅱ级	尽管疼痛和运动受限，但功能仍可
Ⅲ级	功能明显受限
Ⅳ级	完全失能
治疗	
Ⅰ类	完全缓解
Ⅱ类	明显改善
Ⅲ类	相对改善
Ⅳ类	没有改善或疾病进展

用刨刀清创盂唇瓣的撕裂。微创切除器可进行彻底的滑膜切除术，而对关节囊的损害最小。滑膜切除术在前方完成后，将关节镜放置在前部，刨刀放置在后部，以完成后下方和后部区域的软组织切除。仔细检查肩胛下肌隐窝处是否有炎症滑膜遗留或游离体后，将关节镜放置在肩峰下间隙内。滑囊增生往往明显。经过临床检查，肥大滑囊可通过射频和刨刀去除，并进行关节镜下肩峰减压和肩锁关节切除术（图 7.26 ～ 图 7.37）。

术后康复与已描述的骨关节炎治疗相同。

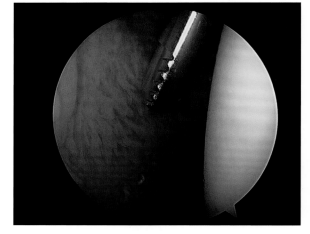

图 7.27　前下关节囊滑膜炎

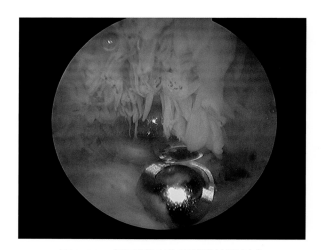

图 7.28　刨刀用于炎症滑膜的清创术

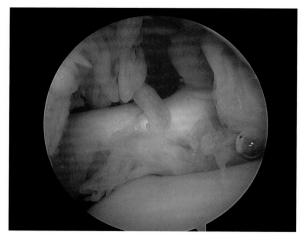

图 7.26　类风湿关节炎患者右肩前间隙的滑膜炎

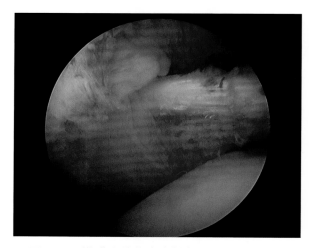

图 7.29　滑膜和关节囊清创术后显露肩胛下肌

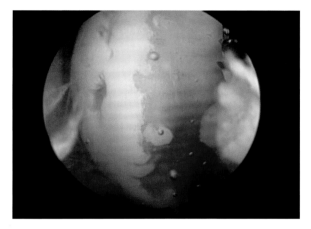

图 7.30　从后入路观察，类风湿关节炎患者右肩后肱骨头的软骨和边缘骨侵蚀

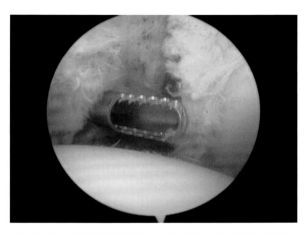

图 7.33　滑膜清创术后（与图 7.32 相同的肩关节）

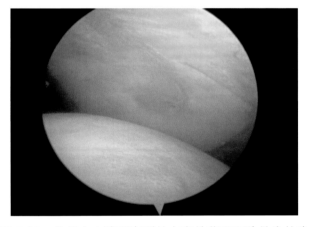

图 7.31　从前上入路观察到的右肩关节盂和肱骨头的弥漫性软骨变薄

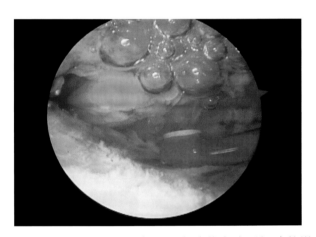

图 7.34　从外侧入路观察，右肩关节肩峰下间隙的滑囊炎

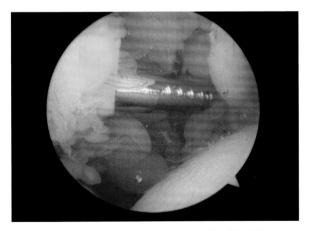

图 7.32　右肩后关节囊的肥厚性滑膜炎

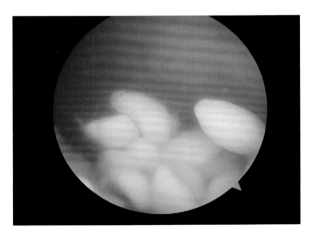

图 7.35　肩峰下间隙中的游离体

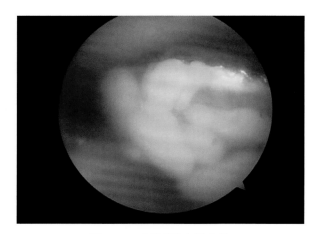

图 7.36　用抓钳取游离体

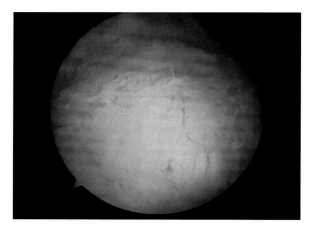

图 7.37　肩峰下间隙减压后炎症的肩袖，仍完整

缺血性坏死

　　缺血性坏死的最早阶段可能适用于伴或不伴髓芯减压的关节镜清创术。在软骨下和关节表面塌陷之前（1 期和 2 期早期疾病），髓芯减压可能产生与髋关节减压相似的结果（图 7.38）。成功的潜力可能比髋关节更大，因为盂肱关节不承重。

　　关节镜下治疗缺血性坏死仅限于那些患有 1 期或 2 期早期疾病的患者，已发生软骨塌陷而出现机械症状的患者效果差（图 7.39 ~ 图 7.44）。

　　术后允许患者主动和被动活动，但 3 个月内不得运动或提重物。根据需要对患者进行放射线照相或磁共振成像随访。

软骨溶解

　　软骨溶解是一种罕见的情况，通常发生在术

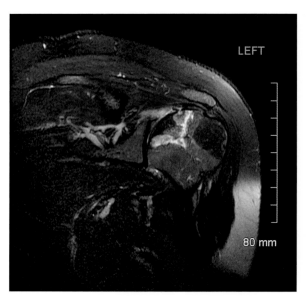

图 7.38　缺血性坏死的磁共振成像

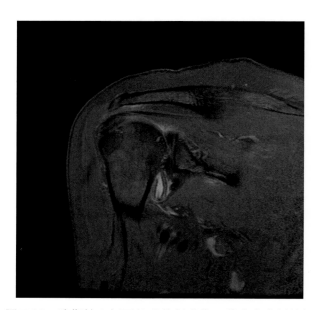

图 7.39　晚期缺血坏死的磁共振成像，其中有分层的松散软骨碎屑

后，与术后使用止痛泵或热关节囊皱缩有关。确切的病生理尚不清楚。但是，随着止痛泵的使用和热关节囊皱缩的使用减少，这种情况已不那么普遍了。然而，偶尔仍有患者出现这种情况，治疗类似于相对年轻的早期骨关节炎患者。他们通常曾经行关节镜固定手术。学界已经尝试使用生物制剂治疗，但是效果不是很好。关节镜清创术和关节囊松解是我们处理这些患者的方法，以试图延缓关节置换术（图 7.45 ~ 图 7.49）。

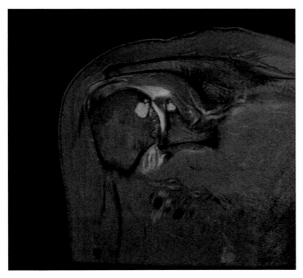

图 7.40　晚期缺血性坏死的磁共振成像，其中有分层的松散软骨碎屑

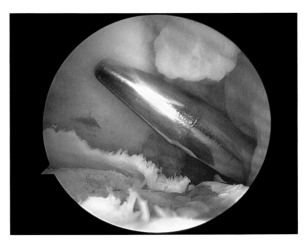

图 7.43　从左肩前入路观察到的缺血性坏死的软骨分层

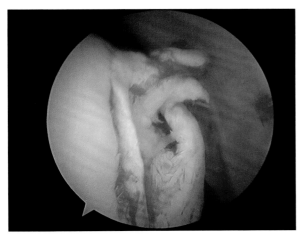

图 7.41　从左肩后入路观察到的缺血性坏死的软骨分层

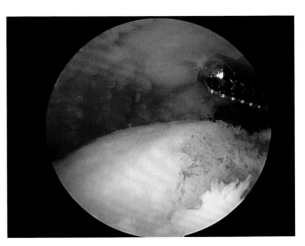

图 7.44　清创后的软骨分层

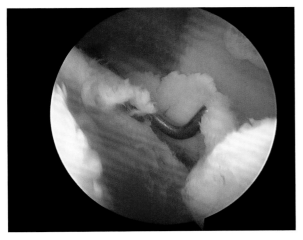

图 7.42　从左肩后入路观察到的缺血性坏死的软骨分层

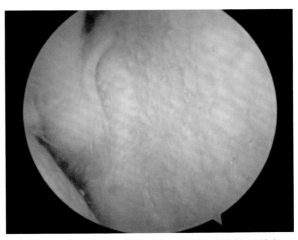

图 7.45　从后入路观察到的左肩关节盂软骨溶解

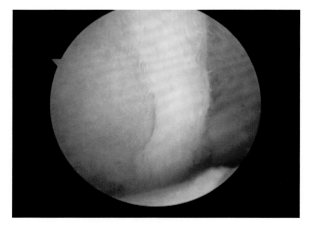

图 7.46　从前入路观察到的左肩关节盂软骨溶解

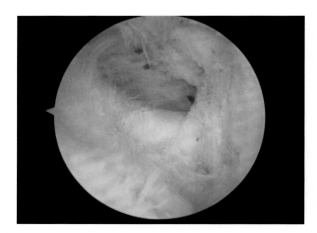

图 7.48　间隙部分清创术

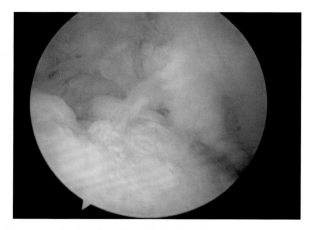

图 7.47　从后入路观察，肱骨头的软骨溶解和前关节囊挛缩

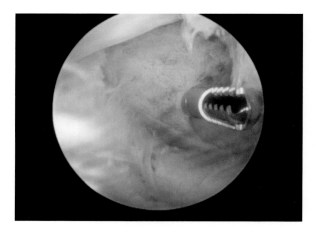

图 7.49　完成前间隙清创术并显露肩胛下肌

随着磁共振成像（MRI）的使用增加，我们现在诊断出更多肩关节周围囊肿患者。目前尚不清楚这代表了囊肿发生率的真正增加，还是仅反映了MRI的敏感性（图8.1～图8.3）。

文献综述

外科医生同意，盂唇撕裂会导致囊肿形成。产生的原因类似于腕部腱鞘囊肿。推测盂唇撕裂使关节液漏出并形成关节外积聚。盂肱关节和囊肿之间的交通已被证实，但没有证据表明其背后的原因。Iannotti描述了他的囊肿治疗方法，包括关节镜下囊肿减压和盂唇修复，以治疗肩胛上神经病变患者。

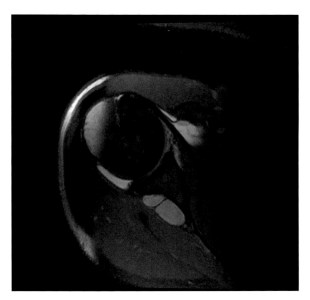

图8.2　盂唇旁囊肿的轴位磁共振成像

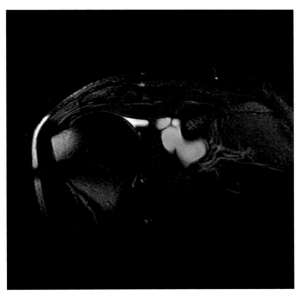

图8.1　盂唇旁囊肿的冠状位磁共振成像

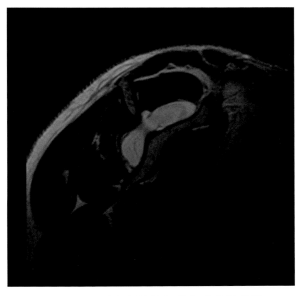

图8.3　盂唇旁囊肿的矢状位磁共振成像

诊断

关节周围囊肿患者出现肩部疼痛、无力或两者兼有。这些非特异性症状不会直接使检查者得出关节周围囊肿的诊断。当发现的结果与肩袖撞击或盂肱关节不稳患者的典型表现不一致时，例如，年龄小于 40 岁但出现肩袖症状而没有任何重大创伤或任何重复性肩关节病史的患者，医生应怀疑本症。关节周围囊肿的症状可能类似于肩袖病变、盂唇病变、肩胛上神经受压或某种组合。盂唇撕脱，由于碰撞后上方肩胛盂而可能导致类似于肩袖疾病的症状，患者在投掷或进行其他需要将手臂置于外展和外旋中的活动时，可能会抱怨肩关节后上方痛。

盂唇机械性症状包括卡感、交锁或弹响等感觉。肩胛上神经受压可引起疼痛或在肩胛或斜方肌区域烧灼样不适（图 8.4）。

神经压迫也会导致无力。可能难以检测，因为，随着时间的推移，可能出现小圆肌代偿性肥大（图 8.5）。

但是，在许多情况下，冈下肌本身或冈上肌和冈下肌都可以适度萎缩，并且检查时可出现中度无力（图 8.6）。当测试患者过顶抗阻时，肌力受损的肩袖不能充分稳定肱骨头，并会出现轻微的向上方半脱位。这导致患者说出非常类似于肩峰下撞击一样的主诉。

没有特定的症状可以诊断出囊肿，但是其中一些不适，再加上体格检查的发现，通常会促使医生决定进行 MRI 检查。关节周围或盂唇旁囊肿最常见的部位是肩关节上后部。可能有相关的肩袖

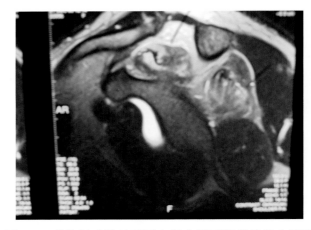

图 8.5　磁共振成像显示冈上肌和冈下肌萎缩伴小圆肌肥大

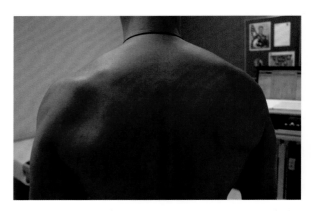

图 8.6　肩胛上神经受压时，冈上肌和冈下肌萎缩

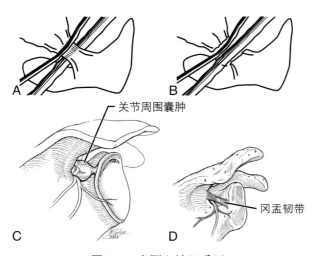

图 8.4　肩胛上神经受压

发现，例如部分厚度的肩袖撕裂，但更常见的是后上盂唇撕裂。大小可以各异，但直径通常为 1 ~ 2 cm。与盂唇撕裂的交通可能会不太明显。医生还应该意识到，囊肿可能根本没有任何症状，可能只是偶然发现。

非手术治疗

合并有囊肿形成的盂唇撕裂的保守治疗包括选择性休息、活动调节、非甾体抗炎药或抽吸和注射。如果存在力弱，可以通过肌力抗阻训练进行治疗。但是，只要盂唇撕裂和囊肿持续存在，症状通常就会持续。已显示伴或不伴类固醇注射的抽吸都能获得中短期缓解，但需要在影像引导下完成（图 8.7 ~ 图 8.10）。

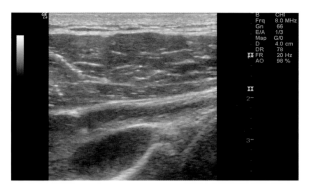

图 8.7　右肩盂唇旁囊肿的超声检查图

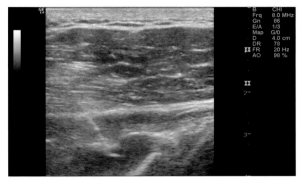

图 8.8　超声引导下的盂唇旁囊肿抽吸术

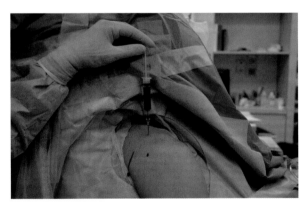

图 8.9　在进行外科手术之前抽吸大的盂唇旁囊肿

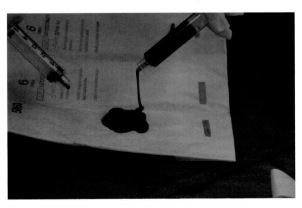

图 8.10　盂唇旁囊肿内容物的黏度

手术适应证

如上所述，关节周围囊肿患者将表现出疼痛或无力或两者兼有。如果保守治疗不能缓解这些症状，则需要手术治疗。肌电图（EMG）可以评估肩胛上神经的状态。肩胛上切迹的病变会影响冈上肌和冈下肌。冈盂切迹的囊肿仅累及冈下肌。严重压迫神经是手术预防不可逆神经损伤的有力适应证。但是，肌电图结果正常并不是手术的禁忌证。

对于没有肩胛上神经受压的盂唇旁囊肿，关节盂唇修复和囊肿减压是治疗的选择。盂唇撕裂使关节液向关节外渗出，形成囊肿。进行盂唇修复后，可以重新建立关节密闭性，从而减少复发的可能性。盂唇修复还解决了由盂唇撕裂和随后的盂肱关节生物力学改变引起的疼痛问题。有证据表明，不进行囊肿减压的盂唇修复同样是成功的，但是对明确的囊肿进行减压是我们选择的干预措施。许多报告记录了盂唇修复后 MRI 上的囊肿消失。减压的主要风险是损伤肩胛上神经，但谨慎操作和具备全面的解剖学知识可尽量减少这种可能性。

如果体格检查和肌电图检查表明囊肿导致神经受压，则需要在手术中增加关节镜下肩胛上切迹或冈盂切迹减压。通常，解决囊肿和盂唇撕裂就足够了。当然，肩胛上神经受压可能与囊肿无关，也可以通过肩胛上神经减压来解决，比如在巨大肩袖撕裂手术中。

手术技术

肩胛上切迹肩胛上神经减压术（Lafosse 技术）

肩胛上神经的解剖知识很重要。它起于臂丛神经的上干，并深入到斜方肌。它通常穿过肩胛上韧带以及肩胛上动脉（但不总是）到达浅表的韧带。神经在切迹近端分支。内侧支供应冈上肌，外侧支围绕肩胛骨的外侧边缘下降，并向深方穿过位于冈盂切迹处的冈盂韧带。

将患者置于坐位，并按常规准备消毒铺单。通常使用 5 个入路（图 8.11 和图 8.12）。第一个是标准的后入路，用于查看肩峰下间隙。第二个是位于肩峰中线前面的外侧入路；第三个位于肩峰前外侧边界的前面。第四个位于标准 Neviaser 入路内侧约 2 cm 处。第四个入路是在手术即将结束时通过由外向内技术建立的。第五入路位于第四入路的内

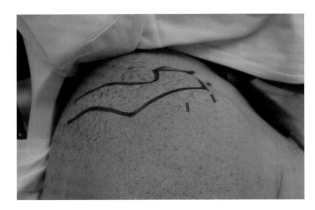

图 8.11　外侧入路位置

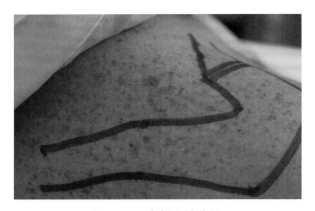

图 8.12　内侧入路位置

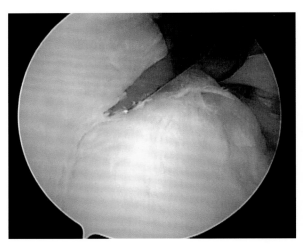

图 8.13　在上盂唇下方剥离

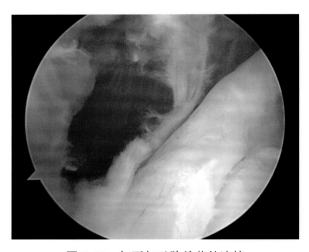

图 8.14　打开与盂肱关节的连接

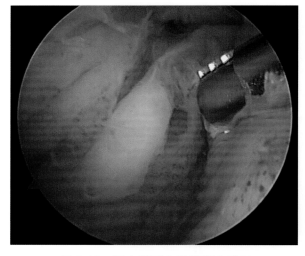

图 8.15　冈上肌下方的肩胛上神经

侧。钝芯穿过入路五插入以牵拉神经，而韧带则被穿过入路四的 Kerrison 咬骨钳分开。

将关节镜从后入路插入，然后将刨刀横向放置。切除滑囊，可以很好地观察到喙肩韧带和冈上肌的前边界。追踪喙肩韧带，直到发现喙突。然后将关节镜移至外侧入路，将器械放置在后入路或前外侧入路中。上喙突的基底被定义为喙锁韧带的起点。梯形韧带位于外侧，圆锥韧带位于内侧。淡黄色的神经周围脂肪位于圆锥韧带的内侧。只要将射频保持在冈上肌上方（以及肩胛横韧带和肩胛上神经的上方），就可以安全地进行电灼。可以看到肩胛上韧带的外侧止点正好位于圆锥韧带的内侧。经常可以看到肩胛上动脉在韧带上方搏动。

然后应用触诊法使用腰穿针从外而内建立第四个（中间）入路。轻轻切开皮肤（避免损伤皮神经支），并插入钝芯。用钝芯从切迹拨开软组织和脂肪，以显露韧带和神经。钝芯放置在神经外侧，用于将神经向内侧牵开。然后在韧带外侧直接在皮肤上做一个小切口。插入一个 1 mm 的 Kerrison 咬骨钳，用于松解韧带（图 8.13 ~ 图 8.21）。

如果需要治疗囊肿或盂唇撕裂，可以在肩胛上神经减压之前或之后通过盂肱关节检查时完成。首先要解决的病理因素及其优先级取决于医生确定对

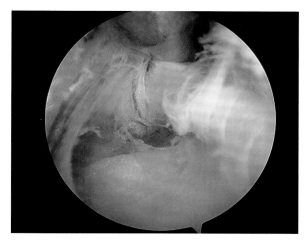

图 8.16　右肩的冈上切迹韧带，动脉被牵开，神经在下方

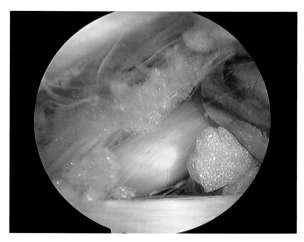

图 8.19　切开韧带后的肩胛上神经和动脉

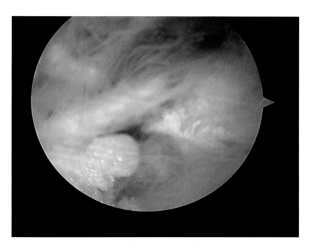

图 8.17　切开其下方的韧带后可见动脉

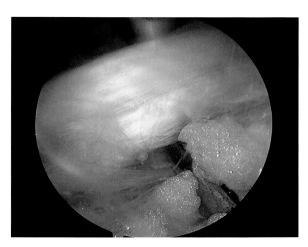

图 8.20　肩胛上神经在切迹处分支

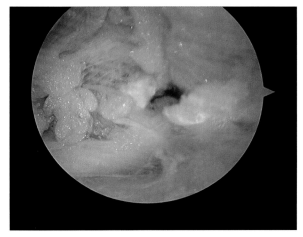

图 8.18　冈上韧带切开，神经在下面的黄色脂肪中。动脉在上方

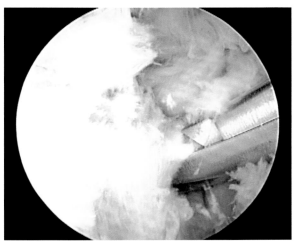

图 8.21　Kerrison 咬骨钳松解韧带

该患者最重要的致病因素。如果认为囊肿和盂唇撕裂更重要，首先要进行盂唇修复和囊肿减压。如果认为肩胛上神经病变更为重要，则应首先解决。由于软组织肿胀，第二个要解决的病理情况更难以操作。

上关节囊和后上盂唇之间通常存在软组织连接，可能提示滑液从关节泄漏至囊肿的途径。一些医生烧灼该区域以消除连接。其他人则清除该区域以打通通道并"解压"囊肿。除非有足够的科学证据指导治疗，否则医生的偏爱才是决定因素。由于肩胛上神经的位置较近，位于关节盂缘的内侧 1~2 cm 处，因此应用射频时应小心。

替代技术

治疗关节外囊肿的另一种选择是开放性囊肿切除术。与关节镜治疗相比，其有更高的并发症发生率。

术后护理

术后护理与第 4 章中所述的盂唇修复相同。

肩盂韧带上肩胛上神经减压

使用两个（有时三个）后方切口：一个位于肩峰后外侧缘内侧 4 cm，另一个位于肩峰内侧 4 cm。通过第二个切口，应用软组织剥离器，使冈下肌从肩胛骨上剥离。关节镜通过外侧切口插入。使用刨刀通过后入路切除高于盂肱关节和肱二头肌-盂唇交界处的盂肱关节囊。除去足够的关节囊以使冈上肌的纤维可见。然后切除囊肿，并在关节盂缘内侧 2.5~3 cm 处找到肩胛上神经。应在肩胛冈水平冈盂韧带下方寻找。通常在更外侧置第三个切口，并通过该切口插入剪刀来切断韧带（图 8.22 和图 8.23）。

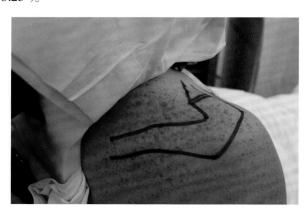

图 8.22　后入路位置以进入冈盂切迹

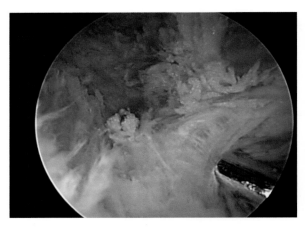

图 8.23　冈盂韧带

参考文献

Antoniou J, Tae SK, Williams GR, et al. Suprascapular neuropathy: variability in the diagnosis, treatment, and outcome. *Clin Orthop Relat Res.* 2001;386:131–138.

Barwood SA, Burkhart SS, Lo IK. Arthroscopic suprascapular nerve release at the suprascapular notch in a cadaveric model: an anatomic approach. *Arthroscopy.* 2007;23:221–225.

Bhatia DN, de Beer JF, van Rooyen KS, du Toit DF. Arthroscopic suprascapular nerve decompression at the suprascapular notch. *Arthroscopy.* 2006;22:1009–1013.

Chochole MH, Senker W, Meznik C, Breitenseher MJ. Glenoid-labral cyst entrapping the suprascapular nerve: dissolution after arthroscopic debridement of an extended SLAP lesion. *Arthroscopy.* 1997;13:753–755.

Iannotti JP, Ramsey ML. Arthroscopic decompression of a ganglion cyst causing suprascapular nerve compression. *Arthroscopy.* 1996;12:739–745.

Lafosse L, Tomasi A, Corbett S, et al. Arthroscopic release of suprascapular nerve entrapment at the suprascapular notch: technique and preliminary results. *Arthroscopy.* 2007;23:34–42.

Levy P, Roger B, Tardieu M, et al. [Cystic compression of the suprascapular nerve: value of imaging. Apropos of 6 cases and review of the literature]. *J Radiol.* 1997;78:123–130.

Lichtenberg S, Magosch P, Habermeyer P. Compression of the suprascapular nerve by a ganglion cyst of the spinoglenoid notch: the arthroscopic solution. *Knee Surg Sports Traumatol Arthrosc.* 2004;12:72–79.

Millett PJ, Barton RS, Pacheco IH, Gobezie R. Suprascapular nerve entrapment: technique for arthroscopic release. *Tech Shoulder Elbow Surg.* 2006;7:89–94.

Plancher KD, Luke TA, Peterson RK, Yacoubian SV. Posterior shoulder pain: a dynamic study of the spinoglenoid ligament and treatment with arthroscopic release of the scapular tunnel. *Arthroscopy.* 2007;23:991–998.

Westerheide KJ, Dopirak RM, Karzel RP, Snyder SJ. Suprascapular nerve palsy secondary to spinoglenoid cysts: results of arthroscopic treatment. *Arthroscopy.* 2006;22:721–727.

Youm T, Matthews PV, El Attrache NS. Treatment of patients with spinoglenoid cysts associated with superior labral tears without cyst aspiration, debridement, or excision. *Arthroscopy.* 2006;22:548–552.

败血症或感染

盂肱关节化脓性关节炎是肩关节镜检查的不寻常适应证。关节镜极大地促进了这种困难情况的处理。治疗目标包括获取液体培养物和组织活检标本，以鉴定感染微生物，确定组织受累程度；以及联合冲洗和清创术，以最大程度地减少并发症并尽早恢复功能。多次穿刺针抽吸不能清除所有坏死组织碎片和感染的血块或到达所有位置。关节切开术可进行彻底的冲洗和清创术，但与关节镜下治疗相比，软组织损伤增加。

文献综述

大多数关于败血症在各个关节上的系列报道提示，肩部受累的发生率为 3% ～ 12%。分离出的最常见的微生物是金黄色葡萄球菌（61%）和表皮葡萄球菌（17%），但经常发生多微生物感染（67%）。Gelberman 在他的系列文章中指出，所有患者都有明显的基础病状况，例如酒精中毒、肝病、恶性肿瘤、海洛因成瘾或肾衰竭。获得性免疫缺陷综合征，且接受过肩关节置换的患者也可能出现肩关节化脓性关节炎。耐甲氧西林的金黄色葡萄球菌和痤疮丙酸杆菌的上升令人关注。后者很难通过实验室检查来检测。

诊断

所有有关肩关节化脓性关节炎的研究都指出，由于临床表现可能不明显，因此诊断可能会延迟。患者通常无发热，可能主诉肩部不适。白细胞计数可能是正常的，特别是如果患者免疫功能低下时。实验室检查，例如红细胞沉降速率和 C 反应蛋白，可能会升高，但仍不是特异性的。类似文献证实，盂肱关节感染非常难以诊断，所有检查可能均为阴性。未曾手术的关节感染很少见。随着肩部手术，尤其是关节置换术的增加，感染更加常见。对于未进行关节置换术的患者，如前所述，诊断检查可包括实验室检查，并根据需要进行 X 线检查或磁共振成像，及影像学引导下穿刺进行细胞计数、革兰氏染色和培养（图 9.1 ～ 图 9.3）。如果进行了关节置换术，则在实验室检查和计算机断层扫描的指导下进行抽吸，以进行细胞计数，革兰氏染色和培养会有所帮助。应至少培养 4 周，以确保不遗漏痤疮丙酸杆菌。

如果在诊断评估后仍不清楚盂肱感染的诊断，我们通常需要进行诊断性关节镜检查。当然，抗生素在手术前停止应用，术中不给予抗生素，直到获得所有标本为止。

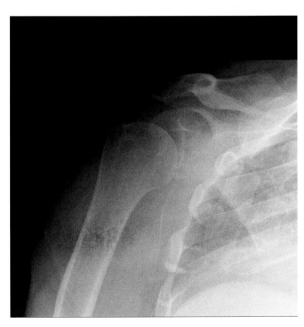

图 9.1　患有化脓性肩关节炎的患者右肩的 X 线片。在这个 30 岁的男性中，肱骨头的侵蚀很明显

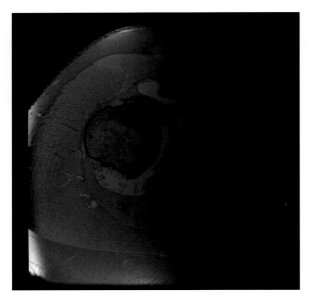

图 9.2　图 9.1 同一位患者 2 年后的轴位磁共振成像

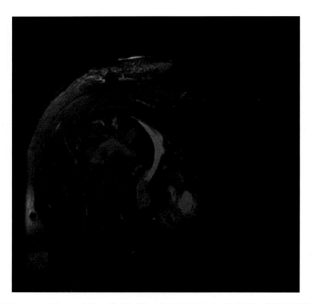

图 9.3　图 9.1 同一位患者 2 年后的冠状磁共振成像图像

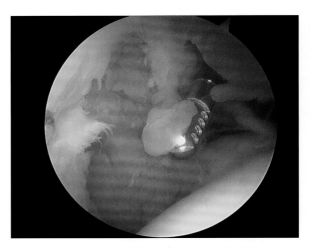

图 9.4　从后入路观察到的右肩严重滑膜炎

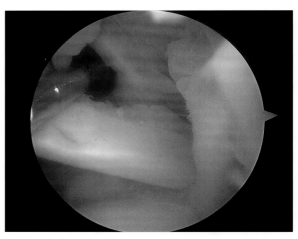

图 9.5　滑膜炎沿肱二头肌腱鞘向下延伸。该患者出现肱二头肌腱鞘脓肿

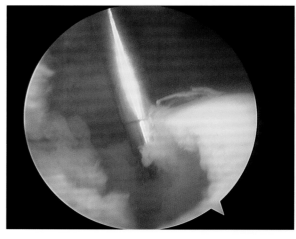

图 9.6　肱骨头后部侵蚀的前入路视图。可见软骨出现黄色的纤维状破坏

手术技术

　　用金属套管建立常规的后入路。首先不注入液体撑开关节。从套管针抽吸积液。将关节镜从后入路插入，建立前下入路。使用抓钳获得软组织标本，然后将其送至试验室进行冰冻切片（如果需要）、革兰氏染色以及培养和药敏测试。刨刀和射频用于对整个盂肱关节的所有相关区域进行滑膜切除术和清创术。根据感染的严重程度，软骨、骨或肩袖的组织可能受到严重损害（图 9.4 ~ 图 9.12）。

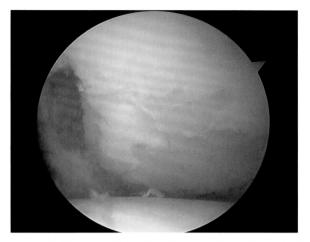

图 9.7　关节盂后部深方侵蚀伴中央关节盂软骨破坏的前入路视图

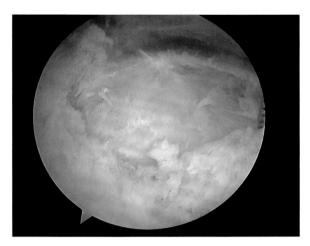

图 9.10　清创后的关节囊

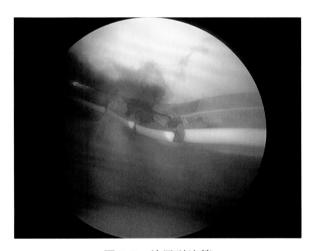

图 9.8　放置引流管

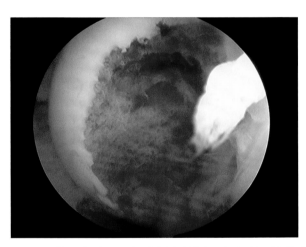

图 9.11　第三次冲洗和行清创术的同一名患者。肱骨头后部缺损的后入路视图

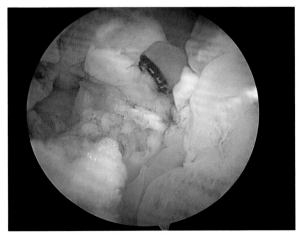

图 9.9　清创滑膜

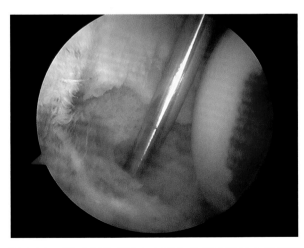

图 9.12　第三次手术时中央下方关节盂的后入路视图

用至少 6 L，最好是 12 L 盐水冲洗关节。冲洗液中抗生素的使用由外科医生决定。关节镜放置在前后入路均可以，以确保可见所有病变。如果肩袖完好无损，则可以进入肩峰下腔进行检查，也可以在此处进行清创术。获得所有标本后，可以凭经验给予静脉（Ⅳ）抗生素。通常，我们至少要进行两次相距 2~3 天的分期手术。根据临床情况和培养结果，关节镜与静脉或口服抗生素的结合可能足以根除感染，或者如果感染侵及骨骼或假体，患者可能需要更积极的开放清创（图 9.13~9.15）。

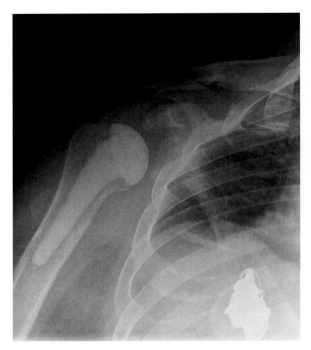

图 9.15　与图 9.4~9.12 同一位患者。2 年后，感染再次发生时，必须分期进行肩关节翻修置换术。可见抗生素间隔器

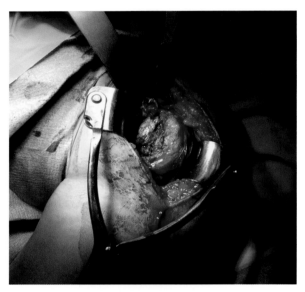

图 9.13　由于（静脉内）吸毒导致的化脓性肱骨头骨髓炎

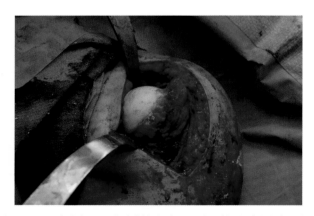

图 9.14　与图 9.13 相同的患者，可见抗生素浸渍了间隔器

参考文献

Abdel MP, Perry KI, Morrey ME, Steinmann SP, Sperling JW, Cass JR. Arthroscopic management of native shoulder septic arthritis. *J Shoulder Elbow Surg*. 2013;22(3):418–421.

Bertone C, Rivera F, Avallone F, et al. Pneumococcal septic arthritis of the shoulder: case report and literature review. *Panminerva Med*. 2002;44:151–154.

Cleeman E, Auerbach JD, Klingenstein GG, Flatow EL. Septic arthritis of the glenohumeral joint: a review of 23 cases. *J Surg Orthop Adv*. 2005;14:102–107.

Costantino TG, Roemer B, Leber EH. Septic arthritis and bursitis: emergency ultrasound can facilitate diagnosis. *J Emerg Med*. 2007;32:295–297.

Esenwein SA, Ambacher T, Kollig E, et al. Septic arthritis of the shoulder following intra-articular injection therapy: Lethal course due to delayed initiation of therapy. *Unfallchirurg*. 2002;105:932–938.

Gordon EJ, Hutchful GA. Pyarthrosis simulating ruptured rotator cuff syndrome. *South Med J*. 1982;75:759–762.

Hammel JM, Kwon N. Septic arthritis of the acromioclavicular joint. *J Emerg Med*. 2005;29:425–427.

Horneff JG 3rd, Hsu JE, Voleti PB, O'Donnell J, Huffman GR. Propionibacterium acnes infection in shoulder arthroscopy patients with postoperative pain. *J Shoulder Elbow Surg*. 2015;24(6):838–843.

Jeon IH, Choi CH, Seo JS, et al. Arthroscopic management of septic arthritis of the shoulder joint. *J Bone Joint Surg Am*. 2006;88:1802–1806.

Kitsis CK, Marino AJ, Krikler SJ, Birch R. Late complications following clavicular fractures and their operative management. *Injury*. 2003;34:69–74.

Lluís M, Rovira E. Image of the week: Septic arthritis and sepsis by MRSA of cutaneous region. *Med Clin (Barc)*. 2006;126:720.

Master R, Weisman MH, Armbuster TG, et al. Septic arthritis of the glenohumeral joint: Unique clinical and radiographic features and a favorable outcome. *Arthritis Rheum*. 1977; 20:1500–1506.

Mehta P, Schnall SB, Zalavras CG. Septic arthritis of the shoulder, elbow, and wrist. *Clin Orthop Relat Res*. 2006;451:42–45.

Morihara T, Arai Y, Horii M, et al. Arthroscopic treatment for septic arthritis of the shoulder in an infant. *J Orthop Sci*. 2005;10:95–98.

Murdoch DM, McDonald JR. *Mycobacterium avium-intracellulare* cellulitis occurring with septic arthritis after joint injection: a case report. *BMC Infect Dis*. 2007;7:9.

Parisien JS, Shaffer B. Arthroscopic management of pyarthrosis. *Clin Orthop Relat Res*. 1992;275:243–247.

Rolf O, Stehle J, Gohlke F. Treatment of septic arthritis of the shoulder and periprosthetic shoulder infections: Special problems in rheumatoid arthritis. *Orthopade*. 2007;36:700–707.

Ross JJ, Shamsuddin H. Sternoclavicular septic arthritis: Review of 180 cases. *Medicine (Baltimore)*. 2004;83:139–148.

Seitz WH, Damacen H. Staged exchange arthroplasty for shoulder sepsis. *J Arthroplasty*. 2002;17:36–40.

Smith AM, Sperling JW, Cofield RH. Outcomes are poor after treatment of sepsis in the rheumatoid shoulder. *Clin Orthop Relat Res*. 2005;439:68–73.

Ward WG, Eckardt JJ. Subacromial/subdeltoid bursa abscesses: an overlooked diagnosis. *Clin Orthop Relat Res*. 1993;288:189–194.

Ward WG, Goldner RD. Shoulder pyarthrosis: a concomitant process. *Orthopedics*. 1994;17:591–595.

Weishaupt D, Schweitzer ME. MR imaging of septic arthritis and rheumatoid arthritis of the shoulder. *Magn Reson Imaging Clin N Am*. 2004;12:111–124.

Wick M, Müller EJ, Ambacher T, et al. Arthrodesis of the shoulder after septic arthritis: long-term results. *J Bone Joint Surg Br*. 2003;85:666–670.

Yu KH, Luo SF, Liou LB, et al. Concomitant septic and gouty arthritis—an analysis of 30 cases. *Rheumatology (Oxford)*. 2003;42:1062–1066.

肩峰下间隙的肩袖肌腱病变包括肌腱病（撞击综合征）、部分厚度的撕裂和全层撕裂。全层撕裂有各种样式和大小，可以进一步分为完全可修复的、部分可修复的或不可修复的，这将在后面的章节中进行讨论。撞击综合征是指肩峰或喙突对肩袖组织的外在压迫，导致疼痛，伴或不伴肩袖的损害。撞击是由于这些结构与其下方肩袖的（静态）接触。内撞击与盂肱关节病变、肩袖及肩胛骨稳定肌的运动异常有关，本章不予讨论。

诊断

因为撞击涉及到肩袖，所以它的表现类似于肩袖撕裂。患者主诉三角肌下疼痛，从侧臂向下辐射到三角肌止点区域，或在臂前部位于肱二头肌区域。当手臂外展 70°～100° 的弧度时，会发生疼痛。受到疼痛干扰的典型活动包括举手超过头顶（例如，取下在高架子上的物品）、手背后（例如，戴胸罩或安全带）或向侧方（例如，高速路交费站交费，使用安全带，或伸手够闹钟）。症状严重的患者可能会感到干扰睡眠的疼痛。创伤的作用是多样的。一些患者在受伤后出现症状，但在许多其他患者中，疼痛是在重复活动后发生的，没有受到外伤。

体格检查通常显示出完整的被动运动范围。手抬起和手背后内旋的微小限制是由于患者的疼痛而不是出于真正的盂肱关节挛缩。主动外展和手背后的内旋动作可以非常痛苦。在检查者被动抬起手臂后，患者通常会在主动放下手臂时感到疼痛。原发性（Neer）和继发性（Hawkins）撞击征均为阳性，通过肩峰下利多卡因注射可缓解疼痛（诊断性试验）。患者可能会在冈上肌止点触诊时感到疼痛。

已经描述了三种与撞击相符的特殊体格检查，并且在产生肩峰下疼痛时记录为阳性。当检查者将肩关节置于最大高度时，就会出现原发性撞击（Neer）征象。为了引出继发性撞击（Hawkins）征，将肩关节前屈 80°，然后最大程度地内旋，引发疼痛。第三个体征（痛弧）指肩外展 90° 左右时肩峰以下的疼痛。疼痛的体位应仔细记录。患有斜方肌痉挛引起的软组织疼痛的患者在以上每个体格检查过程中都可能会增加疼痛，但是疼痛并不局限于肩峰下区域。

体格检查后，外科医生可以进行撞击诊断性试验。该试验将局部麻醉剂注入肩峰下间隙，然后尝试再次引发撞击迹象。如果疼痛消除或明显减轻，则记录为阳性。医生必须意识到，阳性测试结果只能确认产生疼痛的结构位于肩峰下间隙内。它本身不能诊断撞击综合征。我们首选的肩峰下注射技术是经后路技术，但是其他医生在外侧或前路穿刺中同样成功。我们使用超声引导来确认注射位置。

撞击综合征的诊断是基于临床的，通常不须常规进行关节镜检查。可以通过关节镜技术合理地鉴别诊断出许多类似撞击综合征临床表现的病症。盂肱关节不稳定、关节侧部分肩袖撕裂、盂唇撕裂、小面积退行性关节炎、后肩胛盂 - 肩袖撞击和肩袖肌腱病变是很好的例子。盂肱不稳定可能会导致继发性牵张性肌腱炎，并伴有阳性的撞击迹象以及阳性的撞击试验结果。这种情况的成功外科治疗不涉及肩峰下减压，而是治疗潜在的盂肱关节不稳。其他可能类似撞击综合征但无法通过关节镜技术诊断的疾病包括肩锁关节（acromioclavicular, AC）关节炎、颈椎病和肩胛上神经病变。

影像检查也起着有限的作用，通常不能特异性诊断该病。与肩峰下撞击相吻合的 X 线平片发现包括 3 型肩峰、前肩峰硬化、前内侧骨赘（喙肩韧带骨化）和远端锁骨下方骨赘。几乎没有科学依据支持肩峰形态的重要性。许多人认为 3 型肩峰实际上是喙肩韧带的骨化，其位于内侧，在肩峰下撞击中不起显著作用。MRI 的结果可能提示肌腱病、滑囊炎和外侧肩峰下行的形态（图 10.1～图 10.3）。

鉴别诊断

肩关节外展过程中发生的疼痛除了肩峰下撞击的外在机械因素外，还可能有其他原因，包括早期的类风湿关节炎、创伤后关节炎和缺血性坏死。但

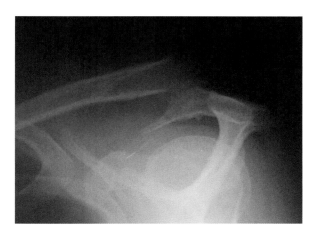

图 10.1　3 型肩峰肩胛骨出口视图

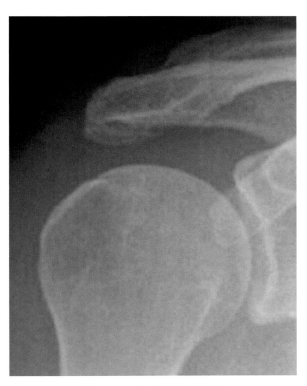

图 10.2　前外侧肩峰骨赘

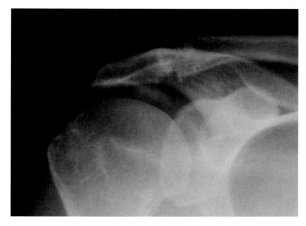

图 10.3　喙肩韧带骨化

是，这些情况一般具有清晰的影像学发现。特例包括早期骨关节炎导致软骨软化症的患者。在这种情况下，普通的放射学检查发现是正常的，而在关节镜检查时可发现患者疼痛的真正原因。

可能会导致错误诊断的三种常见临床情况：盂肱不稳、粘连性关节囊炎和肌肉骨骼疼痛综合征。幸运的是，外科医生可以通过适当的评估来识别绝大多数患者。

最常见的错误是对继发于盂肱关节不稳的内在肌腱病患者进行手术。肩袖肌腱试图稳定盂肱关节时反复出现过度劳损，会导致肌腱发炎和肿胀。尽管不稳定可能不明显，但肩袖和滑囊炎症引起的疼痛可能很严重，导致患者需要进行评估和治疗。撞击迹象和撞击测试为阳性。这些患者通常不到 40 岁，并且 X 线平片正常。在这种情况下，建议延长非手术治疗时间。关节镜肩峰下减压而未纠正潜在的盂肱关节病变很难获得治疗成功。肩袖损伤和盂肱不稳定之间的关系在内撞击和部分厚度肩袖撕裂的章节中有更深入的介绍（参见第 11 章）。

当患者患有粘连性关节囊炎时，会发生第二常见的错误。当疾病处于症状明显且典型时期时，粘连性关节囊炎的诊断很简单，但是处于早期或晚期的患者可能只有很小的外旋受限，如果不进行双肩对比，有可能被忽视。肌肉骨骼疼痛综合征通常会引起肩胛骨周围肌肉疼痛，这也可能与肩峰下撞击相混淆。撞击迹象可能是阳性的，但疼痛位于肩胛骨周围肌肉或斜方肌而不是典型部位。

手术适应证和目标

关节镜治疗的适应证包括疼痛或无力干扰工

作、运动或日常生活，并且对适当的非手术治疗无反应的患者。通常的非手术方案包括口服抗炎药、肩峰下间隙注射可的松，调整工作性质，选择性休息和康复运动。康复旨在恢复或保持运动，并改善三角肌、肩胛骨稳定肌和肩袖肌的力量。非手术方法的建议持续时间各不相同，但如果患者的疼痛持续 12 个月或 6 个月后病情加重，则考虑进行手术似乎是合理的。此外，手术治疗的不寻常适应证是已愈合而移位明显的大结节骨折。关节镜肩峰下减压通过清除畸形骨骼来治疗畸形。

手术通常针对两个潜在的病理部位或疼痛源。首先，切除肩峰下囊。由于滑囊可能介导疼痛，这可能代表了去神经化过程。将肥大或发炎的滑囊切除可能有助于缓解疼痛。第二，将前外侧肩峰磨平。这潜在地减少了肩袖的滑囊侧和肩峰之间的接触。

文献综述

骨科文献中的许多报道都描述了关节镜对撞击综合征的处理。几位作者报道，关节镜肩峰成形术的成功率达到 70% ~ 90%。所有作者都强调，当撞击归因于喙肩弓结构对肌腱的外在压迫时，关节镜手术将是成功的。当撞击源于内在因素时，比如在盂肱不稳或肩胛胸廓运动障碍的患者中，对肩袖肌腱的应力会增加，这种方法将是不成功的。其他研究比较了开放式和关节镜技术。Matsen 等发现，尽管开放技术的成功率略高，但通过关节镜治疗其功能恢复更为出色。Norlin 发现关节镜技术产生了更好的结果，并且功能恢复更快。Van Holsbeeck 等报道采用开放技术的效果略好，但进行关节镜减压可获得更高的患者满意率。其他文献关注某些撞击综合征病例的动态原因。众所周知，肩胛骨生物力学的改变会引起肩峰下疼痛。这些人的治疗不应是外科手术，而是全面的物理治疗计划。关于此主题的最佳工作来源于 Kibler 医生。

肩峰成形术的概念本身是有争议的，一些医生认为肩峰成形术是不必要的。Matsen 认为，肩袖与肩峰下表面之间的接触是正常的，而肩峰骨赘是原发性肌腱异常的结果，而不是其原因。他对患者施行滑囊和粘连清创术，然后进行激进的康复计划。Nirschl 的观点是，撞击是一种固有的肌腱病，不需要进行肩峰成形术。但相反，许多文章报道了肩峰成形术的良好效果。目前，很少有科学证据可以指导骨科医生，他们必须根据自己的经验来考虑这些矛盾的观点。

关节镜检查发现

大多数医生在关节镜肩峰下减压之前检查盂肱关节是否有未发现的病变。轻微的上盂唇从 SLAP 损伤、盂唇磨损、早期粘连性关节囊炎和小范围的软骨缺损都可能在检查过程中偶然发现。肩峰下撞击的表现是多样的。该间隙可以是透明的，或者可以发现致密的纤维样滑囊反应。即使存在清晰、明确的肩峰下间隙，也可能存在撞击综合征。在某些人中，肩袖与肩峰之间的接触会产生疼痛，但不会引起炎性滑囊炎反应。在滑囊的上（滑囊侧）表面可发现肌腱的侵蚀、磨损或部分厚度的撕裂。可能会注意到前缘附近的肩峰下表面磨损，以及小范围的炎症。医生还可能观察到喙肩韧带磨损（图 10.4）。尽管这些发现提示肩峰下撞击，但这些表现都不是特异的，不能够一定明确诊断。

治疗

关节镜对撞击的治疗包括在麻醉下检查并记录运动范围和平移范围，然后检查并治疗盂肱关节内任何共存的病变（如果有的话）。

肩峰下的处理包括切除滑囊和磨平肩峰。切除发炎和肥大的滑囊非常重要，有可能直接改善症状。切除肩峰前外侧并磨平。为此，可能需要切除或松解喙肩韧带。如前所述，有些人可能选择不进行肩峰成形术或喙肩韧带切除术，从而将治疗限于滑囊切除术。

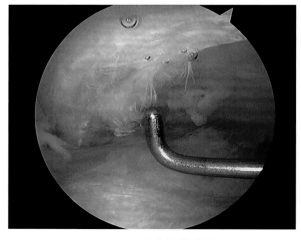

图 10.4　喙肩韧带磨损

为了识别肩峰形态并将其转化为 I 型结构，我们更愿意在不完全游离的情况下松解喙肩韧带而不进行切除。向内侧一直清除到肩胛冈，可以作为去神经化的操作，可松解对肩袖的任何粘连，并为切除前后的肩峰形态提供一个良好的视角。根据医生的喜好，通过在侧面或后部放置一个磨钻来对肩峰进行变平。

手术技术

麻醉下检查

我们更喜欢全身麻醉与肌间沟阻滞的组合。检查双肩的活动范围和平移范围，以排除未识别的不稳定或僵硬。

患者体位

患者的体位取决于医生的喜好。尽管许多医生对侧卧位更中意，但我们更喜欢坐位。患者手臂可以自然地放在一侧。在肩峰下间隙内的任何操作，都不需要牵引。

骨性标志

用手术标记笔标记锁骨、肩峰、喙突和肩胛骨的表面解剖结构。标记肩胛冈下表面，因为手术中要以该标记为基准测量距离（图 10.5）。

盂肱关节入点和关节镜发现

如第 3 章所述，从后方进入盂肱关节，并从后入路对盂肱关节进行全面检查。

肩峰下撞击的关节内征象通常很少。冈上肌可能有磨损或红斑。本质上，盂肱检查的作用是评估除撞击以外的其他疼痛原因。

肩峰下间隙进入和发现

如第 3 章所述，从后方进入肩峰下间隙并创建外侧入路。进入肩峰下间隙后，可从内侧和外侧放置套管和钝芯以松解任何明显的粘连（图 10.6）。

刨刀头用于触及肩峰（后手向下）、肩袖（后手抬高）、前肩峰和后肩峰（图 10.7 ~ 图 10.15）。

肩峰下撞击的发现包括喙肩韧带或滑囊表面磨损或红斑。尽管有时肩峰下间隙清晰可见，但通常存在增生性滑囊炎。肩袖与肩峰或三角肌深方筋膜之间可能存在粘连（图 10.16 ~ 图 10.18）。

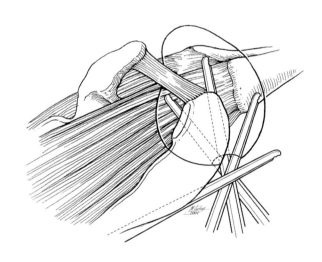

图 10.6　肩峰下粘连的钝性解剖

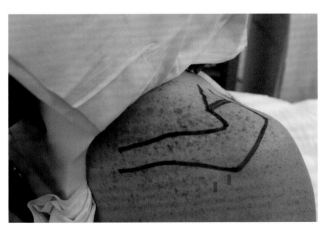

图 10.5　皮肤标记

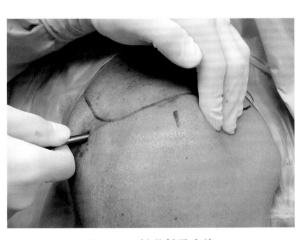

图 10.7　钝芯触及肩峰

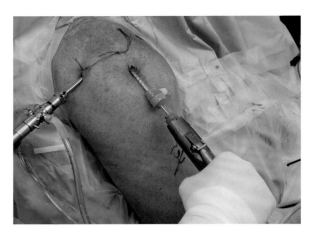

图 10.8　触诊肩峰的外部视图

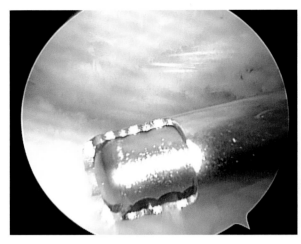

图 10.11　触诊肩袖，关节镜观察

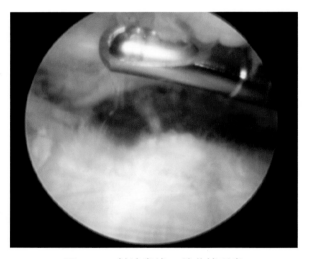

图 10.9　触诊肩峰，关节镜观察

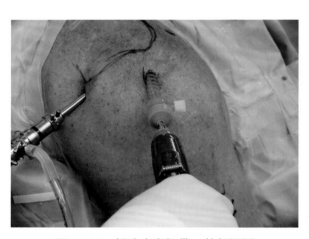

图 10.12　触诊喙肩韧带，外部视图

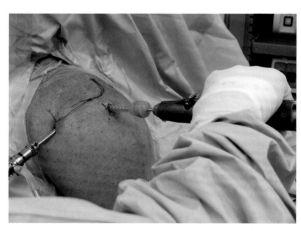

图 10.10　触诊肩袖

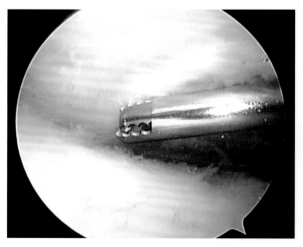

图 10.13　触诊喙肩韧带，关节镜下观察

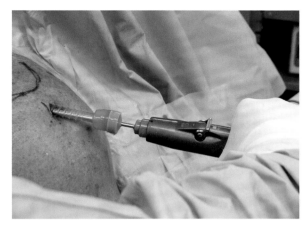

图 10.14　向后移动，外部视图

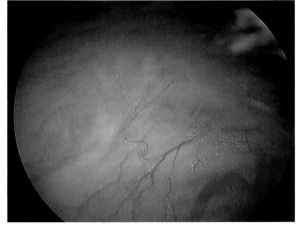

图 10.17　从后入路观察到的肩峰下滑囊

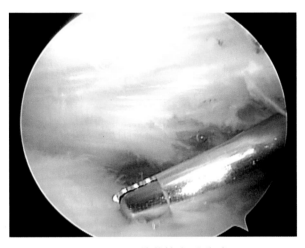

图 10.15　关节镜向后移动

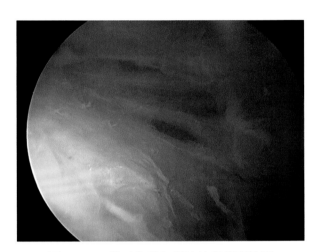

图 10.18　前三角肌和肩袖的肩峰下粘连

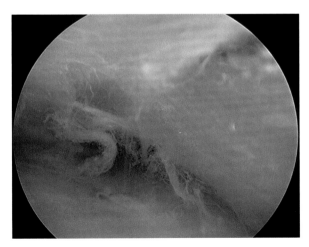

图 10.16　从后入路观察的右肩肩峰下滑囊

滑囊切除术

如果在进入盂肱关节时因滑囊炎造成视野模糊，可将刨刀头以远离关节镜的方向上移动（以避免意外损坏镜片）并将其定位在肩峰和肩袖之间的中间进行滑囊切除的操作。开始切除时，吸力可略有增加。随着肩峰下间隙的清除，刨刀头变得更加清晰可见。一旦清除了肩峰下间隙的外侧，就可以使用射频术在更内侧清除滑囊和肩峰的下表面。该区域血管丰富，可导致难以控制的出血。可以用刨刀去除前面或侧面的粘连，直到可以完全看到冈上肌。然后可以将关节镜移至侧入路以完成滑囊切除术。建立前外侧入路以清除肩峰下表面的内侧并显露肩胛冈并识别肩锁关节通常是有帮助的。手臂的前屈和外旋可以将前方滑囊带到视野中，并且也可以将其切除（图 10.19～图 10.24）。

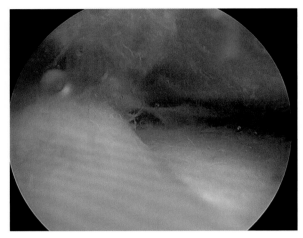

图 10.19　从右肩后入路观察，肩袖上的肩峰滑囊

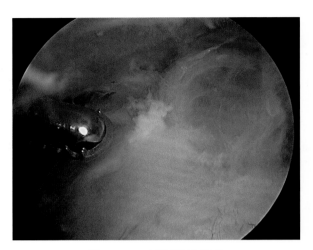

图 10.22　清创后的滑囊

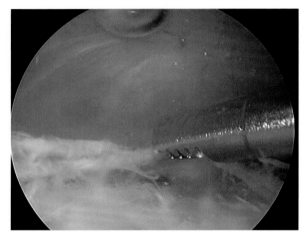

图 10.20　位于肩袖上方的刨刀去除内侧肩峰下滑囊的后入路视图

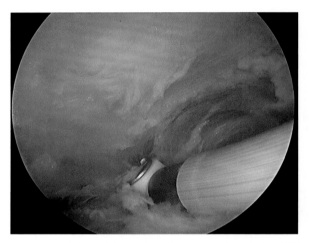

图 10.23　从右肩外侧入路观察，前外侧入路使用射频显露肩胛冈

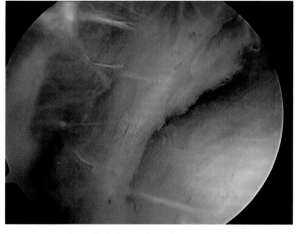

图 10.21　从右肩外侧入路观察，增厚的肩峰下滑囊

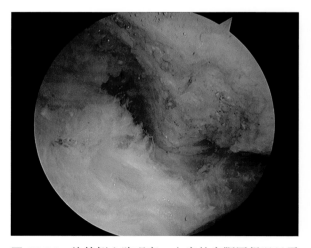

图 10.24　从外侧入路观察，左肩的肩胛冈得以显露

喙肩韧带

进行肩峰下减压时，关键步骤是确定前外侧肩峰，其通常由喙肩韧带覆盖。射频在该部位有用。在将关节镜置于后方或侧方入口的情况下，可以用射频尖端（无电源状态下）触诊到肩峰的下表面，以定位肩峰的前边界和外侧边界。将射频尖端靠在肩峰上，位于前边界后约 1 cm 处，并在外侧边界内侧约 1 cm 处，消融软组织直至可见骨。向前和向外侧继续移动以去除更多的软组织并松解喙肩韧带，直到可以看到前外侧的肩峰边界为止。另一种技术是使用磨钻或刨刀，然后逐渐将软组织从肩峰上剥下。这使得切除喙肩韧带的风险降低，因为距胸肩峰动脉的小分支有一段安全距离。如果医生认为松解喙肩韧带比切除术更可取，则仅切除韧带的外侧部分；内侧部分保持完整（图 10.25 ~ 图 10.34 ）。

肩峰成形术

使用术前 X 线片可以估计所需的骨切除量。前后位 X 线片可显示前外侧硬化和增厚。尖斜位像可能显示出带内侧骨性突起的喙肩韧带骨化。出口位像可提供有关肩峰前部厚度的信息。体型较小的患者比体型较大的患者需要更少地去骨。术前对骨厚度的放射学评估可以帮助医生避免过度的骨骼去除或肩峰骨折。

如前所述，在肩峰成形术之前，肩峰下表面应无软组织。将钻头放置在前外侧骨边缘，并去除前下部分骨，直到看到三角肌筋膜，而且肩峰下平面

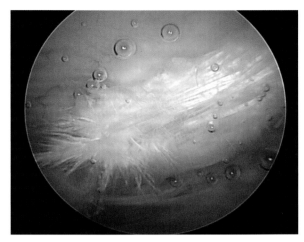

图 10.26　喙肩韧带的磨损

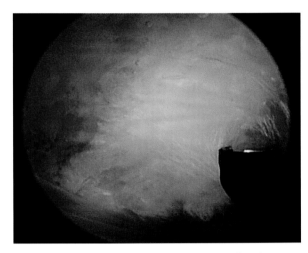

图 10.27　从后入路观察的喙肩韧带松解

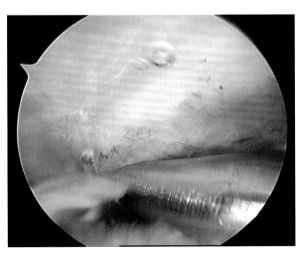

图 10.25　喙肩韧带的红斑

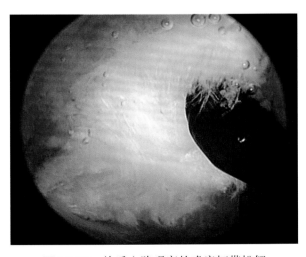

图 10.28　从后入路观察的喙肩韧带松解

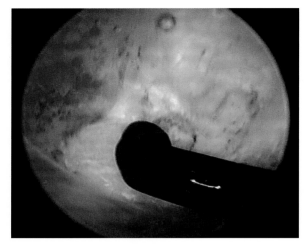

图 10.29　确定前肩峰

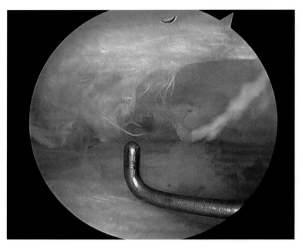

图 10.32　从左肩外侧入路看到的喙肩韧带磨损

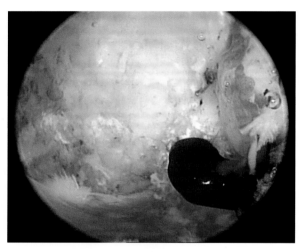

图 10.30　确定前外侧角

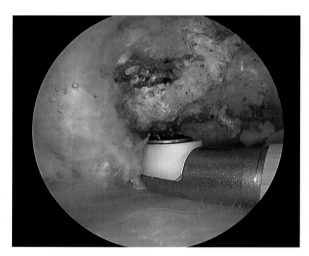

图 10.33　从后入路使用射频显露前肩峰并松解喙肩韧带

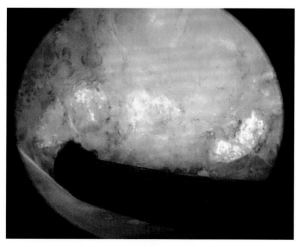

图 10.31　确定肩峰内侧

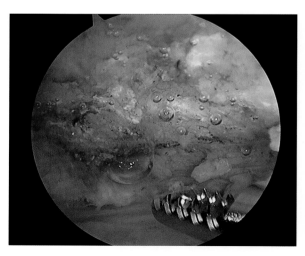

图 10.34　显露的前肩峰

平坦并平行于水平面。然后朝肩锁关节方向向内侧继续延伸直到切除完成。关节镜既可以在后入路也可以在侧入路进行切除。如果镜头是在侧入路，则使用"切割块"技术。可通过从前入路和侧入路交替进行查看来评估肩峰成形术的程度（图 10.35 ～图 10.46 ）。

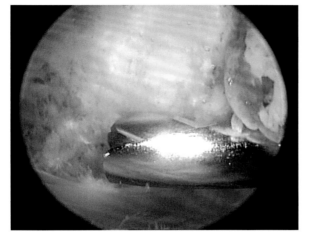

图 10.35　从右肩后入路观察到的从侧入路操作的成形术

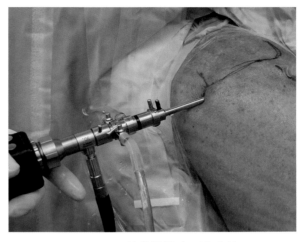

图 10.38　关节镜镜头面向肩峰

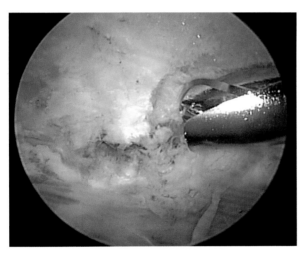

图 10.36　开始切除肩峰前外侧角

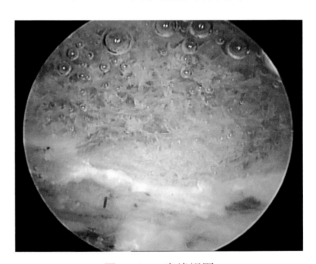

图 10.39　肩峰视图

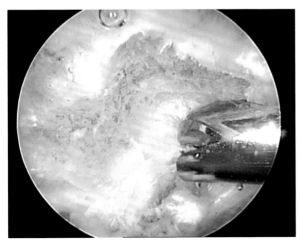

图 10.37　向内侧切骨

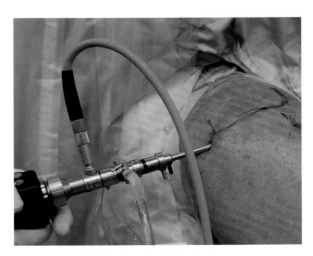

图 10.40　关节镜面向肩袖

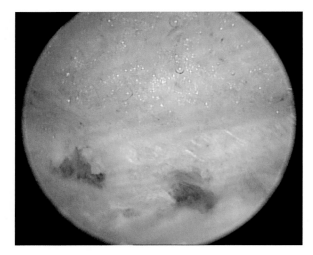

图 10.41　肩峰视图

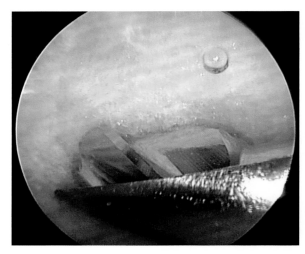

图 10.44　推进磨头

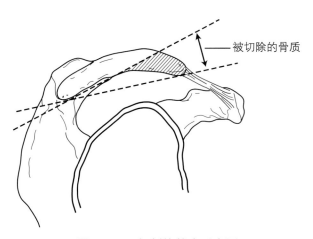

被切除的骨质

图 10.42　切割块技术示意图

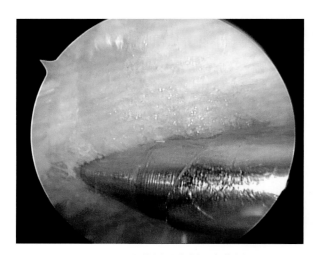

图 10.45　用钝芯测试切除范围

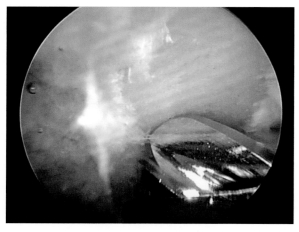

图 10.43　向后磨锉

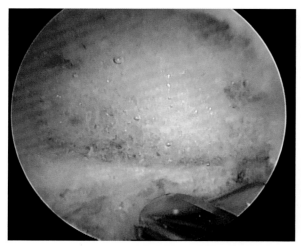

图 10.46　从侧入路观察已完成的肩峰成形术

止血

在关节镜肩峰下减压期间，控制出血至关重要。在较内侧的位置在肌肉周围清创时应使用射频。胸肩峰动脉的肩峰分支位于喙肩韧带的前方，是另一个出血源。遇到出血时，建议尝试控制它而不是继续进行操作。可以增加液体泵压力以看到出血部位。在确定出血源后逐渐降低压力。然后将射频应用于出血部位。

肩峰骨化不全

外科医生可能遇到的解剖变异包括肩峰骨化不全（os acromiale）（图 10.47）。os 表示肩峰无法完全骨化，在腋位 X 线片上可以进行诊断。已经提出了三种不同的治疗方法：观察、切除骨片或进行内固定。文献报道了每种方法的良好结果。我们不主张行切除术，除非骨片非常小（preacromion 型）。仅在术前体格检查触诊该骨片有触痛时才进行内固定。大多数肩峰骨化不全无症状，因此可以进行常规的肩峰成形术。

术后管理

关节镜减压后，可以立即开始主动运动，而不必担心三角肌止点松脱。鼓励在所有平面上进行被动、主动辅助和主动运动。肌力锻炼可以在术后 6 ~ 12 周开始，手动抗阻测试无痛时即可开始。

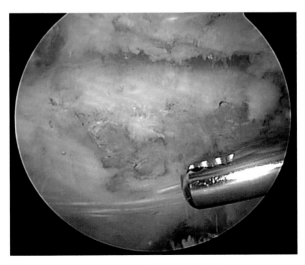

图 10.47　肩峰骨化不全

失败原因

临床思维错误
不切实际的期望

关节镜肩峰下减压术后失败的原因与开放式肩峰成形术后失败的原因相同。患者应了解，可能需要 6 ~ 12 个月才能完全恢复。指导患者应该具有现实的期望。

诊断不当

除了撞击综合征以外，在许多情况下都可存在疼痛弧。早期粘连性关节囊炎可能有类似表现。与对侧相比，麻醉检查发现被动运动范围减少。关节镜检查时，下方隐窝处和肩袖间隙可能出现挛缩或发炎。在盂肱关节镜检查时可以诊断出在平片上无法检测到的软骨软化症或早期骨关节炎。肩锁关节炎或骨溶解可能会引起严重的局部滑膜炎，从而刺激肩袖并导致类似于撞击的临床表现。体格检查显示肩锁关节局部压痛，肩锁关节内收和背后内旋时疼痛。

医生应怀疑 40 岁以下患者的撞击诊断。盂肱不稳定可能会导致症状类似的牵张性肌腱炎。外科手术时，医生可能会观察到明显的 Bankart 损伤，但应寻找更细微的病变，例如盂唇磨损，这些与肱骨平移过度有关。肩袖间隙撕裂和 SLAP 损伤也可能引起盂肱不稳。必须纠正潜在的不稳定。

技术失误
减压不足

再次手术时，最常见的失败原因是肩峰成形术不充分。外科医生应清楚地显露肩峰前外侧，以确保充分去除多余骨骼。

过度减压

过度减压通常发生在肩峰较薄的女性患者或前方骨钩较大的患者中。医生如果未研究术前肩胛冈出口视图，就不能了解减压范围。在侧入路进行的标准肩峰成形术可能会使肩峰过度变薄，从而导致术中骨折或术后早期康复期间发生骨折。

如果医生不仔细研究肩胛冈出口视图并了解肩峰的相对厚度或曲率，且采用切割块技术进行的关节镜肩峰下减压术可能会导致过度的前肩峰切除术（图 10.48 和图 10.49）。

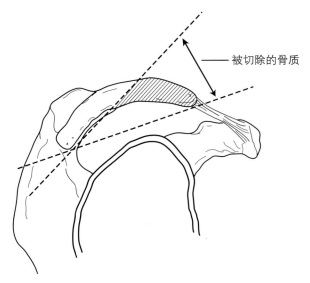

图 10.48　弯曲的肩峰在切割块技术中存在风险

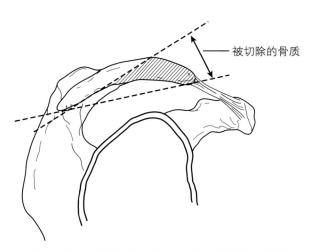

图 10.49　在切割块技术中，薄的肩峰存在风险

肩峰外侧切除

由于对肩峰下撞击的病理生理学的误解或技术错误可发生肩峰外侧切除。手臂外展时，外侧三角肌下部疼痛可能会促使一些医生错误地切除外侧肩峰。视野差或方向混乱可能会导致医生将外侧肩峰错误认为是前肩峰。

开放手术和关节镜手术的比较

对于今天的读者而言，以下比较几乎是不合时宜的，但此处包含该部分内容是为了将本书的这一部分锚定在历史中。战斗结束了，关节镜手术是胜利者。

与传统的开放手术相比，关节镜手术具有一定的理论优势。皮肤切口较小，美容效果更好。关节镜手术和开放手术都可以在门诊进行。大多数患者可以在术后数日内进行日常生活活动，并可以回到伏案性质的工作。由于三角肌没有从肩峰松解，因此可以立即开始主动运动范围锻炼。更重要的是手术时可以同时检查盂肱关节。尽管临床上重要的关节内病变并不常见，但可以确定盂肱关节不稳、盂唇撕裂、部分厚度关节侧肩袖撕裂、肱二头肌腱病变以及关节盂或肱骨头的关节炎变化。传统的开放手术可能会忽略这些问题；关节镜的准确诊断和最终治疗方法显然可以为患者带来最佳的功能效果。关节镜肩峰下减压术可能是许多人难以掌握的技能，而且肯定比开放式肩峰成形术更难教授。需要更好的手眼协调性，并且在不超过几毫米的范围内对功率仪器进行三角测量和操纵可能具有挑战性。

通过门诊关节镜手术避免了开放手术住院的费用，不过其部分会被关节镜器械费用的增加所抵消。一次性器械、导管和液体的价格是重要的考虑因素。然而，手术室、康复室以及外科医生和麻醉师的费用构成了费用的最大部分。这些费用对于关节镜和开放式肩峰成形术都是相似的。得出这样的结论似乎合乎逻辑，即关节镜手术可以使患者更快地恢复工作，至少可以从事不需要繁重劳动的工作。这将对成本分析产生重大影响，该成本分析应考虑到因疾病请假等因素；但是，尚未进行系统分析研究此问题。一旦疼痛得到适当控制，许多不进行体力劳动的患者可以恢复工作。恢复工作的能力似乎受手术结果的影响较小。

三角肌的处理在开放式和关节镜手术之间有所不同。开放式方法需要少量三角肌松解和重建附着；因此，必须保护三角肌并使其愈合，以免三角肌裂开使人力弱。相反，关节镜技术允许立即主动运动。支持开放手术的人士指出，几乎不需要松解三角肌，并且有可靠的技术可以确保三角肌的重新附着。关节镜手术的拥护者认为，三角肌松解是可以避免的。然而，关节镜技术也有可能造成三角肌损伤。如果进行过分的前外侧肩峰成形术，则三角肌筋膜起点可能会受到干扰。

目前，开放式和关节镜手术之间的争论已基本停止。关节镜手术是公认的治疗方法。关节镜肩峰下减压可成功治疗撞击综合征。关节镜可以对盂肱关节进行全面检查，从而使医生能够诊断和治疗并存的关节内病变。医生可以进行彻底的滑囊切除术、喙肩韧带切除术和肩峰成形术，而无须三角肌松解。

喙突撞击

肩关节前方疼痛的另一个较不常见的原因是喙突撞击。这种异常情况下患者通常内收、内旋时出现前肩痛。喙突处存在压痛，并且当检查者被动地使内旋的肩关节内收时，疼痛会加剧。在喙突附近注射局部麻醉剂可减轻疼痛。X 线片可能是正常的，但腋位视图可能显示出喙突明显的侧向弯曲或伸长。偶尔，MRI 表现出肩胛下肌受喙突压迫（图10.50）。如果保守治疗不成功，则需要手术治疗。

首先检查盂肱关节。关节内发现可能包括肩胛骨下肌腱止点磨损。喙突部分切除可以通过关节内或肩峰下间隙进行。在肩袖间隙的前方放置套管，并使用刨刀切除间隙组织。喙突可以在内侧，肩胛下肌腱上方观察到。磨钻可通过套管引入，或在前肩峰的正前方经皮引入以进行骨切除。对于肩峰下喙突切除，将关节镜取出并重新定向到肩峰下间隙。关节镜移至侧入路。刨刀通过前入路导入，并进行彻底的滑囊切除术。识别肩胛下肌、肩峰和喙肩韧带。推进关节镜，通过前入路引入刨刀，触诊喙突。去除足够的软组织以显露喙突骨。置入一个圆形钻，磨钻喙突远端和侧面，直到形成足够的空间。将手臂内收和内旋以检查骨切除是否已经足够。术后管理与先前所述类似。

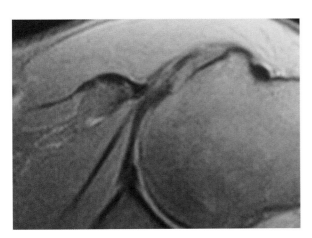

图 10.50　MRI 上的喙突撞击

参考文献

Altchek DW, Carson EW. Arthroscopic acromioplasty: current status. *Orthop Clin North Am*. 1997;28:157–168.

Axelsson K, Nordenson U, Johanzon E, et al. Patient-controlled regional analgesia (PCRA) with ropivacaine after arthroscopic subacromial decompression. *Acta Anaesthesiol Scand*. 2003;47:993–1000.

Barber FA. Long-term results of acromioclavicular joint coplaning. *Arthroscopy*. 2006;22:125–129.

Bengtsson M, Lunsjö K, Hermodsson Y, et al. High patient satisfaction after arthroscopic subacromial decompression for shoulder impingement: A prospective study of 50 patients. *Acta Orthop Scand*. 2006;77:138–142.

Board TN, Srinivasan MS. The effect of irrigation fluid temperature on core body temperature in arthroscopic shoulder surgery. *Arch Orthop Trauma Surg*. 2007;128:531–533.

Bonsell S. Detached deltoid during arthroscopic subacromial decompression. *Arthroscopy*. 2000;16:745–748.

Braman J, Flatow E. Arthroscopic decompression and physiotherapy have similar effectiveness for subacromial impingement. *J Bone Joint Surg Am*. 2005;87:2595.

Budoff JE, Nirschl RP, Guidi EJ. Debridement of partial-thickness tears of the rotator cuff without acromioplasty: long-term follow-up and review of the literature. *J Bone Joint Surg Am*. 1998;80:733–748.

Caspari RB, Thal R. A technique for arthroscopic subacromial decompression. *Arthroscopy*. 1992;8:23–30.

Chao D, Young S, Cawley P. Postoperative pain management for arthroscopic shoulder surgery: interscalene block versus patient-controlled infusion of 0.25% bupivacaine. *Am J Orthop*. 2006;35:231–234.

Checroun AJ, Dennis MG, Zuckerman JD. Open versus arthroscopic decompression for subacromial impingement: a comprehensive review of the literature from the last 25 years. *Bull Hosp Jt Dis*. 1998;57:145–151.

De Wachter J, van Glabbeek F, van Riet R, et al. Surrounding soft tissue pressure during shoulder arthroscopy. *Acta Orthop Belg*. 2005;71:521–527.

Deshmukh AV, Perlmutter GS, Zilberfarb JL, Wilson DR. Effect of subacromial decompression on laxity of the acromioclavicular joint: biomechanical testing in a cadaveric model. *J Shoulder Elbow Surg*. 2004;13:338–343.

Dom K, van Glabbeek F, van Riet RP, et al. Arthroscopic subacromial decompression for advanced (stage II) impingement syndrome: A study of 52 patients with five years follow-up. *Acta Orthop Belg*. 2003;69:13–17.

Ellman H, Harris E, Kay SP. Early degenerative joint disease simulating impingement syndrome: arthroscopic findings. *Arthroscopy*. 1992;8:482–487.

Ellman H, Kay SP. Arthroscopic subacromial decompression for chronic impingement: two- to five-year results. *J Bone Joint Surg Br*. 1991;73:395–398.

Fealy S, April EW, Khazzam M, et al. The coracoacromial ligament: morphology and study of acromial enthesopathy. *J Shoulder Elbow Surg*. 2005;14:542–548.

Funk L, Levy O, Even T, et al. Subacromial plica as a cause of impingement in the shoulder. *J Shoulder Elbow Surg*. 2006;15:697–700.

Gartsman GM. Arthroscopic acromioplasty for lesions of the rotator cuff. *J Bone Joint Surg Am*. 1990;72:169–180.

Gartsman GM, Bennett JB, Blair ME, et al. Arthroscopic subacromial decompression: An anatomic study. *Am J Sports*

Med. 1988;16:48–50.

Guyette TM, Bae H, Warren RF, et al. Results of arthroscopic subacromial decompression in patients with subacromial impingement and glenohumeral degenerative joint disease. *J Shoulder Elbow Surg.* 2002;11:299–304.

Harvey GP, Chelly JE, Al Samsam T, Coupe K. Patient-controlled ropivacaine analgesia after arthroscopic subacromial decompression. *Arthroscopy.* 2004;20:451–455.

Hawkins RJ, Plancher KD, Saddemi SR, et al. Arthroscopic subacromial decompression. *J Shoulder Elbow Surg.* 2001; 10:225–230.

Hovis WD, Dean MT, Mallon WJ, Hawkins RJ. Posterior instability of the shoulder with secondary impingement in elite golfers. *Am J Sports Med.* 2002;30:886–890.

Husby T, Haugstvedt JR, Brandt M, et al. Open versus arthroscopic subacromial decompression: A prospective, randomized study of 34 patients followed for 8 years. *Acta Orthop Scand.* 2003;74:408–414.

Karkabi S, Besser M, Zinman C. Arthroscopic subacromial decompression performed under local anesthesia. *Arthroscopy.* 2005;21:1404.

Kay SP, Dragoo JL, Lee R. Long-term results of arthroscopic resection of the distal clavicle with concomitant subacromial decompression. *Arthroscopy.* 2003;19:805–809.

Kharrazi FD, Busfield BT, Khorshad DS. Acromioclavicular joint reoperation after arthroscopic subacromial decompression with and without concomitant acromioclavicular surgery. *Arthroscopy.* 2007;23:804–808.

Kibler WB. Scapular involvement in impingement: signs and symptoms. *Instr Course Lect.* 2006;55:35–43.

Kim SH, Ha KI. Arthroscopic treatment of symptomatic shoulders with minimally displaced greater tuberosity fracture. *Arthroscopy.* 2000;16:695–700.

Lim JT, Acornley A, Dodenhoff RM. Recovery after arthroscopic subacromial decompression: prognostic value of the subacromial injection test. *Arthroscopy.* 2005;21:680–683.

Lo IK, Burkhart SS. Arthroscopic coracoplasty through the rotator interval. *Arthroscopy.* 2003;19:667–671.

Lo IK, Parten PM, Burkhart SS. Combined subcoracoid and subacromial impingement in association with anterosuperior rotator cuff tears: an arthroscopic approach. *Arthroscopy.* 2003;19:1068–1078.

Machner A, Merk H, Becker R, et al. Kinesthetic sense of the shoulder in patients with impingement syndrome. *Acta Orthop Scand.* 2003;74:85–88.

Mair SD, Viola RW, Gill TJ, et al. Can the impingement test predict outcome after arthroscopic subacromial decompression? *J Shoulder Elbow Surg.* 2004;13:150–153.

Matthews LS, Blue JM. Arthroscopic subacromial decompression—avoidance of complications and enhancement of results. *Instr Course Lect.* 1998;47:29–33.

McCallister WV, Parsons IM, Titelman RM, Matsen FA. Open rotator cuff repair without acromioplasty. *J Bone Joint Surg.* 2005;87:1278–1283.

McClelland D, Paxinos A, Dodenhoff RM. Rate of return to work and driving following arthroscopic subacromial decompression. *Aust N Z J Surg.* 2005;75:747–749.

McKeon B, Baltz MS, Curtis A, Scheller A. Fluid temperatures during radiofrequency use in shoulder arthroscopy: a cadaveric study. *J Shoulder Elbow Surg.* 2007;16:107–111.

Morrison DS, Frogameni AD, Woodworth P. Non-operative treatment of subacromial impingement syndrome. *J Bone Joint Surg Am.* 1997;79:732–737.

Muddu BN, Umaar R, Kim WY, et al. Whiplash injury of the shoulder: is it a distinct clinical entity? *Acta Orthop Belg.* 2005;71:385–387.

Mullett H, Benson R, Levy O. Arthroscopic treatment of a massive acromioclavicular joint cyst. *Arthroscopy.* 2007;23:446.e1–446.e4.

Nisar A, Morris MW, Freeman JV, et al. Subacromial bursa block is an effective alternative to interscalene block for postoperative pain control after arthroscopic subacromial decompression: A randomized trial. *J Shoulder Elbow Surg.* 2007;17:78–84.

Norlin R. Arthroscopic subacromial decompression versus open acromioplasty. *Arthroscopy.* 1989;5:321–323.

O'Neill PJ, Cosgarea AJ, Freedman JA, et al. Arthroscopic proficiency: A survey of orthopaedic sports medicine fellowship directors and orthopaedic surgery department chairs. *Arthroscopy.* 2002;18:795–800.

Ortiguera CJ, Buss DD. Surgical management of the symptomatic os acromiale. *J Shoulder Elbow Surg.* 2002;11: 521–528.

Park JY, Hyun JK, Seo JB. The effectiveness of digital infrared thermographic imaging in patients with shoulder impingement syndrome. *J Shoulder Elbow Surg.* 2007;16: 548–554.

Prickett WD, Teefey SA, Galatz LM, et al. Accuracy of ultrasound imaging of the rotator cuff in shoulders that are painful postoperatively. *J Bone Joint Surg Am.* 2003;85:1084–1089.

Sampson TG, Nisbet JK, Glick JM. Precision acromioplasty in arthroscopic subacromial decompression of the shoulder. *Arthroscopy.* 1991;7:301–307.

Sivan M, Venkateswaran B, Mullett H, et al. Peripheral paresthesia in patients with subacromial impingement syndrome. *Arch Orthop Trauma Surg.* 2007;127:609–612.

Soyer J, Vaz S, Pries P, Clarac JP. The relationship between clinical outcomes and the amount of arthroscopic acromial resection. *Arthroscopy.* 2003;19:34–39.

Taverna E, Battistella F, Sansone V, et al. Radiofrequency-based plasma microtenotomy compared with arthroscopic subacromial decompression yields equivalent outcomes for rotator cuff tendinosis. *Arthroscopy.* 2007;23:1042–1051.

Tillander B, Norlin R. Intraoperative measurements of the subacromial distance. *Arthroscopy.* 2002;18:347–352.

T'Jonck L, Lysens R, De Smet L, et al. Open versus arthroscopic subacromial decompression: analysis of one-year results. *Physiother Res Int.* 1997;2:46–61.

Urbánek L, Karjagin V. [Arthroscopic subacromial decompression—personal experience and results]. *Acta Chir Orthop Traumatol Cech.* 2004;71:45–49.

部分厚度肩袖撕裂

部分厚度肩袖撕裂构成一组有趣且处理起来较为困难的肩关节病变。很大程度上，困难源于术语：我们使用术语"部分厚度肩袖撕裂"来描述几种不同病生理途径的最终解剖学结果。如果我们认为肩袖疾病是一种肌腱实质内的病变，并且是自然衰老过程的，那么不完全的肩袖撕裂代表了从肌腱病到肌腱破裂的转变。如果我们将肩袖的变化视为外在压迫力引起的病变，则不完全的肩袖撕裂是比导致肌腱病的压强更大的临床情况；而与全层撕裂相比，其压强较小。如果我们接受这样的假说，即部分厚度肩袖撕裂是肱骨头和肩峰之间挤压的结果，那么这些压迫力是否会导致内撞击患者不完全撕裂？也许我们在年轻患者中看到的肩袖撕裂是由于肌肉过度偏心性收缩所致。因为看起来相同的解剖病变（部分厚度肩袖撕裂）可能是由不同的机制引起的，所以外科医生必须确定原因并相应地处理撕裂。

文献综述

在一组未进行减压的关节镜清创术治疗的投掷运动员（平均年龄22岁）中，Andrews报告的结果为85%良好或优异。Snyder在600例接受肩关节镜检查的患者中发现47例不完全撕裂，并主张如果撕裂仅位于关节侧表面，则可在不减压的情况下进行清创术。如果撕裂同时延伸至关节侧和滑囊表面，则增加关节镜肩峰下减压。在我们的一系列部分厚度肩袖撕裂研究中，我们报道了小于50%肌腱厚度的撞击导致的撕裂对关节镜肩峰下减压反应良好，而大于50%的撕裂需要修复。盂肱关节不稳患者中的部分厚度肩袖撕裂需要对不稳定进行矫正，然后根据具体病变的程度修复肩袖或行关节镜肩峰下减压。

诊断

部分厚度肩袖撕裂患者可能会出现典型的肩袖疾病的体征和症状。在日常活动中，肩关节抬高越过痛弧时，疼痛会位于三角肌远端深方。夜间疼痛也可能发生。检查可显示正常的主动和被动运动范围，并带有撞击征象。肩峰下注射麻醉剂可减轻滑囊侧撕裂的疼痛。这项检查的关键特征是进行抗阻力检查时观察到的疼痛和无力程度。外旋抗阻或抬高时明显的疼痛和无力是早期手术干预的相对指征。普通X线片看起来与有撞击综合征或全层撕裂的患者相似。最常见的情况下诊断是通过磁共振成像（MRI）完成的。关节内注射Ga的使用增加了部分厚度肩袖撕裂患者的MRI（即肩关节增强磁共振）敏感性。诊断性超声检查也非常有帮助，特别是在实质内部分厚度肩袖撕裂的情况下（图11.1～图11.3）。通常也可以在关节镜检查盂肱关节时发现不完全撕裂。

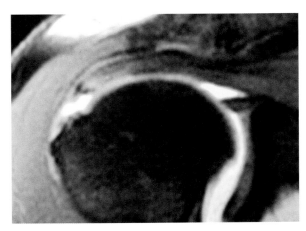

图11.1　部分厚度肩袖撕裂，冠状面图

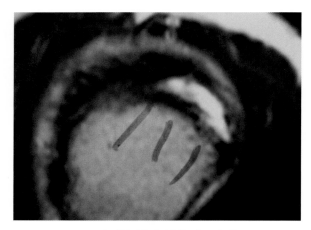

图 11.2　部分厚度肩袖撕裂，矢状面图

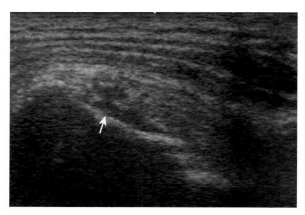

图 11.3　部分厚度肩袖撕裂的超声检查（箭头）

非手术治疗

如果没有因 3 型肩峰而引起的明显的肩峰下间隙受损，则可进行非手术治疗，该治疗与撞击综合征患者的治疗相同。指导患者避免引起痛苦的姿势和活动。非甾体抗炎药可以缓解夜间疼痛。如果被动运动明显受限，则应进行适当的伸展运动。进行家庭锻炼以增强肩胛骨稳定性的肌肉力量可能会有所帮助。

手术适应证

如果疼痛持续 9 ~ 12 个月或在非手术治疗 6 个月后疼痛加剧，则考虑进行手术干预。

手术技术

术中发现

部分厚度肩袖撕裂患者的术中发现与撕裂的严重程度以及关节内其他病变的存在有关。大多数撕裂位于关节侧表面；其中约 75% 位于冈上肌腱，20% 位于冈下肌腱，5% 位于小圆肌腱。在 45% 的病例中，肌腱撕裂的深度或严重程度为 1 级（小于肌腱厚度的 1/4）；40% 为 2 级（小于肌腱厚度的 1/2）；15% 为 3 级（大于肌腱厚度的 1/2）（图 11.4 ~ 图 11.7）。

肱骨头或关节盂的软骨表面缺损，或存在盂唇撕裂，提示盂肱关节不稳，医生应考虑不完全的肩袖撕裂是否与其他临床诊断同时存在。

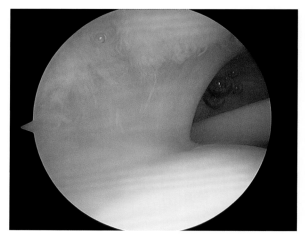

图 11.4　冈上肌的不完全关节侧撕裂

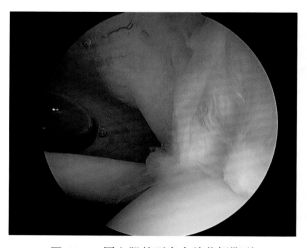

图 11.5　冈上肌的不完全关节侧撕裂

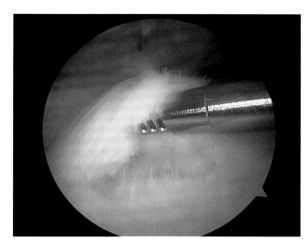

图 11.6　冈上肌滑囊侧撕裂

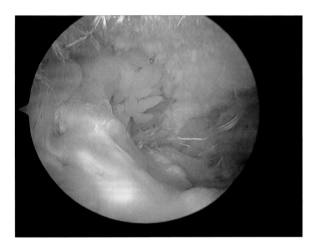

图 11.7　冈上肌的完全撕裂，从关节侧观察

术中决策

关节镜治疗不完全的肩袖撕裂有三种选择：①仅对不完全撕裂进行清创术；②肩峰下减压术并对撕裂进行清创术；③对不完全撕裂进行关节镜修复并肩峰下减压。最后一种选择可以包括原位修复撕裂或转成完全撕裂后修复。

当治疗部分厚度肩袖撕裂时，应考虑 4 个因素：①撕裂的大小和深度；②患者所需的活动水平；③骨结构；④撕裂的原因。没有一个单一因素可以决定治疗方案。临床医生必须分析所有这些因素的影响，以决定适当的治疗方法。以下指南有助于治疗这些引起麻烦的病变。

最关键的决定是仅通过关节镜减压即可治疗撕裂，还是必须同时进行肌腱修复。关于撕裂的尺寸（长度和宽度）如何影响手术决策尚无普遍共识。

如果撕裂延伸到肌腱实质的 50% 或更多，大多数医生建议进行手术修复。如果从盂肱关节内观察时，足印区完整，但是在近端存在不完全撕裂，则可以将损伤区域清创直至可以看到正常的腱纤维。刨刀的已知尺寸可用于估计病变的深度。可以将接近止点的正常肌腱厚度假定为 6 ~ 8 mm，以估计撕裂深度。如果冈上肌腱未在关节软骨水平处止于肱骨并且有裸露的骨，则可以使用 Nottage 方法来估计：每毫米裸露的骨提示撕裂 10%。例如，5 mm 或更大的裸露骨意味着大于 50% 的撕裂，需要修复。此方法仅适用于冈上肌，因为冈下肌未在关节软骨水平止于肱骨，并且在腱止点与肱骨头透明软骨之间存在裸露骨区域属正常。

对功能要求不高的不完全撕裂患者单靠减压即可获得不错的效果。活跃的患者更有可能从肌腱修复中受益。患有结构性骨异常的患者（例如钩状肩峰、肩锁关节下方骨赘、肩峰前方骨赘）更可能会受益于减压。盂肱关节不稳的患者需要纠正造成过大活动度的病变。然后根据患者喜好考虑这些因素。如果可以更确切地愈合，一些患者会选择肌腱修复。其他人则可能选择清创术或减压术，因为这种方法对生活方式引起的不便较少。在决策过程的各个方面，治疗的争议较小的是：具有正常骨骼形态且肌腱撕裂厚度超过 50% 的活跃个体最好通过手术修复进行治疗；而久坐不动，肩峰可见骨赘和撕裂厚度小于 50% 的患者，仅使用关节镜减压即可成功治疗。对于这两种状态之间的患者，治疗的选择不太明确。医生的经验和患者的喜好而非科学数据似乎决定了治疗方法。

绝大多数的不完全撕裂出现在关节侧，在开放手术过程中发现发生在滑囊侧的部分撕裂可能不可见。因此，在有关开放式肩关节手术的文献中，似乎已经低估了不完全撕裂的发生率。用关节镜检查肩袖的关节侧比较好，可以明确撕裂的位置、大小和深度。撕裂可以用缝线标记，以便医生在随后的肩峰下检查时可以定位病变。

不完全撕裂的治疗

当在诊断检查期间发现关节侧不完全撕裂时，医生应建立前入路并引入电动刨刀。请记住，在初次检查时可以看到的是滑膜衬里而不是肌腱。使用刨刀进行有限的清创术，以明确撕裂的长度、宽度和深度。一些医生认为，部分厚度肩袖撕裂始终是一种实质内的肌腱病，而清创术会刺激愈合反应。

如果根据前面讨论的标准认为有必要进行修复而非单一清创，则可以使用刨刀转变成完全撕裂，直到刨刀进入肩峰下间隙为止。更通常的情况是进行清创术，并且当从盂肱关节观察时，将针经皮插到不完全撕裂的区域中。通常，将针插入到肩峰的前外侧角附近，因为大多数关节侧不完全的肩袖撕裂位于冈上肌的前部。如果撕裂更靠后，则针插入点也更靠后。应记住撕裂距针头的距离及向前/向后、向内/向外侧延伸了多远。可以将针留在里面，也可以将可吸收的单丝缝线留在原位以标记撕裂的部位（图 11.8～图 11.11）。

将关节镜从盂肱关节中取出并插入肩峰下间隙。如果容易看到单丝缝线或腰穿针，则建立侧方入路，使套管进入缝线附近的肩峰下间隙。如果由于增生性滑囊炎而视野较差，则应建立侧方入路并引入刨刀以小心地从撕裂位置的中间开始去除滑囊组织，直到可以看到标记缝线或腰穿针。通过触诊不完全撕裂区域，可以了解肌腱质量与正常肌腱相比的差异（图 11.12、图 11.13）。

将刨刀，钝芯或骨膜剥离器放在标记缝线或腰穿针的位置附近。将缝线或针取下，握住器械并抵在肌腱止点处。将肌腱在其大结节止点处剥离，直至进入关节。该器械用于在肌腱下方触诊并确定撕脱区域（图 11.14～图 11.16）。

尽可能少地修剪肌腱，以在最小的张力下进行最多的解剖修复。如果由于肌腱损伤而需要进行更多的清创术，则应进行更向内侧的修复，以减少因张力过大而导致的修复失败和术后僵硬的发生率。进行更内侧的修复需要将锚钉固定在更内侧。一旦

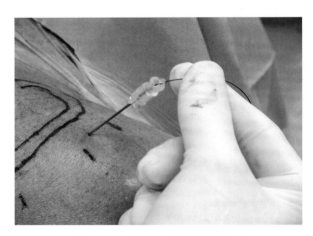

图 11.10　将单丝缝线穿过针尾

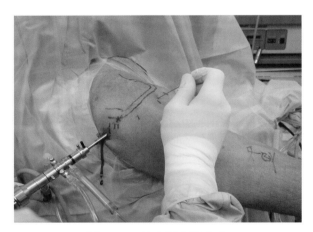

图 11.8　经皮腰穿针入点

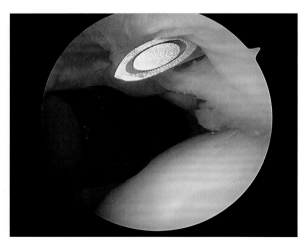

图 11.9　通过部分厚度肩袖撕裂的针头

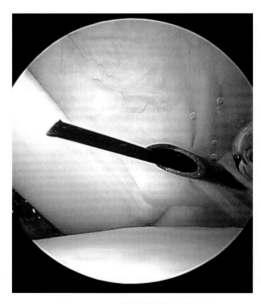

图 11.11　将缝线穿过针头

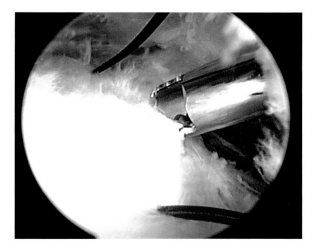

图 11.12　在肩峰下间隙中对较大的部分厚度肩袖撕裂的前角和后角进行缝线标记

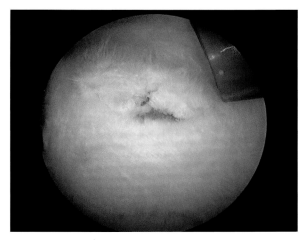

图 11.15　不完全关节侧撕裂转换为完全撕裂

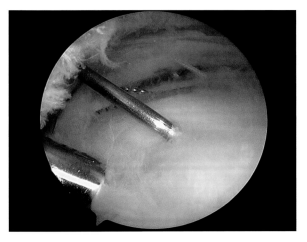

图 11.13　从肩峰下间隙观察对关节侧撕裂标记的腰穿针

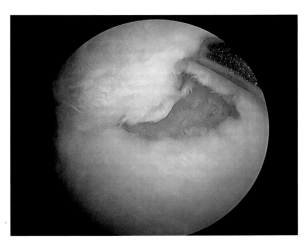

图 11.16　不完全关节侧撕裂转换为完全撕裂

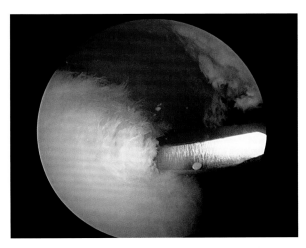

图 11.14　使用骨凿抵住滑囊侧的不完全撕裂

将关节侧不完全的肩袖撕裂转换为全层撕裂，即可进行标准的肩袖修补术（图 11.16～图 11.20）。

内撞击病变

部分厚度肩袖撕裂最常位于冈上肌腱前份的关节侧。但是，有些病变位于冈下肌腱或冈上肌腱的后方。由于在手臂抬高过程中肩袖的这一区域不与前肩峰接触，因此无法用经典的出口撞击理论解释这些病变。MRI 研究表明，在最大外展和外旋过程中，后肩袖与后上盂之间存在生理接触。因此，在 MRI 上或在关节镜检查期间，外科医生在肩袖和关节盂之间观察到的接触不一定是病理性的。目前尚不清楚的是为什么这种接触在某些人中不会引起疼痛，而在另一些人中却会产生明显的症状。如

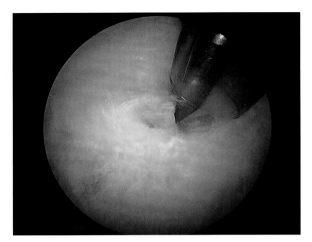

图 11.17 做用于放置锚钉的导向孔

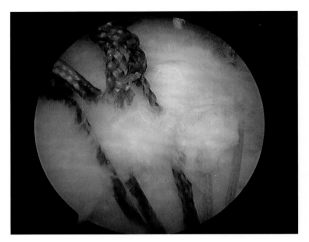

图 11.20 肩袖修复，侧入路视图

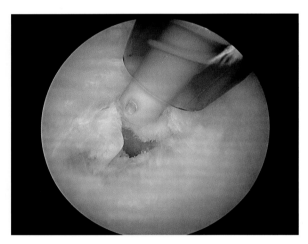

图 11.18 锚钉位置

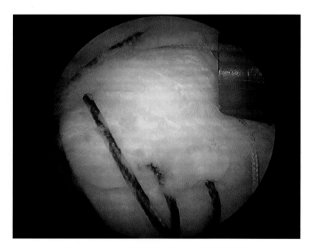

图 11.19 修复肩袖的过线操作

果患者的主诉和体格检查发现外展外旋位时出现关节盂后缘的疼痛，则必须寻找原因。

Walch 和 Jobe 讨论了后方关节侧肩袖撕裂的性质，并引入了术语"内撞击"。目前，还没有关于内部撞击原因的单一解释。一种理论认为前下盂肱关节不稳定是主要原因。当要求肩袖稳定肱骨头时，过度的平移会在后肩袖肌腱上引起牵拉损伤。另一种理论是，过度的向前平移会增加正常生理接触的频率和程度，因此，随着时间的流逝，当手臂置于外展和外旋时，会出现压缩性肌腱病变和盂唇病变。另一推理是内部撞击是由后上不稳定引起的。在投掷运动员中发生的后方挛缩会导致对后上盂唇的牵拉。由于外伤事件或重复性微创伤，肱二头肌腱 - 关节盂唇复合体分离。后上方向稳定的丧失允许肱骨头和肩袖向后上移动，产生的牵拉力会导致肩袖撕裂。

一些医生认为，对于内撞击的发生，不稳定不是必需的病理因素，而肱骨头和关节盂之间对后方肩袖的重复压力就足以造成损害。另一种观点认为，正常的肱骨后倾角降低 25°～35° 会导致肱骨头与后上关节盂之间的接触应力增加。

这种情况类似于骨科医生寻找确切病变以解释前下盂肱关节不稳定的情况。我们已经知道，前下盂肱关节不稳可能是由多种原因引起的。一种观点认为，刚才描述的所有原因都可能产生内撞击，但在单个患者中，其中一种是主要原因。找出导致患者疼痛的原因是外科医生的任务。分析和诊断有时很困难，但是一旦确定了内撞击的原因，治疗就相对简单了。

术前评估应记录平移的方向和程度并与未受累的肩关节相比。在冠状平面和肩胛骨平面内，检查手臂在外展 90° 时的内旋角度。放射线照相和 MRI 通常是确定肩袖受累程度和肱骨后倾角度的必要检查。在关节镜评估过程中，确定肱骨头平移的方向和程度，并确定该平移是否是病理性的，例如在盂唇撕脱中，评估盂唇是否撕脱、磨损或撕裂。评估盂肱韧带的完整性及功能和肩袖间隙。当将手臂置于外展和外旋中时，将关节镜移至前入路以检查后部肩袖并评估肩袖与后上关节盂之间的接触。略作清创术可能看到滑膜衬里或肌腱有轻微病变，或者可能表现出接近完全的肌腱撕裂。

如果主要的肩关节问题是不稳定，则进行关节镜稳定术。如果肩袖不完全损伤较浅，则仅用清创术治疗是合理的。如果部分厚度肩袖撕裂大于 50% 的厚度，则在肩峰下间隙观察，将其转换为完全撕裂并用标准技术修复，或用经肌腱技术修复。

术后处理

仅使用清创术治疗不完全的肩袖撕裂患者，与接受关节镜减压治疗肩峰下撞击的患者进行康复的流程相似。如果将不完全的肩袖撕裂转换为完全撕裂，则按照肩袖撕裂的描述进行康复。

参考文献

Andrews JR, Broussard TS, Carson WG. Arthroscopy of the shoulder in the management of partial tears of the rotator cuff: A preliminary report, *Arthroscopy*. 1:1985; 117–122.

Bey MJ, Ramsey ML, Soslowsky LJ. Intratendinous strain fields of the supraspinatus tendon: effect of a surgically created articular-surface rotator cuff tear, *J Shoulder Elbow Surg*. 11:2002; 562–569.

Cordasco FA, Backer M, Craig EV, et al. The partial-thickness rotator cuff tear: is acromioplasty without repair sufficient? *Am J Sports Med*. 30:2002; 257–260.

Esch JC. Arthroscopic subacromial decompression: results according to the degree of rotator cuff tear, *Arthroscopy*. 4:1988; 241–249.

Fukuda H. Partial-thickness rotator cuff tears: a modern view on Codman's classic, *J Shoulder Elbow Surg*. 9:2000; 163–168.

Gartsman GM, Milne J. Partial articular surface tears of the rotator cuff, *J Shoulder Elbow Surg*. 4:1995; 409–416.

Snyder S. Partial thickness rotator cuff tears: results of arthroscopic treatment, *Arthroscopy*. 7:1991; 1–7.

Spencer EE, Dunn WR, Wright RW, et al. Interobserver agreement in the classification of rotator cuff tears using magnetic resonance imaging, *Am J Sports Med*. 36:2008; 99–103.

Vinson EN, Helms CA, Higgins LD. Rim-rent tear of the rotator cuff: A common and easily overlooked partial tear, *AJR Am J Roentgenol*. 189:2007; 943–946.

Wolff AB, Sethi P, Sutton KM, et al. Partial-thickness rotator cuff tears, *J Am Acad Orthop Surg*. 14:2006; 715–725.

第12章 全层肩袖撕裂

关节镜下肩袖修复包括以下内容：盂肱关节检查，肩峰下间隙检查，部分滑囊切除术，评估肩袖腱的可修复性，确定撕裂的几何形状，喙肩韧带处理，肩峰成形术，大结节修复部位准备，锚钉放置，缝合和打结。每个单独的元素都可以通过关节镜完成。但是，在一次操作中执行它们需要严格遵守系统性的操作技术。

历史回顾

自 1990 年代中期以来，全层肩袖撕裂的修复经历了从开放技术到联合开放和关节镜方法（微型开放式修复）到完全关节镜修复的过渡。在这段时间里，骨科医生已经成功地对肩袖的整个病变进行了关节镜治疗，包括撞击以及部分和全层撕裂。

最初，该问题在于效果层面——医生是否可以通过关节镜在技术上复制开放性肩袖修复术的所有要素。尽管存在一定的怀疑态度，但骨科界认为这是可能的。下一步是确定其他外科医生是否可以重现手术，即效率问题。这个问题也得到了解决（经过一些有趣的动荡之后），骨科界对关节镜下的肩袖修复逐步认可。对临床结果的分析与这些技术问题一直在同期进行，但在我们等待患者随访时，必须遵循这些技术问题。由于报告显示患者的结局与开放修复术的结果一样好或更好，因此普遍共识是关节镜下肩袖修复术是成功的手术。

关节镜肩袖修复很大程度的关注集中在（并将继续集中在）手术技术方面，例如锚钉类型、缝合样式、缝线材料和器械。最近，研究集中在关节镜肩袖修复后的愈合率上，采用的方法包括磁共振成像（MRI）、增强 MRI 或计算机断层扫描以及诊断性超声检查。这些研究报告了不同的愈合率，从孤立的冈上肌撕裂的 90% 到巨大肩袖撕裂的 0% 不

等。这是一个受高度关注的领域。最有趣的是对愈合率如此之低的解释。至少有一篇文章将愈合率较低归咎于关节镜修复技术。那些否定关节镜修复的人认为，关节镜的愈合率不如开放式肩袖修复的临床效果。但是，这只是理智推理的细分，因为它是经典的"从苹果到橘子"的比较。批评者没有将关节镜下肩袖修复的临床结果与开放式修复的临床结果进行比较，也没有将关节镜修复后的 MRI 或超声显示的愈合率与开放式修复的愈合率进行比较（尽管这将是有价值的信息）。取而代之的是两个相关但不是真正可比的概念之间的倾斜联系：临床结果和解剖学愈合。这种想法似乎是开放式肩袖修复的良好临床结果应该是解剖学腱 - 骨愈合率高。但是，没有证据表明这是真实的。早期的关节造影研究表明，有大量的患者出现对比剂泄漏，而哈里曼（Harryman）的经典超声研究表明，80% 的单纯的冈上肌撕裂和不到 50% 的巨大肩袖撕裂得到了愈合。不知何故，这些研究被认为是错误的，因为每个人都认为他们自己的结果与如此高的失败率不一致。同样，是发生了理智上的错乱。外科医生知道他们的临床结果很好，因此尽管有科学证据反证，他们仍认为他们的解剖学结果也必须很好。好像我们无法相信哈里曼的愈合率和我们自己的努力相匹配。此外，我们对解剖学愈合的错误信心影响了患者的康复方案。因为我们知道修复是安全的并且会愈合，所以最重要的挑战落在了康复上。流行的教条是早期进行被动运动范围练习。Deutsch 的工作使这些概念受到质疑，Deutsch 的研究显示术后康复进程如果比较慢，肩袖修复的效果往往更好。此概念随后在一些研究中反复得到印证。

这一系列故事的真正教训是，尽管患者在早期至中期临床上表现良好，但我们仍应尝试提高解剖学愈合率，以获得潜在的长期获益。可以通过更改

修复结构（双排缝合桥）、康复计划（有限、轻柔、被动的运动范围）和结果分析（诊断性超声检查以评估修复完整性）来尝试是否可以发现不同的结果。此外，在未来，生物制剂和综合措施可能会帮助我们增加腱 - 骨愈合率。

诊断

尽管对无力的主诉，尤其是对过顶活动的主诉可能更大，但全层肩袖撕裂患者的临床表现与撞击症的患者相似。普通 X 线片对于评估肩关节是否有肩盂肱关节炎、肱骨头上移、肩锁关节炎、肩锁关节向下的骨赘和肩峰形态至关重要。MRI 提供了有关肩袖撕裂的大小和回缩的信息，更重要的是，还提供了肩袖肌肉萎缩和脂肪浸润程度的信息（图 12.1 ~ 图 12.5）。

临床检查的发现通常与影像学检查（关节造影、MRI、超声诊断）相关联以进行诊断。关节镜检查也可用于诊断肩袖撕裂的存在和大小，尽管没有作者建议常规进行。关节镜在诊断假阴性影像学检查的患者中，对于诊断完全撕裂最为有用。关节造影术最常出现假阴性结果，特别是如果滑膜衬层完好无损，或是撕裂小于 1 cm 的情况。注射对比剂（Ga）有助于提高 MRI 的准确性，特别是对于部分厚度肩袖撕裂患者。

处理

非手术治疗的基本要素与撞击症患者的基本要素相似。它们包括选择性休息和活动调整（避免疼痛的活动和姿势），减轻疼痛的非甾体抗炎药，以及旨在纠正因疼痛导致活动不足（可进行被动拉伸）并加强未受累的肩部肌肉的家庭康复计划。

全层肩袖撕裂并不是绝对的手术指征。手术的决定很复杂，需要考虑的因素包括患者的年龄、活动水平、期望功能以及是否愿意接受长期康复的意愿、依从性、撕裂的大小、撕裂的回缩位置、肌肉情况、致伤动作、疼痛和功能障碍。非创伤性撕裂、疼痛轻、有轻微功能障碍的老年患者可以进行

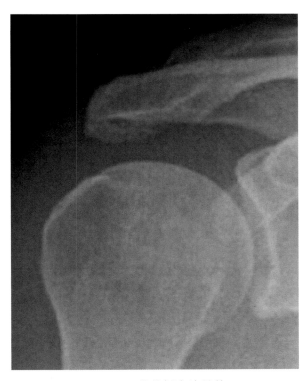

图 12.2　前外侧肩峰骨赘

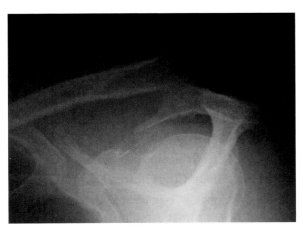

图 12.1　3 型肩峰

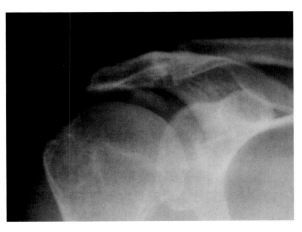

图 12.3　喙肩韧带骨化

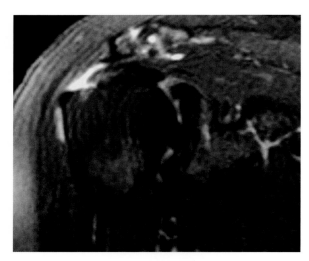

图 12.4 全层肩袖撕裂

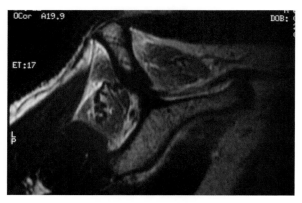

图 12.5 冈上肌萎缩

非手术治疗。当患者初次出现非创伤性撕裂疼痛和功能障碍时，将接受非手术治疗，持续 6 ~ 12 周。如果患者有明显的疼痛或功能障碍，则可以做出手术的决定。如果他们的疼痛得到控制并且功能良好，则应讨论各种选择。告知患者，我们目前对全层肩袖撕裂的理解是，及时进行外科手术修补可获得最佳结果。修复延迟会导致肌腱回缩、肌肉萎缩和脂肪浸润，这对最终结果没有积极影响。患者将来可能会发现自己的症状复发，并且他们的撕裂可能会变成无法修复的情况。

如果患者急性功能丧失，无肌肉萎缩和脂肪浸润，除非患者需求低或有手术治疗的禁忌证，否则我们通常建议手术治疗冈上肌、冈下肌和肩胛下肌的急性撕裂。如果是部分或很小的撕裂，我们建议先进行非手术治疗。对于所有肩胛下肌急性撕裂，我们建议尽快进行手术。医生必须仔细检查 MRI，以确保是"急性"撕裂而不是可能无法修复的慢性撕裂基础上的急性撕裂。有时，急性功能丧失是由慢性损伤引起的。对于已经出现明显的肌腱回缩和肌肉萎缩的患者，这一决定也更加容易。在这些患者中，非手术治疗的风险相对于手术治疗较小，因为术后肌腱愈合的速度很慢，并且减轻疼痛是目标。

手术讨论

尽管在进行关节镜和开放手术比较时，关节镜皮肤切口较小，有利于保护三角肌的附着点，但关节镜修复仍包含了开放修复手术的所有要素，因此手术疼痛仍然可能较为明显，恢复时间仍然相似。将这些信息传达给患者很重要。关节镜手术的好处是可改善撕裂和相关病变的识别，减轻由于大皮肤切口而引起的疼痛，降低感染的可能性，降低三角肌修复失败的发生率，并降低三角肌粘连的严重性。向患者提供关于术后康复和活动限制的打印信息或网站是有帮助的。患者对这些信息的记忆通常很差，因此明确的视觉形式的信息会有所帮助。

手术技术

麻醉

我们使用肌间沟阻滞麻醉加全身麻醉。局部麻醉可减少全身麻醉药的使用，最大程度地减少术后副作用，并在术后提供出色的止痛效果。全身麻醉可消除由于患者在手术台上的不适而引起的身体晃动。

体位

我们更喜欢让患者取坐位。肩关节的方向类似于开放手术的方向，该位置允许轻松进入肩关节的前侧、外侧和后侧。应特别注意肩峰的倾斜，该倾斜应调整为水平。每个患者的肩峰后钩的大小各不相同，如果无法定位患者以使肩峰平行于地面，那么医生需要将关节镜更垂直向上地引入，并且不得不向"上坡"工作。通过使用露出肩胛冈并带有扶手的专用床，可以大大方便患者的体位摆放。我们使用 Schloein 患者定位床（Orthopedic Systems Inc., Union City, California）、McConnell 手臂支架（McConnell Orthopedics, Greenville, Texas）或 Spyder 手臂定位器（Smith-Nephew Endoscopy, Andover, Massachusetts）。Schloein 手术床加快了摆放患者体位的速度，并允许轻松地进入后肩，而无须使患者离开手术台的侧面。Spyder 或 McConnell 器械允许医生在没有助手帮助的情况下放置手臂，并且可保持手臂正确旋转，因此修复部位就在操作套管的正下方（图 12.6、图 12.7）。

入路

根据采用的技术，使用 3 个或 4 个标准入路。如果使用后入路中放置镜头进行修复，则需要额外的外侧和前方入路。如果使用侧入路中放置镜头进行修复，则要添加一个前外侧入路。后入路位于肩峰后外侧边界边界内侧下方 1 cm 内，比传统的"软点"入路更高，关节镜可以平行于并且正好位于肩峰下表面下方进入肩峰下间隙（图 12.8）。这样可以最大程度地延长关节镜和肩袖撕裂之间的距离，并提高医生确定撕裂大小和几何形状的能力。侧入路位于肩峰外侧的中点，向外侧约 2～4 cm，而前

侧入路位于肩峰前外侧角前方 2 cm 以内。前外侧入路位于前侧入路和外侧入路之间，距肩峰前外侧角向下约 4 cm。除了后入路外，所有入路都具有一定的可变性，因为它们是使用腰穿针的外入式技术建立的（图 12.9）。

外侧入路应允许套管进入肱骨头和肩峰之间。该位置有利于肩峰成形术，并使医生可将套管向下倾斜朝向肱骨头，以便于将缝线锚钉轻松放置在大结节内，以修复肩袖。当将镜头放入外侧入路时，它还可以提供良好的视野（图 12.10、图 12.11）。这对于肩胛下肌修复尤其有用。前套管用于取回缝线，但也可用于放置前方锚钉和小结节的锚钉。在肩峰成形术后放置该套管。准确的位置由腰穿针确定。如果套管太靠内侧，则由于来自患者头部的干扰，很难取回锚钉上的缝线。相反，如果前套管太靠外侧，则很难从肩袖滑囊表面取回缝线（图 12.12、图 12.13）。根据需要使用其他辅助入路。

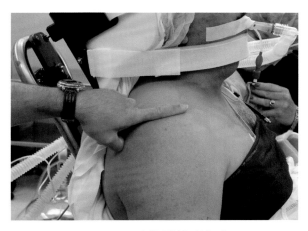

图 12.6　肩峰平行于地面

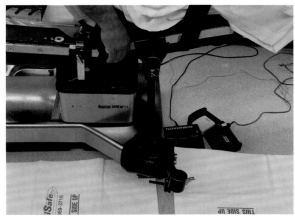

图 12.7　McConnell 手臂支架底座

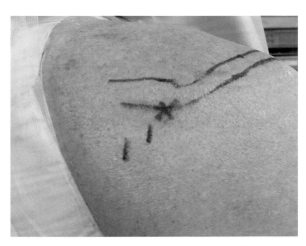

图 12.8　作者首选的盂肱关节进入部位，位于"软点"上方和外侧

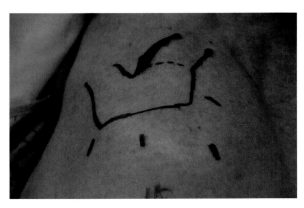

图 12.9　肩袖修复的标准入路

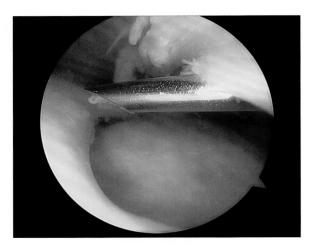

图 12.10　腰穿针确定了右肩外侧入路的入口

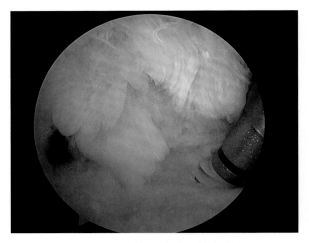

图 12.12　从前入路放置前方锚钉

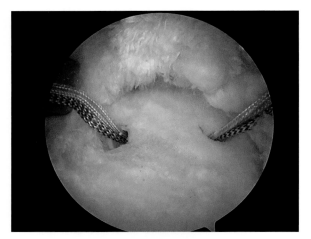

图 12.11　从右肩的外侧入路观察

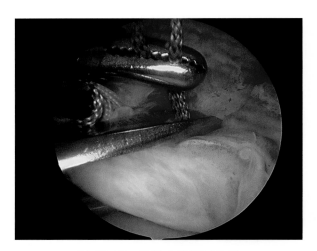

图 12.13　从前入路取回缝线

盂肱关节

　　在进行关节镜下盂肱关节检查之前，在麻醉下检查肩关节的运动范围和稳定性。关节内病变在开放修复过程中无法观察到，因此无法与关节镜检查结果进行充分比较。大多数关节镜检查中能发现异常，例如局灶性滑膜炎、肱二头肌腱部分撕裂、肱骨头或盂唇关节炎样改变、盂唇撕裂和游离体。尚不确定这些关节内病变是由肩袖撕裂引起的，还是仅仅是正常衰老过程的一部分。撕裂无法修复的老年患者的关节镜检查发现包括关节炎改变、滑膜炎和肱二头肌腱撕裂。毫不奇怪，这些发现的发生频率比可修复的部分或完全肩袖撕裂的患者高。总体而言，盂肱关节异常发生在 12.5% 的患者中，包括骨关节炎、肱二头肌腱撕裂（部分或完全）、盂唇撕裂、SLAP 损伤、滑膜炎和关节囊挛缩。在盂

肱关节的关节镜检查过程中，可以看到全层的撕裂并用腰穿针标记（图 12.14）。在进入肩峰下间隙之前，通常在此处建立前入路并置入探钩触诊及观察后方结构。肩胛下肌撕裂将在本章后面讨论，修复可在盂肱关节中开始或全部完成。

肩峰下间隙

　　套管和钝芯通过相同的后皮肤切口重新定位到肩峰下间隙，并用于触诊肩峰下表面。套管从内侧和外侧扫过，以确保肩袖的任何部分都没有附着在肩峰上（图 12.15 ~ 图 12.17）。

　　然后引入关节镜。镜头的方向应使肩峰看起来水平且平行于地面。应使关节镜和肌腱病变之间保持最大距离，以最佳观察肌腱撕裂（图 12.18、图 12.19）。外侧入路通过在肩峰和大结节之间经皮穿刺腰穿针来确定。目的是使外侧套管位于肩袖撕裂

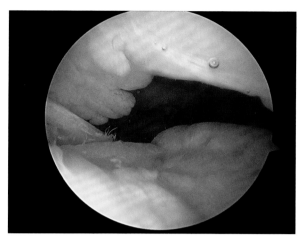

图 12.14　从右肩关节侧看到的全层冈上肌撕裂

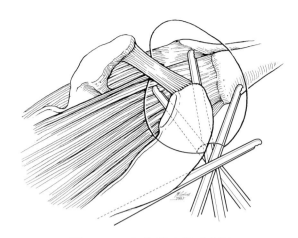

图 12.17　扫除粘连的示意图

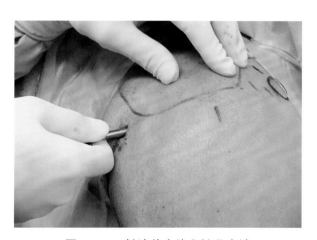

图 12.15　触诊前肩峰和钝芯尖端

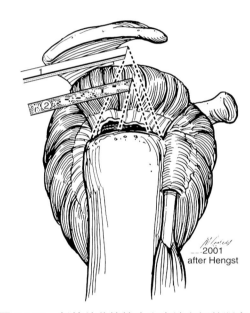

图 12.18　保持关节镜镜头和肩袖之间的距离

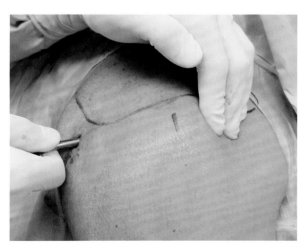

图 12.16　扫除粘连

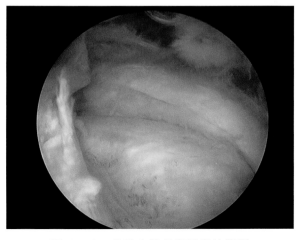

图 12.19　从后入路观察的肩袖撕裂

前 - 后平面的中心，并位于肩峰和肩袖止点部位的中间（图 12.10）。做皮肤切口，然后放置套管。初步目标是清晰显示肩峰下间隙。用刨刀去除模糊不清的滑囊（图 12.20）。注意在去除肩袖肌腱交界处及内侧滑囊时需使用射频术，因为该区域血供丰富。一旦获得了良好的显露效果，就检查肩峰和肩锁关节是否有撞击迹象，例如红斑（图 12.21）、磨损和纤维样粘连形成。

通常，已经建立了前入路以检查盂肱关节，将前套管重新置入到肩峰下间隙。如果没有，则使用腰穿针建立一个前入路（图 12.22 ~ 图 12.25）。

撕裂分类

旋转关节镜，使其直接指向肩袖撕裂处。对于中小尺寸的撕裂，其大小和几何形状很容易理解。通过将其与外侧套管的已知直径的关节镜探钩进行

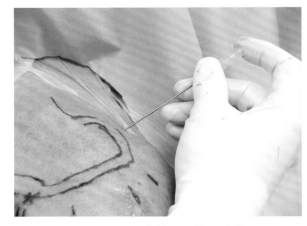

图 12.22　用腰穿针确定前入路位置

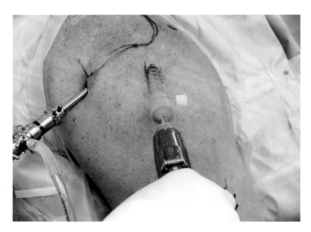

图 12.20　在侧入路的刨刀开始进行滑囊切除术

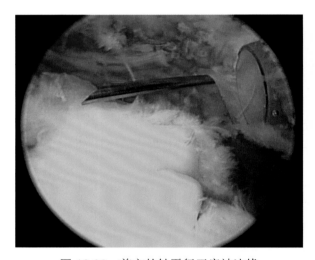

图 12.23　前方的针平行于肩袖边缘

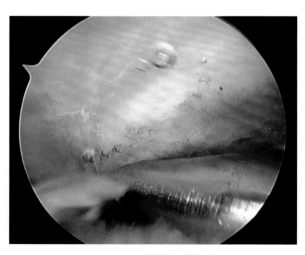

图 12.21　喙肩韧带红斑

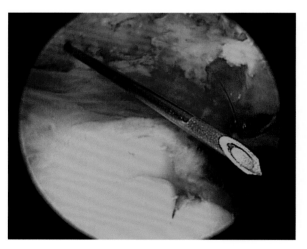

图 12.24　前方的针指向肩袖外侧边缘

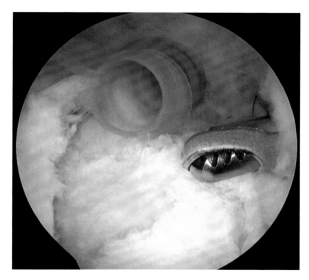

图 12.25　前方套管

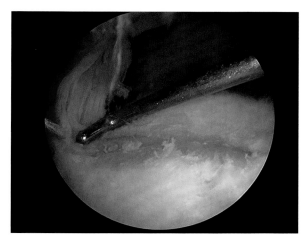

图 12.27　测量肩袖撕裂

比较测量，即可测量出撕裂的大小。记录从前到后的撕裂长度，以及向内回缩的量（图 12.26 ~ 图 12.31）。

　　笔直的向内回缩或椭圆形回缩是最常见的。随着撕裂尺寸的增加，医生无法确定撕裂的几何形状。在右肩处，沿着肩袖间隙具有纵向延伸的倒 L 形撕裂使撕裂向后旋转。而 L 形撕裂在后部有一个纵向延伸，通常在冈上肌和冈下肌的交界处，在大结节处也有横向的向内撕脱（图 12.32 ~ 图 12.36）。纵向撕裂可能发生在肩袖间隙的区域，偶尔在冈上肌内。

　　只有了解了撕裂的几何形状，医生才能进行有效的修复。由于这个原因，将关节镜放置在外侧入路是有帮助的。使用组织抓钳牵引撕裂边缘，尝试

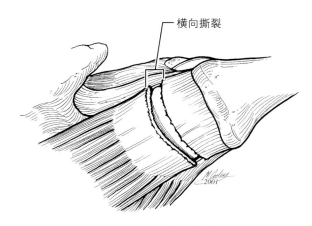

图 12.28　横向撕裂

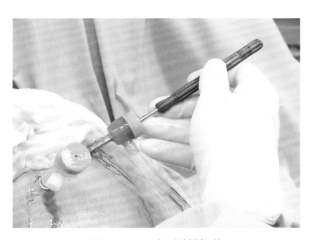

图 12.26　引入测量探钩

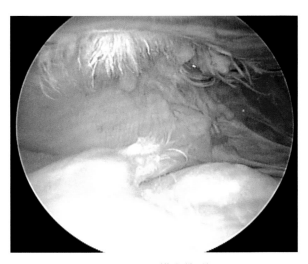

图 12.29　横向撕裂

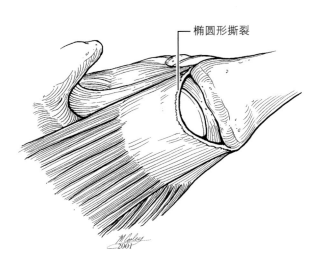

图 12.30　椭圆形撕裂

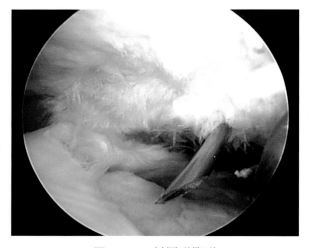

图 12.31　椭圆形撕裂

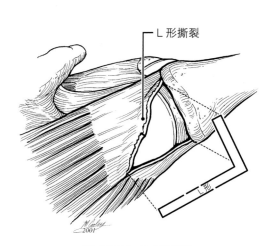

图 12.32　L 形撕裂

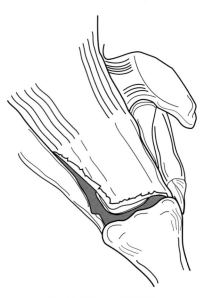

图 12.33　L 形撕裂

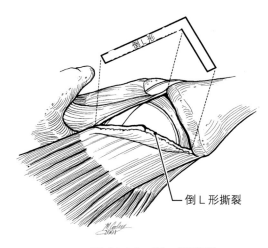

图 12.34　倒 L 形撕裂

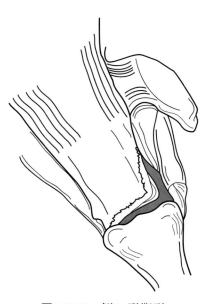

图 12.35　倒 L 形撕裂

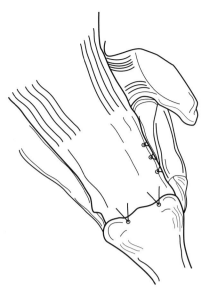

图 12.36　倒 L 形撕裂修复

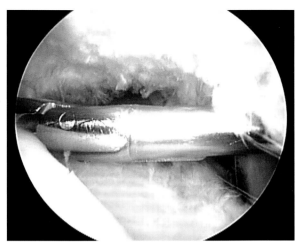

图 12.37　通过外侧套管插入抓钳以测试肌腱活动性

确定修复部位及其可复性。通常需要同时改变牵引方向和患者手臂的抬高、外展和旋转位置。通常，手臂放置在 20° 前屈、15° 外展和 10° 内旋的位置上（图 12.37 ~ 图 12.46）。用机械手臂支架（例如 Spyder 或 McConnell）将手臂保持在此位置。

喙肩韧带和肩峰成形术

如前几章所述，进行软组织肩峰下减压和肩峰成形术，需注意保留尽可能多的喙肩韧带。具有全层或滑囊侧肩袖撕裂的患者行肩峰成形术的主要指征是合并喙肩韧带附着处磨损的 2 型或 3 型肩峰。肩峰成形术的目的是增加肩峰下间隙的大小。将 2 型或 3 型肩峰转换为扁平的 1 型肩峰。除非骨骼非常厚，否则不需要对 1 型肩峰进行肩峰成形术。

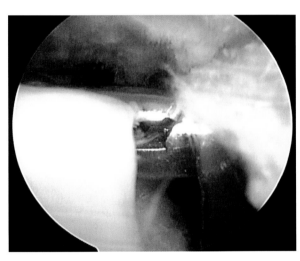

图 12.38　将抓钳插入外侧套管以测试肌腱活动性

肩锁关节

在软组织减压和肩峰成形术完成后，如果需要，可以看到肩锁关节。不常规行锁骨远端切除。如果患者基于术前病史（体侧内收或背后内旋时疼痛定位于肩锁关节）和检查（触诊时肩锁关节压痛）而出现与肩锁关节关节炎相符的症状，则进行锁骨远端切除是有道理的。这可以在修复肩袖之前或之后进行。我们希望在肩袖修复后进行此操作，以最大程度地减少肩袖修复期间的肩部肿胀。

肩袖松解

在肩袖与肩峰之间或肩袖与三角肌之间可能形成粘连，从而阻挡肌腱的活动。喙突韧带或喙肱韧

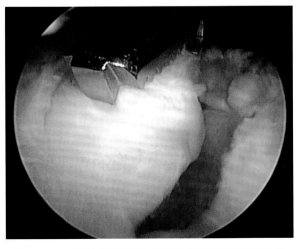

图 12.39　通过前套管插入抓钳以测试肌腱活动性

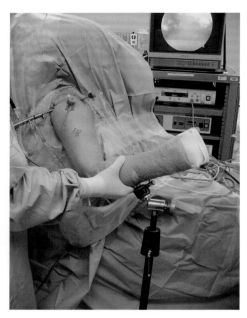

图 12.40　外旋手臂，直到撕裂复位并直接位于外侧套管下方

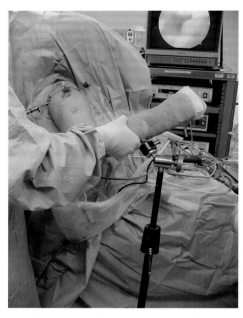

图 12.42　外展手臂，直到撕裂复位并直接位于外侧插管下方

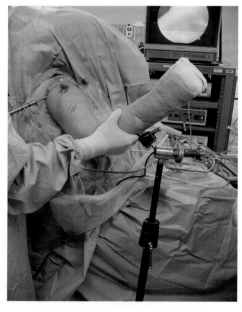

图 12.41　外展并外旋手臂，直到撕裂复位并直接位于侧套管下方

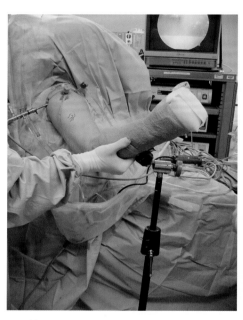

图 12.43　伸展手臂，直到撕裂复位并直接位于外侧套管下方

带挛缩可能会限制肩袖肌腱复位，从而给人造成无法修复的错误印象。

　　后部粘连通常不密集，通常可以通过将金属钝芯和套管插入外侧入路，将其置于撕裂前缘上方，然后将其向后扫到肩峰下方来进行松解。如果粘连特别厚，有时会使用射频来松解粘连。试图用电动刨刀去除浓密的粘连是不明智的。这通常会导致出

血，并且由于出血血管在较内侧的位置而难以控制。喙突前方的粘连通常很厚，需要射频才能松解。在喙肱韧带区域尤其如此（图 12.47 ～ 图 12.49）。

修复区域准备

　　下一步是在修复部位准备骨表面。电动刨刀或钻用于准备肌腱的松质骨床。去除 1 mm 或更少

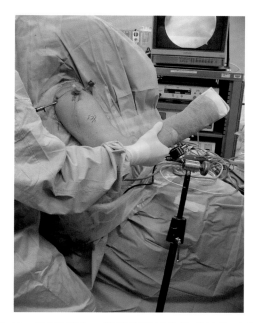

图 12.44 抬高手臂，直到撕裂复位并直接位于外侧套管下方

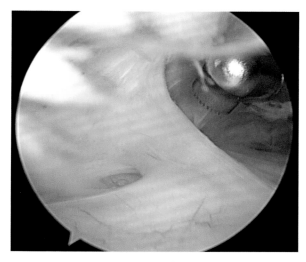

图 12.47 肩峰下粘连

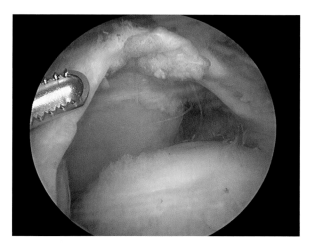

图 12.45 右肩肩袖撕裂的外侧入路视图

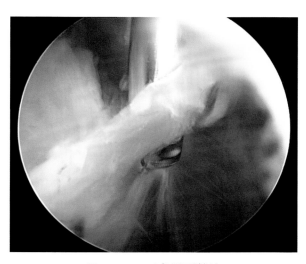

图 12.48 三角肌下粘连

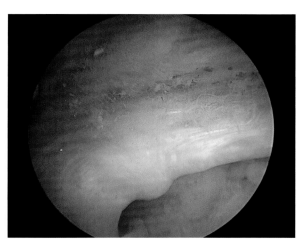

图 12.46 用抓钳将同一撕裂复位的外侧入路视图

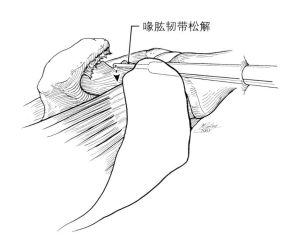

图 12.49 松解喙肱韧带下方的粘连

的皮质骨，直到可见出血表面为止（图 12.50 ~ 图 12.53 ）。

此时肌腱未放置在骨槽中。骨准备部位要基于肌腱的活动性。如果可以进行解剖修复，则可以从肱骨头的关节软骨边缘准备松质骨。肌腱撕裂长度决定了骨准备部位的前后尺寸。宽度是从肱骨头的关节软骨到大结节的内侧边缘的距离，通常为 1 ~ 2 cm。如果在没有过度的肌腱张力的情况下无法进行解剖修复，则将修复部位向内移动 10 mm。最好是在没有张力的情况下进行比较靠内的修复，而不是在过度拉伸的情况下进行解剖修复。

锚钉选择
锚钉设计

理想的缝合锚钉具有以下特征：①可以牢固固定在大结节中；②医生可以选择加载在锚钉上的缝线类型；③可以手动放置锚钉，而无须用动力器械预钻孔；④缝线可滑动；⑤如果放置不理想或缝线断裂，锚钉可从骨上取下；⑥锚钉牢固地连接到安置器械上，不会在肩峰下间隙的狭窄范围内脱落；⑦锚钉可以锐角穿透骨骼；⑧生物可降解而没有任何不利影响。当前没有可用的缝合锚钉满足所有这些标准。每种锚钉都有相对的优点和缺点，选择主要基于医生的个人喜好。

锚钉设计已随着时间的推移而发展。当前用于肩袖修复的锚钉器是带螺纹的，并且通常具有中空的芯，以使缝线穿过并允许骨向内生长。有带孔眼的锚钉可用，但较不常见，因为孔眼可能是故障的根源。大多数非金属锚钉需要有一个用开路锥或类似器械创建导向孔。锚钉可以不装载任何缝线，也可以预先装载 1 套、2 套或 3 套缝线。锚钉的尺寸可以变化，但是最常用于修复肩袖的锚钉直径在

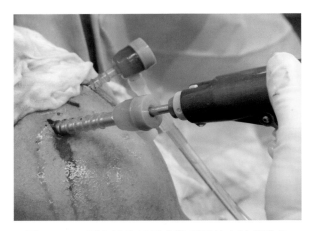

图 12.50　可在镜头于后入路时开始大结节准备

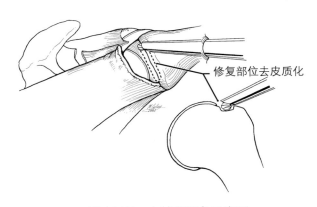

图 12.51　大结节准备示意图

修复部位去皮质化

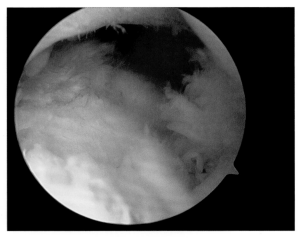

图 12.52　右肩外侧视图：准备前的足印区

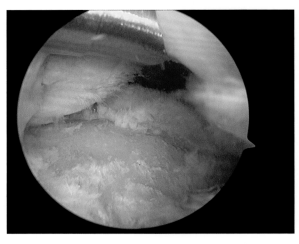

图 12.53　与图 12.52 相同的肩关节准备后

4.5 ~ 6.5 mm。我们通常使用直径为 4.5 ~ 5.5 mm 的无负载、双负载或三负载的锚钉。

锚钉材料

锚钉有 4 种不同的材料：金属、聚醚醚酮（PEEK）、生物可吸收的和生物复合材料。我们通常使用 PEEK，偶尔使用金属。金属锚钉提供了牢固的固定，有较低的成本，并且不需要为置入而制作导向孔，从而消除了一些手术步骤。金属锚钉的缺点是，它们会损害术后 MRI 的显像效果，并且在翻修期间有时会难以放置新的锚钉。

目前，我们主要使用 PEEK 制成的锚钉。我们喜欢 PEEK，因为它是惰性的，具有良好的结构和拔出特性，不会影响后续锚钉的翻修，也不会影响术后 MRI 的显像效果。它的缺点是成本较高。由于可能的滑囊形成和修复的损害，我们不使用生物可吸收的锚钉。由于成本较高，我们还尽量减少使用生物可吸收和生物复合材料的锚钉（图 12.54 ~ 图 12.58 ）。

缝线选择

对于大多数外科医生来说，这通常不存在选择，因为大多数锚钉都已预装。大多数缝线是＃2 编织不可吸收缝线的一种。

修复冈上肌撕脱型或新月形撕裂

外科医生会遇到的最基本和最常见的撕裂模式是撕脱型或新月形撕裂。我们将对此进行一些回顾，为了展示基本的修复方法，我们首先展示这种撕裂模式。

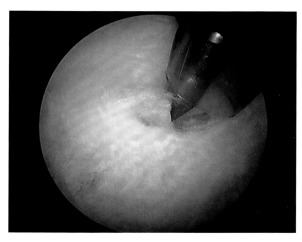

图 12.55　为非金属锚钉创建导向孔的开路锥

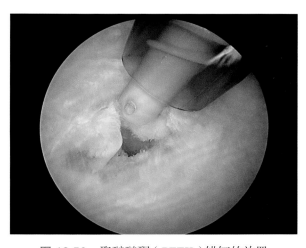

图 12.56　聚醚醚酮（PEEK）锚钉的放置

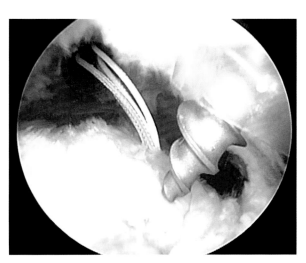

图 12.54　金属锚钉的放置

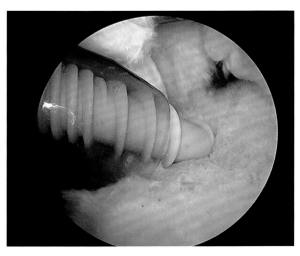

图 12.57　聚醚醚酮（PEEK）锚钉

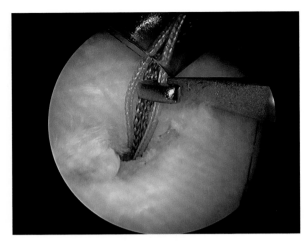

图 12.58   来自聚醚醚酮（PEEK）锚钉的缝线

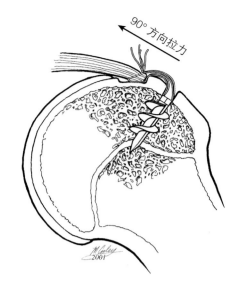

图 12.59   肌腱和锚钉之间呈直角

冈上肌肌腱单排修复

对于单排修复，可以将镜头放置在后入路或侧入路中。一些医生将锚钉放置在肩袖修复部位。我们将锚钉放置在大结节的外侧。我们这样做的原因如下：

1. 与准备好的修复部位的质骨床相比，将锚钉放置在具有完整皮质表面的骨中。

2. 该远端位置的骨密度大于近端骨密度。

3. 最小化锚钉和骨骼之间的角度，从而实现"直入式"锚钉植入。

4. 可以通过旋转手臂位置将锚钉从外侧套管置入，而无须经皮植入。

5. 锚钉的横向位置将拉动肌腱的作用力与锚钉纵轴呈 90° 角，从而将锚钉拉出风险降至最低（图12.59）。

6. 肌腱可以解剖修复（图 12.60）。如果锚钉在结节的内侧，则最终的愈合部位也会向内侧移动。

患者的手臂在相对内收的情况下修复肩袖。如果肌腱无法在患者手臂略内收的情况下解剖修复，则肌腱的实际愈合位置比较靠内（图 12.61、图12.62）。

首先放置最靠前的锚钉，然后根据需要在后方使用其他锚钉。将锚钉放置在距大结节远端约5～10 mm 的肱骨皮质上。如果使用金属锚钉，则植入器尖端刺入皮质后仅施加很小的压力。通过沿顺时针方向旋转锚钉而无须向内推动，可以使锚钉前进。如果施加的压力太大，某些患者的骨质疏松骨质将使锚钉陷入肱骨中。在使用开路锥创建导向

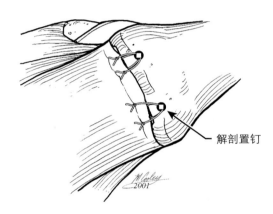

图 12.60   解剖修复

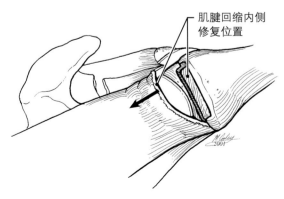

图 12.61   肩袖撕裂回缩

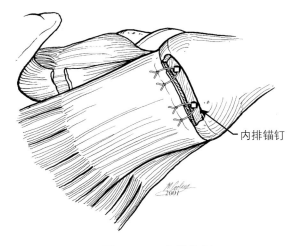

图 12.62　内排修复

内排锚钉

孔之后，放置非金属锚钉。安置每个锚钉后，牵引缝线以检测锚钉的固定情况。理想情况下，牵引缝线时应该能够横向平移肱骨头（和患者）。此步骤可确保锚钉妥善固定。通常，在通过缝线之前，我们会先放置所有锚钉。这使得更容易确定穿过肌腱的缝线穿透的精确位置。

另一种替代技术是在进行下一个锚钉操作之前，缝线挂住组织并打结。该技术的优点是简化了缝线管理。如果医生对此技术熟悉，也会产生良好的效果。我们偶尔会使用这种技术来修复大的撕裂。但总的来说，出于两个原因，我们不喜欢这种方法。首先，撕裂回缩时，通常很难判断哪条缝线去了哪里，而且更容易发生解剖修复错误。其次，撕裂较小时，如果打结，并且修复了一部分肌腱，则在将缝合钩用于其余修复时，有可能破坏修复。

安置每个锚钉后，助手将一个缝线拉钩经前套管，将 4 根缝线从套管中拉出，并用止血钳夹紧，以使每组缝线保持在一起。对于不同锚钉的 4 根缝线使用不同大小的止血钳来区别很有帮助。

缝线放置

锚钉放置完成后，将编织线穿过撕裂的肌腱。使软组织抓钳穿过外侧套管，并估算肌腱修复的精确位置以及每条缝线的位置和间距。缝线应与撕裂的前缘和后缘均匀隔开，并距肌腱边缘约 5 ～

10 mm。缝线从前到后穿过肌腱。通过这样的做法，最前面通过的缝线可以充当其他缝线的牵开器，并将其保持在工作区域之外，以进行后续缝合。

缝线通过
缝合枪技术

有几种方法可以使缝线穿过肩袖。这些工具已在前面的章节中进行了介绍，包括戳枪、缝合钩和缝合枪。对于单排肩袖修复，我们首选的器械是缝合枪。首先使用来自外侧套管的缝线拉钩取出前方锚钉缝线，将其从外侧套管中取出。助手将缝线装入缝合枪的钳口中。通过助手将器械放回套管中，同时助手控制缝线的松弛度，防止其被牵引到肩峰下间隙。医生必须对撕裂有一个良好的认识，使得放置缝线的位置合适以进行对称修复。缝合枪用于抓紧肌腱并出针以通过缝线。术者将针收回，助手将抓线钳穿过前套管置入并抓紧缝线。一旦助手牢固地抓住了缝线，术者就将缝合枪的钳口打开，并在助手将套管保持在适当位置以确保不会被拉出时，将其从侧套管中拔出。助手将通过的缝线从前套管中拉出，同时将前套管保持在原位。如果同时移除两个器械，则可能会发生缝线处理错误。一次执行一个步骤很重要。然后使用先前描述的技术从前到后安置缝线（图 12.63 ～ 图 12.83）。

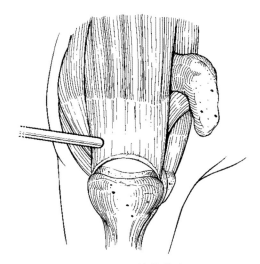

图 12.63　单排技术

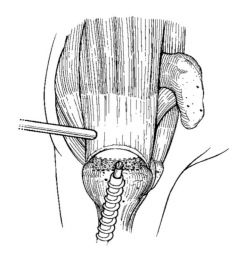

图 12.64　打磨修复区域

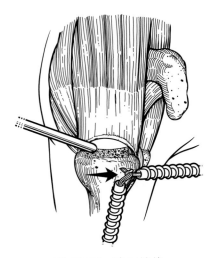

图 12.67　取回缝线

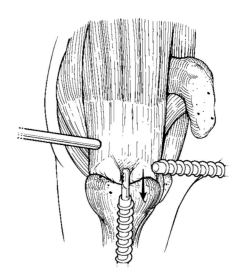

图 12.65　测试肩袖活动性

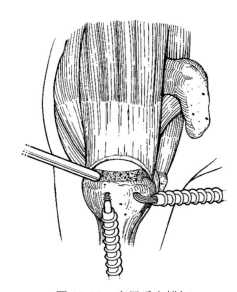

图 12.68　安置后方锚钉

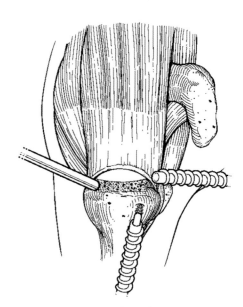

图 12.66　安置前方锚钉

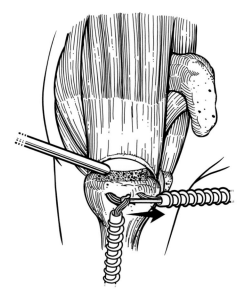

图 12.69　从前套管取回后方缝线

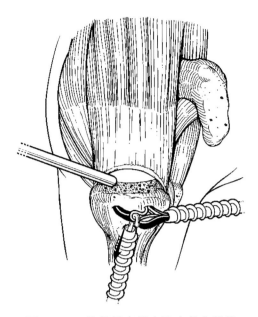

图 12.70　从外侧套管中取出前方缝线

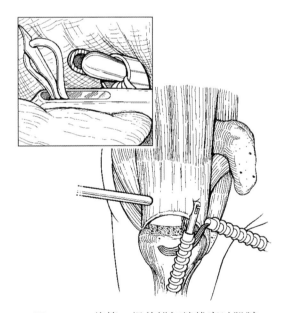

图 12.71　将第一根前锚钉缝线穿过肌腱

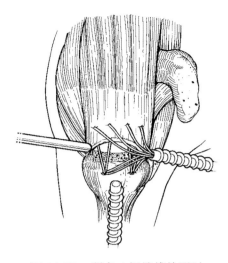

图 12.72　所有 4 根缝线均通过

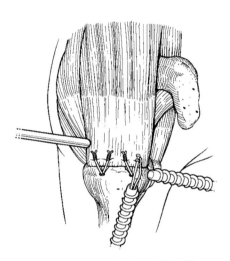

图 12.73　缝线从后到前打结

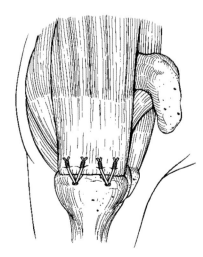

图 12.74　完成修复

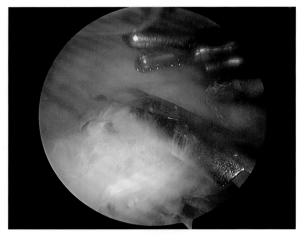

图 12.75　右肩：一次三加载缝线的单排修复。前方缝线已穿过肩袖组织

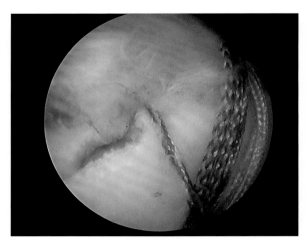

图 12.78　第一次缝合完成

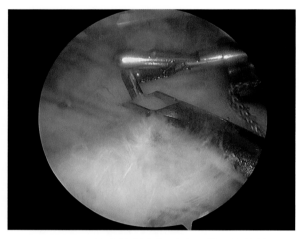

图 12.76　缝合枪刺穿肌腱安置第一根缝线

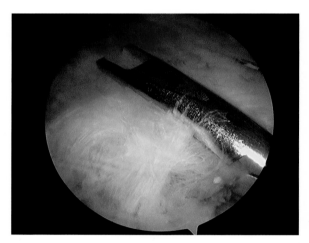

图 12.79　中间缝线已穿过肩袖

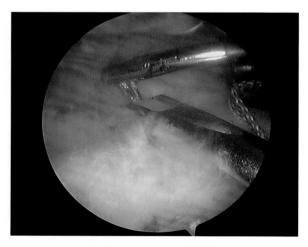

图 12.77　从前入路取回的缝线

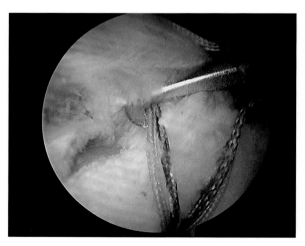

图 12.80　前套管的缝线拉钩向前牵引缝线，以避免干扰后方缝线

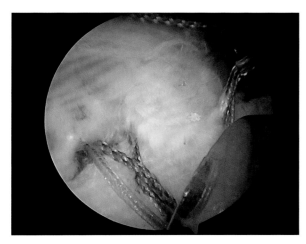

图 12.81　所有缝线都穿过了肌腱

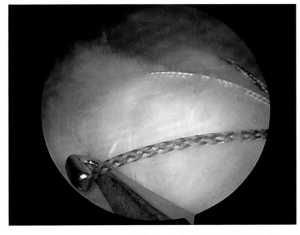

图 12.82　按从后到前的顺序取出并打结缝线

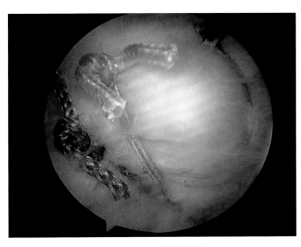

图 12.83　完成修复

打结

打结通常从后方开始，然后向前进行，但医生可以根据撕裂的几何形状随机应变。使用缝线拉钩将每对后方锚钉缝线从前套管转移到外侧套管并单独打结。从前套管取回前缝线，将其从侧方套管取出，并以类似的方式打结。我们尝试了各种缝合技术（褥式、改良 Mason-Allen 术），但发现它们麻烦且耗时。褥式缝线穿过肌腱的次数增加了 1 倍，并且由于其较为内侧的位置，导致肌腱边缘向上翻转。我们更喜欢使用单次缝合来修复各种尺寸的肩袖撕裂，并且没有出现缝线拔出的问题。单根缝线穿过肌腱边缘，并将其牢固地靠在骨骼上。在讲授打结时，我们经常观察到医生在打结时施加过大的张力，这通常是由于关节镜打结的经验不足。第一锚钉缝线仅以足够的张力打结以将肌腱边缘推进至所需的修复部位即可。此时，肌腱通常会复位，随后的缝线必须以刚刚足够的张力打结以将肌腱贴近骨面。过度的张力会勒紧组织或导致缝线撕裂肌腱（图 12.84 ～ 图 12.91）。

双排修复
技术类型和对比

双排（double-row, DR）修复可分为：①真正的 DR 技术，在这种修复中，每排的缝线均独立于内排和外排锚钉通过；②穿骨等效技术（transosseous equivalent technique, TOE），两排缝线形成一个结构，可对肩袖的足印区进行加压。TOE 也有其他名称，例如缝合桥技术。DR 和 TOE 技术都将锚钉

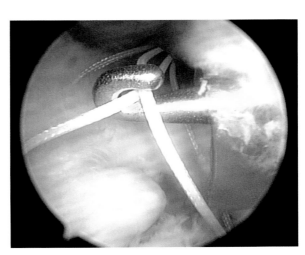

图 12.84　从外侧套管取出缝线（之前在前方套管内）

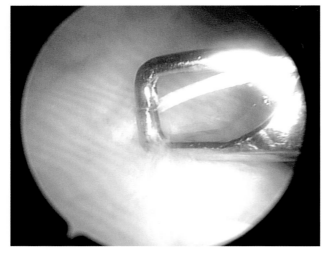

图 12.85　检查线结缠绕

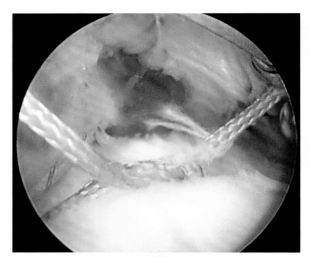

图 12.88　打第一个正手结

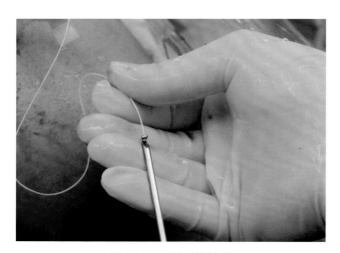

图 12.86　通过推结器

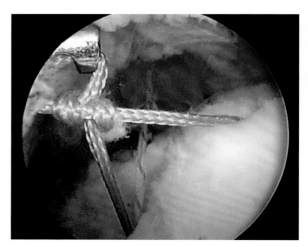

图 12.89　第二个正手结

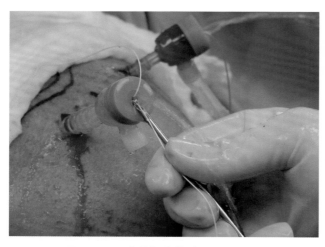

图 12.87　从外侧套管将推结器推下

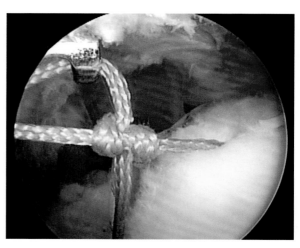

图 12.90　滑动第二个结

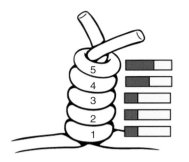

结的张力范围 1 ～ 10	
结的个数	结的张力大小
1	3/10
2	3/10
3	3/10
4	5/10
5	6/10

图 12.91　结的张力

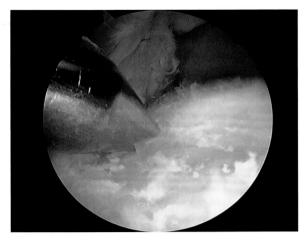

图 12.93　钝芯扩张软组织

放置在相似的位置。标准构造是放置两个内侧锚钉和两个外侧锚钉，但这随撕裂的大小和模式而异。

　　对于 DR 技术，将内侧锚钉缝线以褥式缝合方式放置和打结。在 TOE 技术中，这些缝线可以打结，也可以简单地在外排进行固定。我们倾向于在两种技术中都对内排进行打结。在 DR 技术中，应用外排锚钉缝线进行单纯缝合。

双排技术

　　通常，我们将关节镜保持在外侧入路。选用合适的角度，从前入路或后入路放置锚钉。手臂可能需要内收并外旋以允许后入路放置后内侧锚钉，并且可能需要内旋以放置前内侧锚钉。如果角度不合适，则可能需要经皮放置。对于经皮放置，将手臂置于内收状态。腰穿针用于评估置钉角度。皮肤进入部位通常位于肩峰外侧边缘附近。然后做一个小的皮肤切口，并放置一个钝芯以确认角度并应用开路锥扩大通道（图 12.92 ～ 图 12.95 ）。

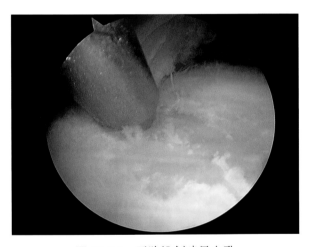

图 12.94　开路锥创建导向孔

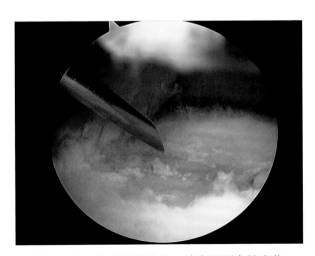

图 12.92　经皮锚钉放置：首先用腰穿针定位

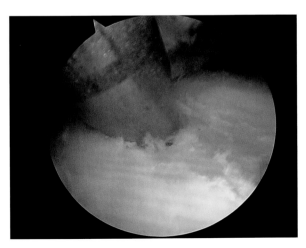

图 12.95　准备放置锚钉

将前方锚钉放置在肱二头肌结节间沟出口的后方，并紧连在关节软骨外侧。锚钉间距为 1～1.5 cm。内排后方锚钉放置在距撕裂后缘约 0.5 cm 处。如前所述，通常需要少量的外旋来放置更靠后的锚钉（图 12.96～图 12.99）。

缝线是根据最佳方法通过入路进行钩出的，以最大程度地减少肩峰下间隙内缝线互相缠绕造成的视觉阻碍。缝线通常经由前外侧入路或提供良好进入角度的任何入路穿过肩袖组织。通常，为了最小化对肩袖组织血供的压迫，内排锚钉仅进行一道褥式缝合穿过内侧肩袖。如果存在第二套缝线，则将其卸下。这与如下所述的 TOE 技术不同。一旦穿过肌腱组织，将内排缝线从前入路或后入路拉出。通常最好是向前拉前方的缝线，然后向后拉后方的缝线，在每套缝线上放置一个钳子，以将它们与外排缝线区分开（图 12.100～图 12.104）。

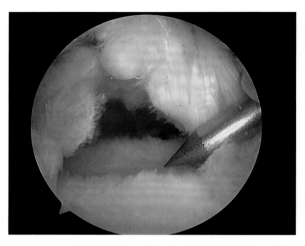

图 12.98　从右肩外侧入路观察从前入路放置开路锥

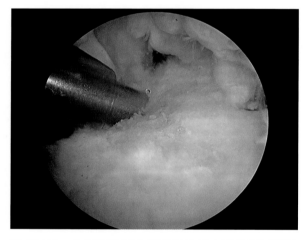

图 12.96　从右肩外侧入路观察从后入路放置开路锥

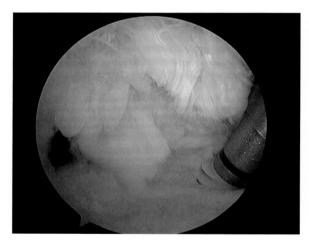

图 12.99　放置锚钉

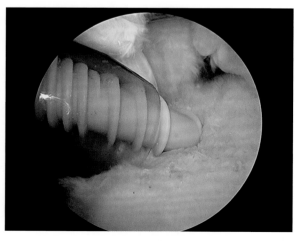

图 12.97　放置锚钉

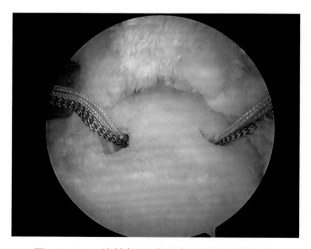

图 12.100　从外侧入路观察放置的内排锚钉

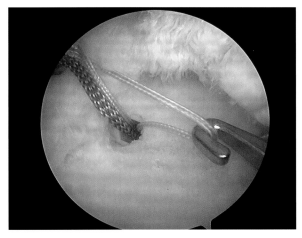

图 12.101　从前外侧入路取回的后方锚钉的缝线

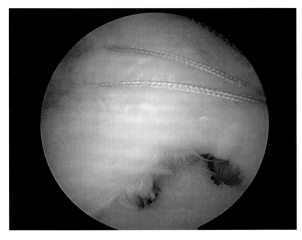

图 12.104　一根缝线的两端通过肌腱以创建内排的水平褥式缝合

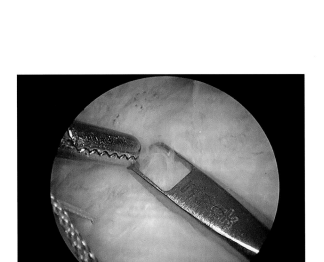

图 12.102　缝线从前外侧入路穿过肩袖组织

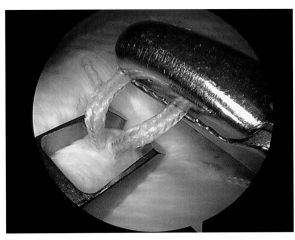

图 12.103　从前入路取回的缝线

　　然后使用前外侧入路或外侧入路放置外侧锚钉。手臂通常需要内旋，以允许通过前外侧入路放置外排锚钉。与内排缝合一样，前方缝线被拉向前，后方缝线被拉向后。缝线拉钩或环形抓线钳用于从前外侧入路顺序取回缝线，并使用缝合枪安装缝线。缝线在内排的外侧并均匀列开地穿过肌腱。可以通过前入路或后入路取回缝线，以最大程度地减少关节的视觉障碍。通常，外排缝线行单纯缝合。如果仅使用一个内排和一个外排缝线锚钉，则可以使用 Mason-Allen 式缝合，将装载三套缝线的外排锚钉的中间缝线置于内排缝线之间并位于内侧。

　　所有缝线在打结前均已通过组织。首先将内排缝线通过前入路和后入路打结，以使结的受力方向与缝线的走行保持一致。在内排缝线打结时将外排缝线从前外侧入路中取出并进行牵引可复位肩袖至结节，并确保内排缝线在无阻塞的套管中打结（图 12.105 ~ 图 12.111 ）。

穿骨等效技术

　　如前所述放置内侧锚钉并行褥式缝合和打结。然后内排锚钉的第二套缝线（如果有的话）可以在每个内排锚钉的前方和后方以褥式缝合的方式穿过肌腱。我们将前方缝线缝合于肩袖间隙中，并将后方锚钉缝线缝合在冈下肌。它们可以阻挡撕裂的纵向延伸，并创建角加压作用（图 12.112 ~ 图 12.115 ）。这一点是 TOE 技术和 DR 技术的区别，DR 技术中医生将外排缝线从内排缝线的前方和后

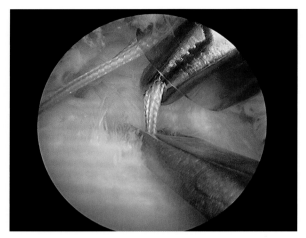

图 12.105   右肩外排锚钉的最前方缝线穿过肌腱

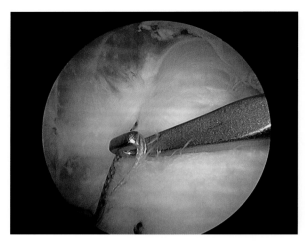

图 12.108   在全部三条外排缝线通过后，从前入路取回内排缝线

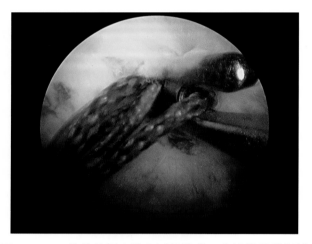

图 12.106   从前外侧入路取回的装载三套缝线的外侧锚钉的中间缝线

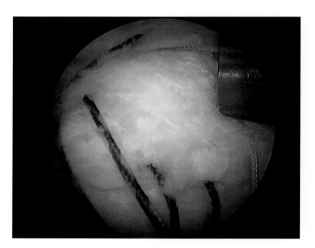

图 12.109   内排缝线首先打结

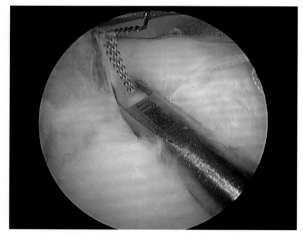

图 12.107   该中间缝线在内排锚钉的内侧以及中间通过

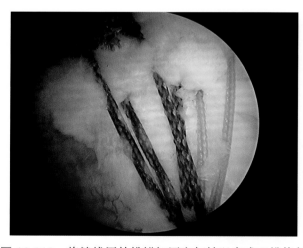

图 12.110   将缝线用外排锚钉固定打结以完成双排修复

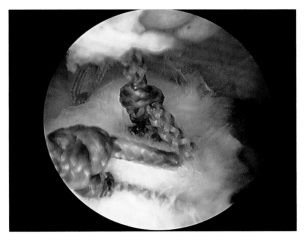

图 12.111 完成修复

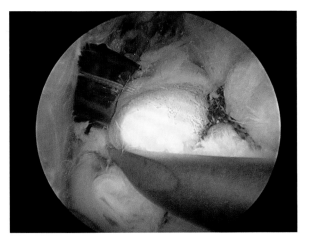

图 12.114 缝线通常在外排完成后就打结

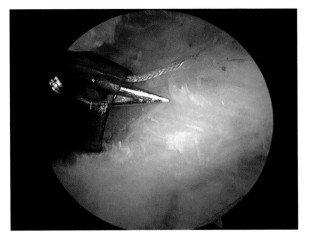

图 12.112 后入路中的戳枪，用于通过第二套内排"撕裂停止"缝线

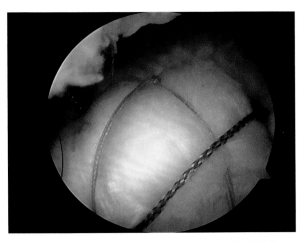

图 12.115 修复完成，显示后方缝线结与其余结构不同

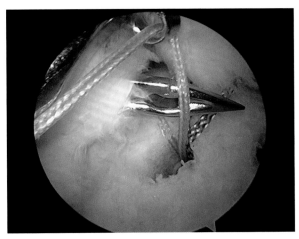

图 12.113 推结器有助于将缝线传送到戳枪

方通过肌腱。若将内排锚钉的第二套缝线通过肌腱有可能会导致过度的组织缺血。一旦将该第二套缝线从内侧锚钉穿过，直到明确确定肩袖已被安全复位并覆盖结节后，才将它们打结。它们通常在其他内排缝合或外排缝合完成后才打结。

在典型的两内两外锚钉结构中，从前外侧入路取回已被打结的每个内排锚钉的缝线。缝线被装入无结锚钉，该锚钉被放置在大结节的上外侧边缘远端约 2 ~ 3 cm 处。前方锚钉放置在最前面，肱二头肌结节间沟的正后方。然后将关节镜移至前外侧入路，将套管放置于外侧入路。取回打结的内排缝线的第二套，并在前外侧锚钉后方 1 ~ 2 cm 处再次用无结锚钉固定。如果第二套内排缝线尚未打结，则此时进行打结（图 12.116 ~ 图 12.127）。

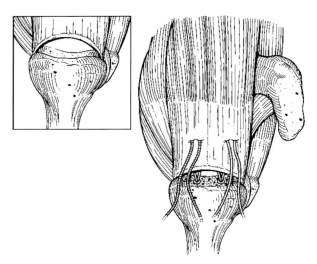

图 12.116　穿骨等效技术

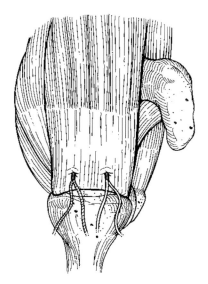

图 12.117　穿骨等效技术

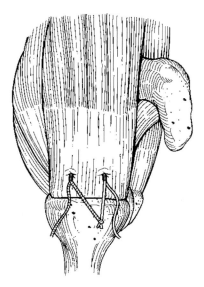

图 12.118　穿骨等效技术

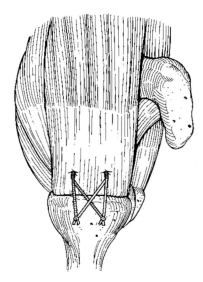

图 12.119　穿骨等效技术

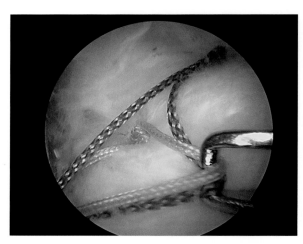

图 12.120　从前外侧入路取出的内排缝线，用于外排锚钉的加载

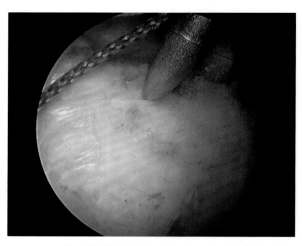

图 12.121　前方外排锚钉放置在肱二头肌结节间沟的后方，距离大结节平台远端 1 ~ 2 cm

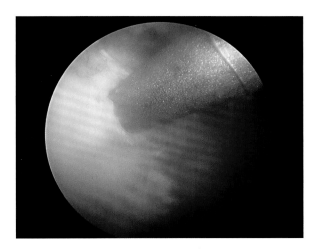

图 12.122　开路锥创建导向孔

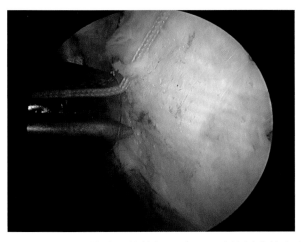

图 12.125　关节镜移至前外侧入路。开路锥创建导向孔用于后方外排锚钉

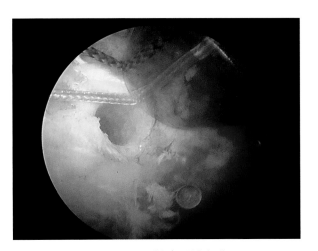

图 12.123　创建了导向孔

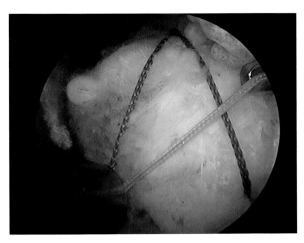

图 12.126　外排锚钉的间距

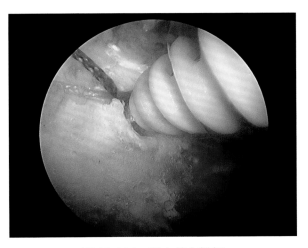

图 12.124　置入前方锚钉

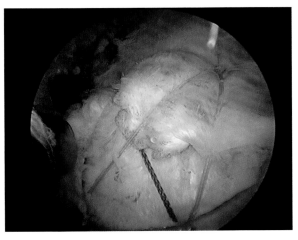

图 12.127　最终修复结构

纵向撕裂

　　纵向撕裂可单独或作为复杂撕裂的一部分遇到。最常见的情况是 L 形或倒 L 形撕裂。在本书钙化肌腱病部分对另一种情况进行了回顾，修复切除钙化导致的医源性撕裂。

　　当遇到 L 形或倒 L 形撕裂时，应用锚钉缝线将撕裂的外侧角进行缝合。剩余的撕裂以边对边缝合进行处理。可以使用外侧入路的缝合枪或前入路或后入路的戳枪进行修复（图 12.128 ~ 图 12.137 ）。

水平撕裂

　　一些撕裂在肌腱的深层和浅层之间分层。如果

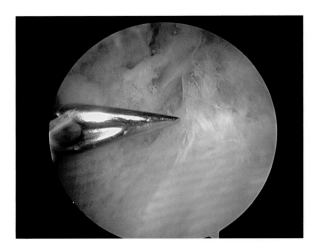

图 12.130　戳枪从后入路穿过，刺穿撕裂后方部分

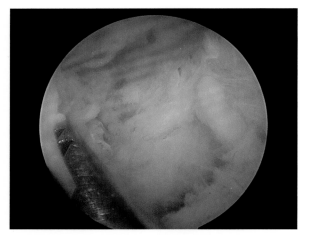

图 12.128　从右肩外侧入路观察的纵向冈上肌撕裂

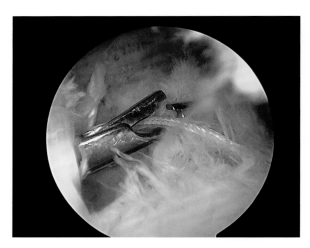

图 12.131　戳枪取出通过的缝线

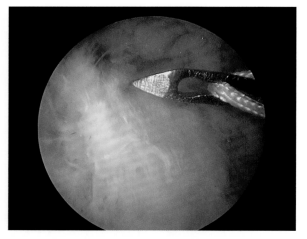

图 12.129　肩袖针从前入路穿过，刺穿撕裂前方部分

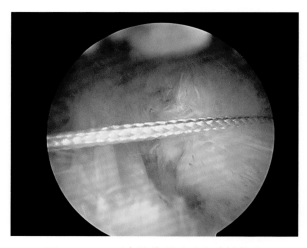

图 12.132　两支缝线通过后入路被拉出

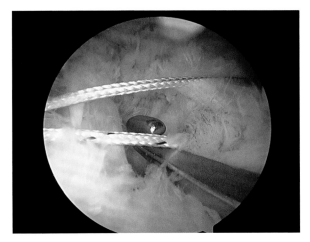

图 12.133　第二条缝线第一次穿过前撕裂瓣并从前外侧入路取回

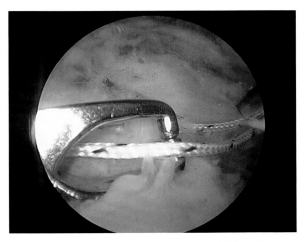

图 12.136　从后入路取回边对边缝线完成打结

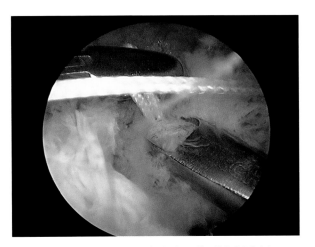

图 12.134　应用缝合枪穿过撕裂内侧分层

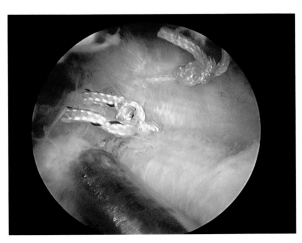

图 12.137　两条缝线打结以完成修复

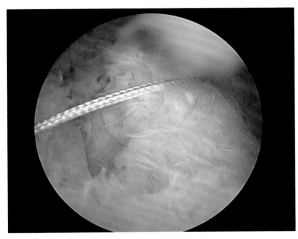

图 12.135　穿过两个撕裂瓣的外侧缝线

是这种情况，则可以使用上述任何一种技术进行修复，但是由于组织可能太厚，因此可能需要将缝线按顺序通过两层肌腱，而不是一次性通过缝线。医生还需要判断每层的组织偏移，以设计缝线的位置。

肩胛下肌撕裂

这些撕裂以前在本书中并未得到广泛介绍。但是，它们现在更普遍地被发现，可能需要通过简单的清创术、部分修复或完全修复来处理。如果肌腱未从小结节处撕脱，则简单的清创术或边对边修复即可。如果有撕脱，则可在关节内或关节外进行修复（图 12.138 ~ 图 12.141）。我们通常更喜欢采用关节外方法，尤其是在伴有冈上肌撕裂的情况下。

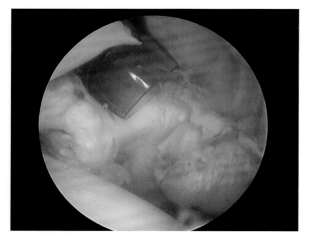

图 12.138   肩胛下肌上份撕裂的左肩后方视图

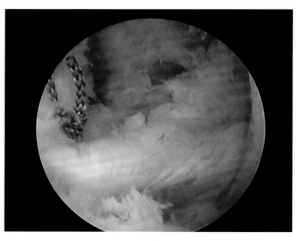

图 12.141   从前入路放置一个锚钉后进行最终的关节内修复。缝线从外侧入路穿过并固定在冈上肌缺损部位

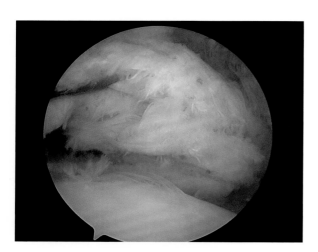

图 12.139   撕裂的外侧面显示了小结节的撕脱

我们几乎总是在肩胛下肌手术同时对肱二头肌进行固定术或肌腱切断术，因为它经常参与肩胛下肌病变。处理肱二头肌也有助于更好地显露肩胛下肌止点并找到病变。

对于边对边修复，我们将使用一个前入路和一个缝合钩来通过和收回穿过撕裂的尼龙转移缝线。该尼龙缝线用于转移不可吸收编织缝线，并将该缝线与受损的肌腱相连（图 12.142 ~ 图 12.146）。

对于关节外修复，肱二头肌结节间沟从肩峰下腔打开。需要将手臂置于前屈状态，并通过变化的内旋和外旋来靠近肩胛下肌。镜头放置在外侧入路中。锚钉通过前入路放置。缝线从前入路和前外侧入路通过。缝线存放在前入路或后入路（原始镜头进入入路）中（图 12.147 ~ 图 12.154）。

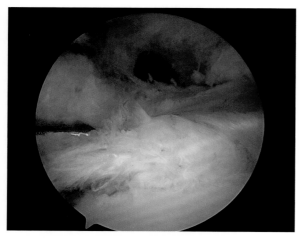

图 12.140   通过前入路应用组织抓钳复位小的冈上肌撕裂

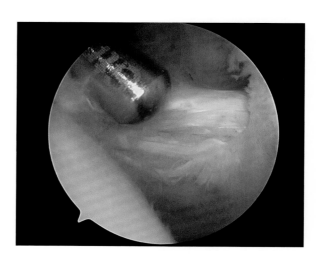

图 12.142   从后入路观察左肩肩胛下肌纵裂

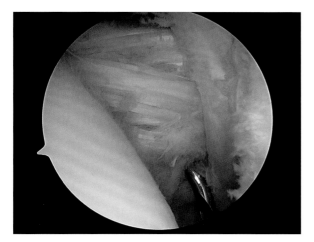

图 12.143　来自前入路的缝合钩，将尼龙线的环形端在撕裂处穿过组织

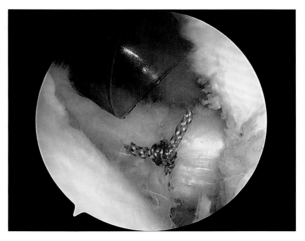

图 12.146　缝线已打结，以完成边对边修复

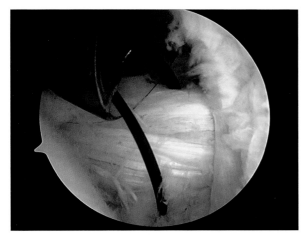

图 12.144　将足够多的尼龙线穿入关节，以便从同一入口取回

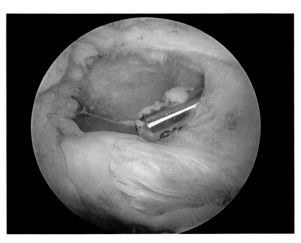

图 12.147　右肩肩胛下肌上 1/3 撕裂的关节内视图

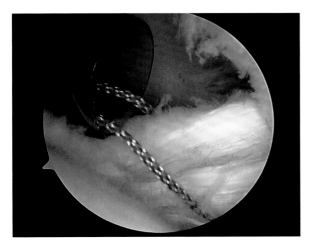

图 12.145　不可吸收编织缝线穿过

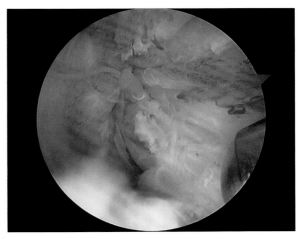

图 12.148　同一撕裂的关节外视图

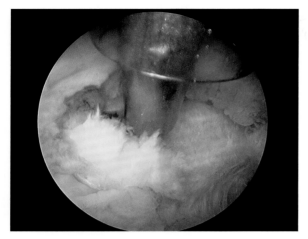

图 12.149　已准备小结节，从前入路用开路锥创建导向孔，放置锚钉

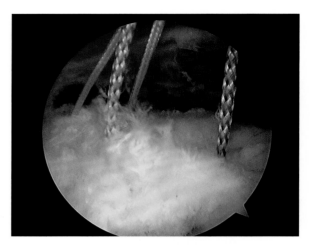

图 12.152　所有 4 根缝线均已通过

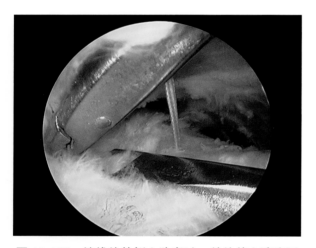

图 12.150　缝线从外侧入路穿过，并从前入路取回

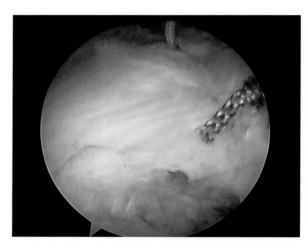

图 12.153　完成修复的打结缝线的肩峰下视图

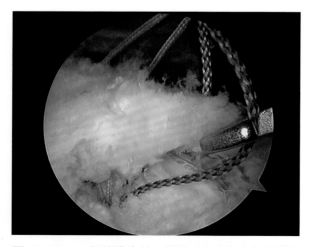

图 12.151　4 根缝线中的 3 根以"十字"形穿过肌腱

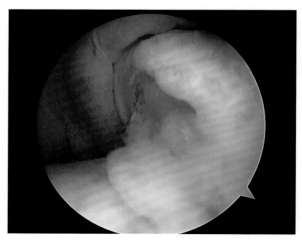

图 12.154　通过肩袖间隙放置的关节镜，可以从关节侧观察肩胛下肌的位置

如果肩胛下肌撕裂合并冈下肌撕裂，则首先处理肩胛下肌撕裂。

术后处理

术后敷料保持 2 天。伤口保持干燥 1 周。通常，术后 4 周都不应锻炼。警觉和清醒时，患者可以取下吊带护具，以使肘部伸展。鼓励手和腕部运动。当患者感到舒适时，可以书写和使用键盘。如果进行了肱二头肌腱固定术，则在 6 周内不允许活动屈肘。大多数修复在 4 周后停止使用吊带。

在第 4 周时，患者开始钟摆运动，在 1 周后进展为手在桌子上移动，在下一周进行手扶墙移动训练。如果他们在 8 周时手扶墙移动训练（主动辅助运动范围）达到 140° 的正向抬高，则应指导他们使用非手术臂将手术臂主动辅助前屈增加到 170°，然后尝试将双手放在头后方的"午睡"位置。如果他们在 8 周时未达到 140°，则建议其至治疗师处进行被动和主动辅助运动练习的水疗。最早在 3 个月后开始肌力锻炼治疗，康复持续 6～12 个月。康复计划在第 19 章中有更详细的描述。

并发症

关节镜下肩袖修复后最常见的并发症是僵硬和肌腱愈合失败。关节镜肩袖修复后，感染是一种罕见的并发症。

僵硬

如果术后 6 个月僵硬持续，则可进行关节镜下挛缩松解和肩峰下粘连的清创术。这通常可以成功地改善运动，但患者在术后几个月后仍需立即进行积极的物理治疗。

愈合失败

如果患者持续存在疼痛和无力，则可能需进行超声、MRI 或 MR 关节造影（MRA）检查。如果使用金属锚钉，则最好进行 MRA 或超声检查。如果使用 PEEK 锚钉，则 3 项检查都是可行的。但是，除非肌腱边缘与大结节明显分离，否则可能难以评估修复是愈合失败或是存在复发性撕裂。

术后 6 个月持续的疼痛和无力是翻修手术的相对适应证。如果在再次手术时发现撕裂，则可以根据评估的失败模式和剩余组织质量再次对其进行修复。可选择的手术包括清创术、植骨增强术或考虑进行反向肩关节置换术。但是，对于这些失败，我们并不热衷于进行植骨增强。

参考文献

Abboud JA, Silverberg D, Pepe M, et al. Surgical treatment of os acromiale with and without associated rotator cuff tears. *J Shoulder Elbow Surg*. 2006;15:265–270.

Abrams JS, Bell RH, eds. *Arthroscopic Rotator Cuff Surgery*. Secaucus, New Jersey: Springer Science; 2008.

Adams JE, Zobitz ME, Reach JS, et al. Rotator cuff repair using an acellular dermal matrix graft: An in vivo study in a canine model. *Arthroscopy*. 2006;22:700–709.

Anderson K, Boothby M, Aschenbrener D, van Holsbeeck M. Outcome and structural integrity after arthroscopic rotator cuff repair using 2 rows of fixation: minimum 2-year follow-up. *Am J Sports Med*. 2006;34:1899–1905.

Beall DP, Williamson EE, Ly JQ, et al. Association of biceps tendon tears with rotator cuff abnormalities: degree of correlation with tears of the anterior and superior portions of the rotator cuff. *AJR Am J Roentgenol*. 2003;180:633–639.

Bezer M, Yildirim Y, Akgün U, et al. Superior excursion of the humeral head: A diagnostic tool in rotator cuff tear surgery. *J Shoulder Elbow Surg*. 2005;14:375–379.

Blevins FT, Warren RF, Cavo C, et al. Arthroscopic assisted rotator cuff repair: results using a mini-open deltoid splitting approach. *Arthroscopy*. 1996;12:50–59.

Boes MT, McCann PD, Dines DM. Diagnosis and management of massive rotator cuff tears: the surgeon's dilemma. *Instr Course Lect*. 2006;55:45–57.

Boileau P, Brassart N, Watkinson DJ, et al. Arthroscopic repair of full-thickness tears of the supraspinatus: does the tendon really heal? *J Bone Joint Surg Am*. 2005;87:1229–1240.

Burkhart SS. A stepwise approach to arthroscopic rotator cuff repair based on biomechanical principles. *Arthroscopy*. 2000;16:82–90.

Fealy S, Adler RS, Drakos MC, et al. Patterns of vascular and anatomical response after rotator cuff repair. *Am J Sports Med*. 2006;34:120–127.

Gartsman GM, O'Connor DP. Arthroscopic rotator cuff repair with and without arthroscopic subacromial decompression: a prospective, randomized study of one-year outcomes. *J Shoulder Elbow Surg*. 2004;13:424–426.

Gartsman GM, Taverna E. The incidence of glenohumeral joint abnormalities associated with full-thickness, reparable rotator cuff tears. *Arthroscopy*. 1997;13:450–455.

Gartsman GM, Brinker MR, Khan M, Karahan M. Early effectiveness of arthroscopic repair for patients with full-thickness tears of the rotator cuff. *J Bone Joint Surg Am*. 1998;80:33–40.

Gartsman GM, Brinker MR, Khan M, Karahan M. Self-assessment of general health status in patients with five common shoulder conditions. *J Shoulder Elbow Surg*. 1998;7:228–237.

Gartsman GM, Khan M, Hammerman SM. Arthroscopic repair of full-thickness rotator cuff tears. *J Bone Joint Surg Am*. 1998;8:832–840.

Gartsman GM. Arthroscopic assessment of rotator cuff tear reparability. *Arthroscopy*. 1996;12:546–549.

Gartsman GM. Arthroscopic management of rotator cuff disease. *J Am Acad Orthop Surg*. 1998;6:259–288.

Gill TJ, McIrvin E, Kocher MS, et al. The relative importance of acromial morphology and age with respect to rotator cuff pathology. *J Shoulder Elbow Surg*. 2002;11:327–330.

Gimbel JA, Mehta S, Van Kleunen JP, et al. The tension required at repair to reappose the supraspinatus tendon to bone rapidly increases after injury. *Clin Orthop Relat Res.* 2004;426:258–265.

Gleyze P, Thomazeau H, Flurin PH, et al. Arthroscopic rotator cuff repair: A multicentric retrospective study of 87 cases with anatomical assessment. *Rev Chir Orthop Reparatrice Appar Mot.* 2000;86:566–574.

Goutallier D, Postel JM, Gleyze P, et al. Influence of cuff muscle fatty degeneration on anatomic and functional outcomes after simple suture of full-thickness tears. *J Shoulder Elbow Surg.* 2003;12:550–554.

Grana WA, Teague B, King M, Reeves RB. An analysis of rotator cuff repair. *Am J Sports Med.* 1994;22:585–588.

Harryman DT, Hettrich CM, Smith KL, et al. A prospective multipractice investigation of patients with full-thickness rotator cuff tears: the importance of comorbidities, practice, and other covariables on self-assessed shoulder function and health status. *J Bone Joint Surg Am.* 2003;85:690–696.

Harvie P, Ostlere SJ, Teh J, et al. Genetic influences in the aetiology of tears of the rotator cuff: sibling risk of a full-thickness tear. *J Bone Joint Surg Br.* 2004;86:696–700.

Hirose K, Kondo S, Choi HR, et al. Spontaneous healing process of a supraspinatus tendon tear in rabbits. *Arch Orthop Trauma Surg.* 2004;124:374–377.

Ide J, Maeda S, Takagi K. A comparison of arthroscopic and open rotator cuff repair. *Arthroscopy.* 2005;21:1090–1098.

Ide J, Tokiyoshi A, Hirose J, Mizuta H. Arthroscopic repair of traumatic combined rotator cuff tears involving the subscapularis tendon. *J Bone Joint Surg Am.* 2007;89:2378–2388.

Kandemir U, Allaire RB, Jolly JT, et al. The relationship between the orientation of the glenoid and tears of the rotator cuff. *J Bone Joint Surg Br.* 2006;88:1105–1109.

Kim E, Jeong HJ, Lee KW, Song JS. Interpreting positive signs of the supraspinatus test in screening for torn rotator cuff. *Acta Med Okayama.* 2006;60:223–228.

Kim SH, Ha KI, Park JH, et al. Arthroscopic versus mini-open salvage repair of the rotator cuff tear: outcome analysis at 2 to 6 years' follow-up. *Arthroscopy.* 2003;19:746–754.

Klepps S, Bishop J, Lin J, et al. Prospective evaluation of the effect of rotator cuff integrity on the outcome of open rotator cuff repairs. *Am J Sports Med.* 2004;32:1716–1722.

Kobayashi M, Itoi E, Minagawa H, et al. Expression of growth factors in the early phase of supraspinatus tendon healing in rabbits. *J Shoulder Elbow Surg.* 2006;15:371–377.

Kuhn JE, Dunn WR, Ma B, et al. Interobserver agreement in the classification of rotator cuff tears. *Am J Sports Med.* 2007;35:437–441.

Kyrölä K, Niemitukia L, Jaroma H, Väätäinen U. Long-term MRI findings in operated rotator cuff tear. *Acta Radiol.* 2004;45:526–533.

Lähteenmäki HE, Hiltunen A, Virolainen P, Nelimarkka O. Repair of full-thickness rotator cuff tears is recommended regardless of tear size and age: a retrospective study of 218 patients. *J Shoulder Elbow Surg.* 2007;16:586–590.

Lähteenmäki HE, Virolainen P, Hiltunen A, et al. Results of early operative treatment of rotator cuff tears with acute symptoms. *J Shoulder Elbow Surg.* 2006;15:148–153.

Lee E, Bishop JY, Braman JP, et al. Outcomes after arthroscopic rotator cuff repairs. *J Shoulder Elbow Surg.* 2007;16:1–5.

Lo IK, Boorman R, Marchuk L, et al. Matrix molecule mRNA levels in the bursa and rotator cuff of patients with full-thickness rotator cuff tears. *Arthroscopy.* 2005;21:645–651.

Longo UG, Franceschi F, Ruzzini L, et al. Histopathology of the supraspinatus tendon in rotator cuff tears. *Am J Sports Med.* 2007;36:533–538.

MacMahon PJ, Taylor DH, Duke D, et al. Contribution of full-thickness supraspinatus tendon tears to acquired subcoracoid impingement. *Clin Radiol.* 2007;62:556–563.

Matthews TJ, Hand GC, Rees JL, et al. Pathology of the torn rotator cuff tendon: reduction in potential for repair as tear size increases. *J Bone Joint Surg Br.* 2006;88:489–495.

Matthews TJ, Smith SR, Peach CA, et al. In vivo measurement of tissue metabolism in tendons of the rotator cuff: implications for surgical management. *J Bone Joint Surg Br.* 2007;89:633–638.

Mazoué CG, Andrews JR. Repair of full-thickness rotator cuff tears in professional baseball players. *Am J Sports Med.* 2006;34:182–189.

Meyer DC, Fucentese SF, Koller B, Gerber C. Association of osteopenia of the humeral head with full-thickness rotator cuff tears. *J Shoulder Elbow Surg.* 2004;13:333–337.

Middleton WD, Teefey SA, Yamaguchi K. Sonography of the rotator cuff: analysis of interobserver variability. *AJR Am J Roentgenol.* 2004;183:1465–1468.

Milano G, Grasso A, Salvatore M, et al. Arthroscopic rotator cuff repair with and without subacromial decompression: a prospective randomized study. *Arthroscopy.* 2007;23:81–88.

Moon YL, Kim SJ. Bursoscopic evaluation for degree of rotator cuff tear using an air-infusion method. *Arthroscopy.* 2004;20:e105–e107.

Motamedi AR, Urrea LH, Hancock RE, et al. Accuracy of magnetic resonance imaging in determining the presence and size of recurrent rotator cuff tears. *J Shoulder Elbow Surg.* 2002;11:6–10.

Murray TF, Lajtai G, Mileski RM, Snyder SJ. Arthroscopic repair of medium to large full-thickness rotator cuff tears: outcome at 2- to 6-year follow-up. *J Shoulder Elbow Surg.* 2002;11:19–24.

Nové-Josserand L, Edwards TB, O'Connor DP, Walch G. The acromiohumeral and coracohumeral intervals are abnormal in rotator cuff tears with muscular fatty degeneration. *Clin Orthop Relat Res.* 2005;433:90–96.

Nyffeler RW, Werner CM, Sukthankar A, et al. Association of a large lateral extension of the acromion with rotator cuff tears. *J Bone Joint Surg Am.* 2006;88:800–805.

O'Holleran JD, Kocher MS, Horan MP, et al. Determinants of patient satisfaction with outcome after rotator cuff surgery. *J Bone Joint Surg Am.* 2005;87:121–126.

Osbahr DC, Murrell GA. The rotator cuff functional index. *Am J Sports Med.* 2006;34:956–960.

Ozbaydar MU, Tonbul M, Tekin AC, Yalaman O. [Arthroscopic rotator cuff repair: evaluation of outcomes and analysis of prognostic factors]. *Acta Orthop Traumatol Turc.* 2007;41:169–174.

Park JY, Lee WS, Lee ST. The strength of the rotator cuff before and after subacromial injection of lidocaine. *J Shoulder Elbow Surg.* 2008;17(1 suppl):8S–11S.

Perry SM, Gupta RR, Van Kleunen J, et al. Use of small intestine submucosa in a rat model of acute and chronic rotator cuff tear. *J Shoulder Elbow Surg.* 2007;16(5 suppl):S179–S183.

Prasad N, Odumala A, Elias F, Jenkins T. Outcome of open rotator cuff repair: an analysis of risk factors. *Acta Orthop Belg.* 2005;71:662–666.

Reilly P, Amis AA, Wallace AL, Emery RJ. Supraspinatus tears: propagation and strain alteration. *J Shoulder Elbow Surg.* 2003;12:134–138.

Reilly P, Macleod I, Macfarlane R, et al. Dead men and radiologists don't lie: a review of cadaveric and radiological studies of rotator cuff tear prevalence. *Ann R Coll Surg Engl.* 2006;88:116–121.

Ruotolo C, Fow JE, Nottage WM. The supraspinatus footprint:

an anatomic study of the supraspinatus insertion. *Arthroscopy.* 2004;20:246–249.

Sallay PI, Hunker PJ, Lim JK. Frequency of various tear patterns in full-thickness tears of the rotator cuff. *Arthroscopy.* 2007;23:1052–1059.

Saupe N, Pfirrmann CW, Schmid MR, et al. Association between rotator cuff abnormalities and reduced acromiohumeral distance. *AJR Am J Roentgenol.* 2006;187:376–382.

Scibek JS, Mell AG, Downie BK, et al. Shoulder kinematics in patients with full-thickness rotator cuff tears after a subacromial injection. *J Shoulder Elbow Surg.* 2007;17: 172–181.

Shen PH, Lien SB, Shen HC, et al. Long-term functional outcomes after repair of rotator cuff tears correlated with atrophy of the supraspinatus muscles on magnetic resonance images. *J Shoulder Elbow Surg.* 2007;17(1 suppl):1S–7S.

Smith AM, Sperling JW, Cofield RH. Rotator cuff repair in patients with rheumatoid arthritis. *J Bone Joint Surg Am.* 2005;87:1782–1787.

Snyder SJ. Technique of arthroscopic rotator cuff repair using implantable 4-mm Revo suture anchors, suture shuttle relays, and no, *2 nonabsorbable mattress sutures. Orthop Clin North Am.* 1997;28:267–275.

Sørensen AK, Bak K, Krarup AL, et al. Acute rotator cuff tear: do we miss the early diagnosis? A prospective study showing a high incidence of rotator cuff tears after shoulder trauma. *J Shoulder Elbow Surg.* 2007;16:174–180.

Sperling JW, Cofield RH, Schleck C. Rotator cuff repair in patients fifty years of age and younger. *J Bone Joint Surg Am.* 2004;86:2212–2215.

Tauro JC. Arthroscopic rotator cuff repair: analysis of technique and results at 2- and 3-year follow-up. *Arthroscopy.* 1998;14:45–51.

Tauro JC. Stiffness and rotator cuff tears: incidence, arthroscopic findings, and treatment results. *Arthroscopy.* 2006;22:581–586.

Teefey SA, Middleton WD, Payne WT, Yamaguchi K. Detection and measurement of rotator cuff tears with sonography: analysis of diagnostic errors. *AJR Am J Roentgenol.* 2005;184:1768–1773.

Temple JD, Sethi PM, Kharrazi FD, Elattrache NS. Direct biceps tendon and supraspinatus contact as an indicator of rotator cuff tear during shoulder arthroscopy in the lateral decubitus position. *J Shoulder Elbow Surg.* 2007;16:327–329.

Tuoheti Y, Itoi E, Yamamoto N, et al. Contact area, contact pressure, and pressure patterns of the tendon-bone interface after rotator cuff repair. *Am J Sports Med.* 2005;33:1869–1874.

Voloshin I, Gelinas J, Maloney MD, et al. Proinflammatory cytokines and metalloproteases are expressed in the subacromial bursa in patients with rotator cuff disease. *Arthroscopy.* 2005;21:1076.

Walch G, Edwards TB, Boulahia A, et al. Arthroscopic tenotomy of the long head of the biceps in the treatment of rotator cuff tears: clinical and radiographic results of 307 cases. *J Shoulder Elbow Surg.* 2005;14:238–246.

Wolf EM, Pennington WT, Agrawal V. Arthroscopic side-to-side rotator cuff repair. *Arthroscopy.* 2005;21:881–887.

Yamaguchi K, Ditsios K, Middleton WD, et al. The demographic and morphological features of rotator cuff disease: a comparison of asymptomatic and symptomatic shoulders. *J Bone Joint Surg Am.* 2006;88:1699–1704.

Yu J, McGarry MH, Lee YS, et al. Biomechanical effects of supraspinatus repair on the glenohumeral joint. *J Shoulder Elbow Surg.* 2005;14(1 suppl):65S–71S.

Zilber S, Carillon Y, Lapner PC, et al. Infraspinatus delamination does not affect supraspinatus tear repair. *Clin Orthop Relat Res.* 2007;458:63–69.

Zvijac JE, Levy HJ, Lemak LJ. Arthroscopic subacromial decompression in the treatment of full thickness rotator cuff tears: A 3- to 6-year follow-up. *Arthroscopy.* 1994;10:518–523.

第13章 巨大肩袖撕裂

尚不清楚对巨大肩袖撕裂有确切的定义，但可以粗略地定义为涉及两条肌腱撕裂或一个从前到后长度大于 5 cm 的撕裂。对于外科医生来说，很难确定是否可以修复巨大且回缩的肩袖撕裂。对于关节镜和常规开放技术都是如此。如果在无肩外展的情况下，肌腱是可移动的，并且可以复位到其解剖位置或在其解剖位置的内侧 10 mm，则可修复撕裂。如果在初次检查时肌腱不符合这些标准，则并不一定是无法修复的。肩峰下、三角肌下和关节内粘连可能会限制肩袖移动。通过关节镜技术，外科医生可以松解这些粘连并确定撕裂是否可以修复。有时候，大撕裂只能部分修复，但总的来说比不修复好。

为了修复巨大撕裂，必须进行清创术和软组织松解以确定可修复性。关节镜可能需要移动到不同的套管以完整获取撕裂的形态。巨大或巨大且回缩的肩袖撕裂与较小的撕裂有六个方面的区别：

1. 缝线和锚钉的数量
2. 撕裂形态
3. 修复顺序的多样性
4. 缝线管理
5. 肌腱之间的修复
6. 肌肉质量

最直接的方面是缝线和锚钉的数量。较大的撕裂需要更多的锚钉、更多的缝线和更长的时间才能完成。

撕裂形态有时很难识别。较大的撕裂通常会变形，因为肌腱已经分离、旋转并远离其止点位置。肌腱已经发生可塑性变形。通常很难理解回缩肌腱上的点如何与肱骨头上的相应点相连。识别这种关系需要了解撕裂的形态（图 13.1）。当肌腱活动时，这是非常困难的，但是当撕裂回缩并固定时，它变

得更为复杂。只有彻底松解软组织，医生才能移动肌腱并确定精确的修复部位。

医生必须经常改变常规的修复技术，比如之前是从前到后放置锚钉，并从后到前打结。此时可能需要从前到后打结，或者医生可能必须先修复极前方和极后方，最后修复中央部分。

另外，缝线管理很复杂。随着锚钉和缝线的数量增加，技术难度以几何级数增加。严格遵守两个原则至关重要：保持工作套管无缝线，并及时转移缝线，使它们不会越过肌腱修复区域。

通常需要将纵向肌腱 - 肌腱修复与横向肌腱 - 骨骼修复相结合。这可能需要使用不同的缝合技术、缝线、器械、观察通道和打结方法（图 13.2）。

最后，巨大肩袖撕裂是肌腱和肌肉疾病。这些大的肌腱撕裂通常是慢性的，并伴有明显的肌肉萎缩。医生必须意识到，如果相应的肌肉无法正常工作，激进的修复肌腱的努力将不会取得成功的结果。

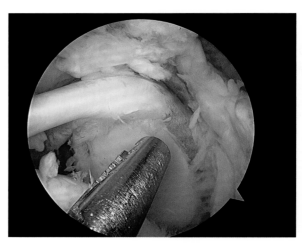

图 13.1 巨大肩袖撕裂

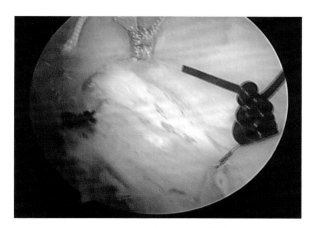

图 13.2　肌腱 - 肌腱的修复

文献综述

Cordasco 和 Bigliani 报道了巨大肩袖撕裂的开放修复。在他们的系列研究中，有 85% 的患者（61 名中的 52 名）取得了令人满意的结果，而 92%（61 名中的 56 名）的患者获得了满意的减痛效果；同时，前屈平均增加 76°，外旋增加 30°。Burkhart 在关节镜下治疗巨大撕裂时也报道了类似的结果。Burkhart 还为我们对巨大肩袖撕裂及其修复的生物力学的理解做出了巨大贡献。近端边缘对合的方法特别有用。其首要原则是部分修复巨大撕裂可以减轻患者的疼痛并改善功能。尽管最理想状态是进行完整的解剖修复，但对于肩袖撕裂严重的患者可能无法进行。其实，部分修复也可以达到良好的效果。第二个原则是，如果医生可以建立肩部的前后力偶，即使冈上肌无法修复，也可以实现良好的功能。前方力偶可以通过肩胛下肌修复来建立，后方力偶可以通过冈下肌修复来建立。

许多作者报道了巨大撕裂的治愈率，治愈率从 0 到 80% 不等。现代双排固定技术似乎具有更高的治愈率。Warner（参见 Costouros 等）讨论了肩胛上神经刺激可能是造成撕裂回缩患者疼痛的部分原因，并非没有道理。

手术技巧

视野

较大肩袖撕裂的显露通常比较小撕裂更容易，因为大量的肩袖组织向内移位。但是，在一些急性撕裂的病例，撕裂边缘可能变厚或不规则。像往常一样，镜头最初放置在盂肱关节的后入路中。从这

个角度看，撕裂的大小可能不会被准确评估。然后将关节镜取出，钝性松解肩峰下间隙组织后将关节镜置入间隙内。具体操作方法如第 12 章所述。这样做是为了确保剥离粘连在肩峰下表面的任何撕裂的肩袖。建立侧方入路，用于去除任何构成阻塞的滑囊，并使镜头转移到侧方入路（图 13.3 ～ 图 13.10 ）。

肩袖松解和撕裂分类

此时，几个步骤同时完成。在松解肩袖组织的同时识别撕裂形态。对于小至中等大小的撕裂，大小和撕裂的形态较容易辨认，但是对于巨大撕裂而言通常不是这种情况。从根本上讲，肩袖修复，简而言之，可以概括为撕裂在哪里以及如何复位。巨大撕裂的大小和回缩通常使步骤化的操作变得困

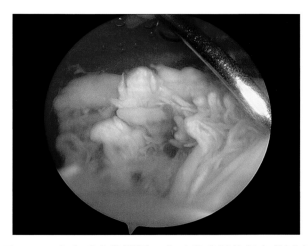

图 13.3　左肩后入路视图：有时很难评估复杂的巨大撕裂

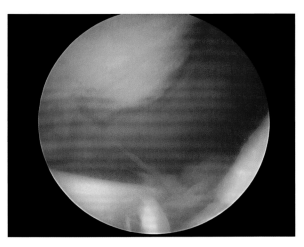

图 13.4　右肩后入路盂肱关节视图见巨大撕裂。肱二头肌长头位于左下角，容易看到喙肩韧带

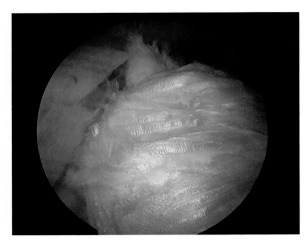

图 13.5　与图 13.4 相同的肩关节后入路的肩峰下视图。结节处有残留的肩袖

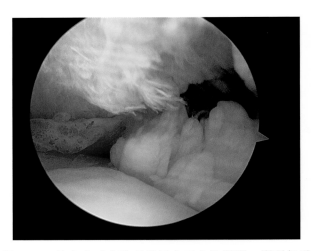

图 13.8　从右肩后入路观察巨大亚急性撕裂。撕裂似乎不太大

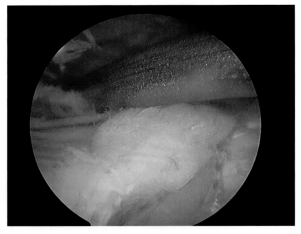

图 13.6　与图 13.5 相比更为内侧角度的视图，其中放置了一个转换棒

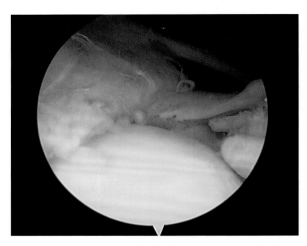

图 13.9　与图 13.8 相同的撕裂从后入路的肩峰下视图

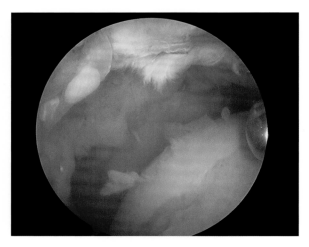

图 13.7　与图 13.6 视图相同撕裂的外侧视图，可以更好地看到撕裂

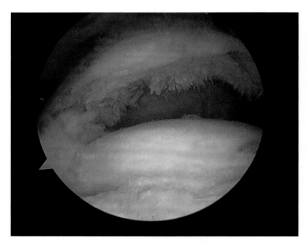

图 13.10　与图 13.9 视图相同撕裂的外侧视图

难。即使医生了解了撕裂的形态、形状，也很难松解肌腱。对于急性巨大撕裂来说，这当然不是问题，但是在受伤后 4 周的巨大撕裂就可能会很难松解。

将关节镜放置在外侧入路中时，将刨刀和射频交替地通过后侧和前侧入路，从侧面清除肩峰的下表面，并确保松解肩峰和肩袖之间的所有粘连。随后在前、外和后沟中松解肩袖和三角肌之间的粘连（图 13.11、图 13.12）。

一旦可以很好地显露肩峰下间隙的外侧包括肩袖足印等结构，就可以逐渐向内侧松解，向后松解与肩胛冈的粘连，向前松解与肩锁关节的粘连。这里应使用射频术，因为该区域血管丰富，很可能导致出血和视野丧失（图 13.13 ~ 图 13.16）。肩袖与喙突粘连或喙肱韧带挛缩可能会给人留下无法修

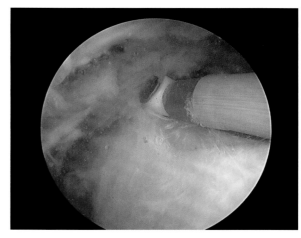

图 13.13　右肩外侧入路视图：开始显露右肩胛冈

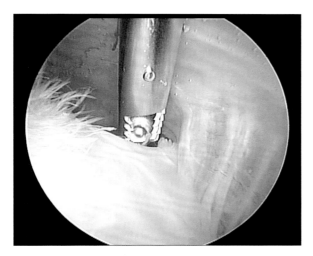

图 13.11　肩袖和三角肌筋膜的粘连

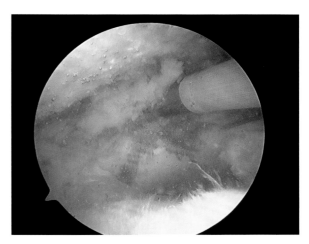

图 13.14　顺序显露肩胛冈

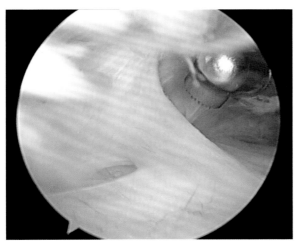

图 13.12　肩袖和肩峰的粘连

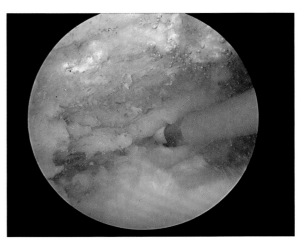

图 13.15　顺序显露肩胛冈

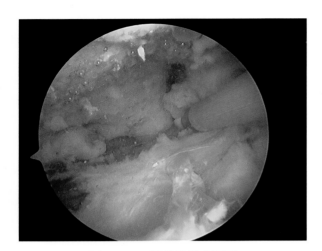

图 13.16　顺序显露肩胛冈

复的错误印象。该区域的粘连通常很厚，需要射频松解。在喙肱韧带区域尤其如此。该韧带通常无法清晰显示，最好通过在肌腱边缘施加侧方牵引力并观察防止松懈的组织隆起进行辨认。用软组织抓钳通过后部或外侧入路抓住肌腱边缘，同时通过前侧或前外侧入路进行射频术松解韧带（图 13.17～图 13.22）。

喙肱韧带挛缩常伴有肩袖间隙的挛缩。确定肩胛下肌上缘，并用关节镜下组织剪（或射频）将肌腱外侧缘与喙突之间松解开（图 13.23～图 13.33）。

有时，关节囊的松解会有所帮助。使用关节镜下组织剪、骨刀、刨刀或射频，可以小心地松解在肱二头肌 - 盂唇复合体后方、关节盂附近的关节囊（图 13.34～图 13.36）。这会稍微增加肌腱的移动度。肩胛上神经位于关节盂内侧约 1～2 cm，医生在内侧解剖时必须小心，以免伤害该重要结构。对

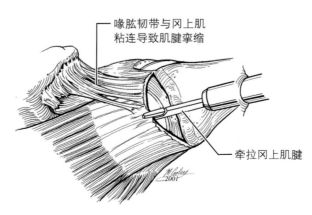

图 13.17　喙肱韧带松解示意图

喙肱韧带与冈上肌
粘连导致肌腱挛缩

牵拉冈上肌腱

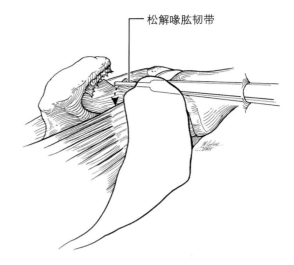

图 13.18　喙肱韧带松解示意图

松解喙肱韧带

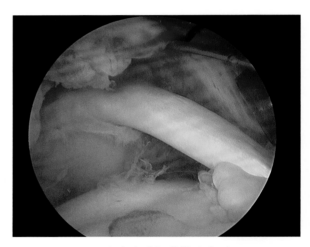

图 13.19　右肩喙肱韧带粘连在冈上肌上

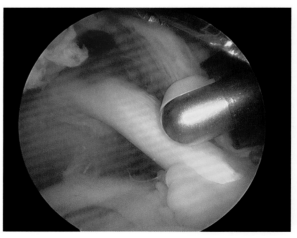

图 13.20　从前外侧入路经射频松解韧带，同时向后牵拉肌腱

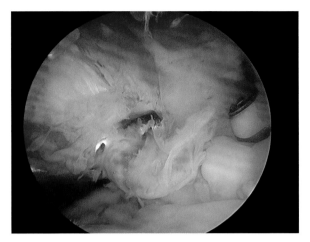

图 13.21　喙肱韧带持续松解，向后牵引肌腱

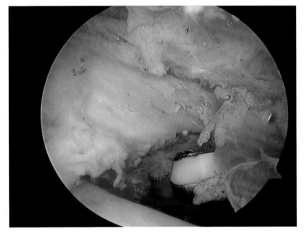

图 13.22　喙肱韧带持续松解，向后牵引肌腱

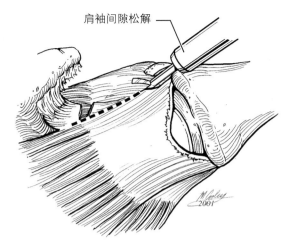

肩袖间隙松解

图 13.23　肩袖间隙松解示意图

于有巨大撕裂的患者，该区域可以很好地看到并且可以通过关节镜在肩峰下间隙中进入。

医生可以在松解肩袖时间歇性地停下来，以测试复位情况并确定撕裂形态。有刻度的探钩可用于测量从前到后的撕裂长度，以及内侧回缩量。笔直的内侧回缩或呈新月形回缩是最常见的（图 13.37 ~ 图 13.40）。但是，随着撕裂大小的增加，医生识别撕裂形态的能力也会降低。以下描述适用于右肩，而对于左肩则相反。L 形撕裂除在大结节处的侧方撕脱外，通常在冈上肌和冈下肌的交界处

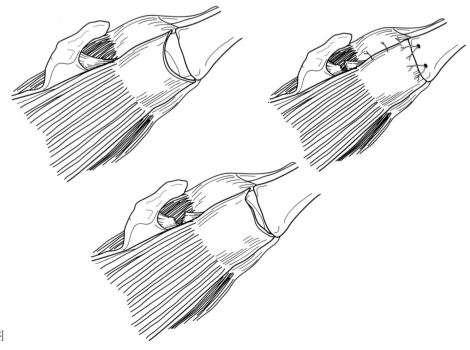

图 13.24　肩袖间隙滑移的示意图

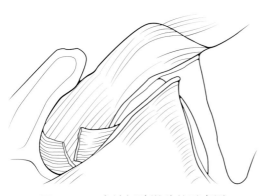

图 13.25 肩袖间隙滑移的示意图

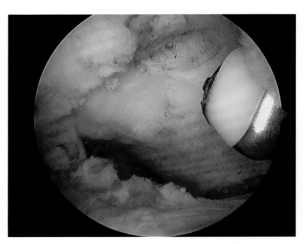

图 13.28 外侧入路观察的右肩肩袖间隙松解的临床图像

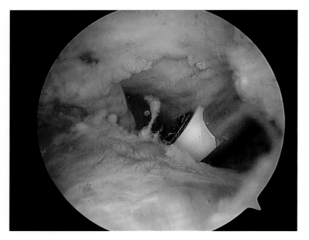

图 13.26 外侧入路观察的右肩肩袖间隙松解的临床图像

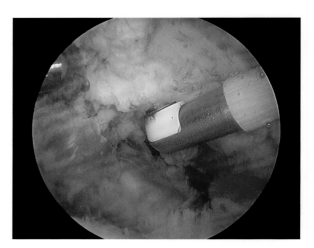

图 13.29 外侧入路观察的右肩肩袖间隙松解的临床图像

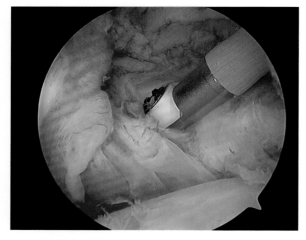

图 13.27 外侧入路观察的右肩肩袖间隙松解的临床图像

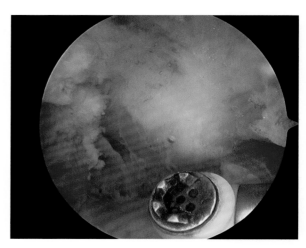

图 13.30 外侧入路观察的右肩肩袖间隙松解的临床图像

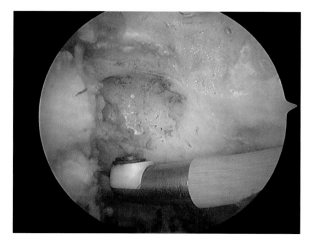

图 13.31　外侧入路观察的右肩肩袖间隙松解的临床图像

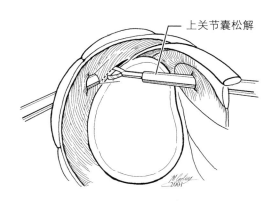

图 13.34　上关节囊松解示意图

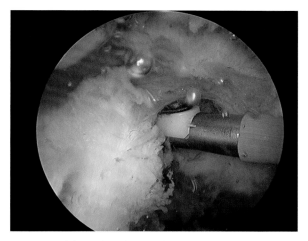

图 13.32　外侧入路观察的右肩肩袖间隙松解的临床图像

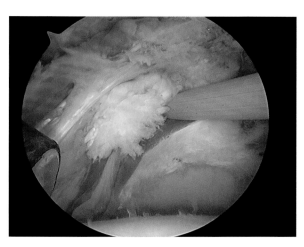

图 13.35　右肩部上关节囊松解的临床图像

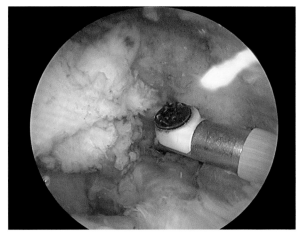

图 13.33　外侧入路观察的右肩肩袖间隙松解的临床图像

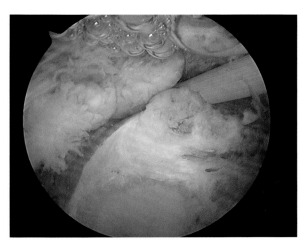

图 13.36　右肩部上关节囊松解的临床图像

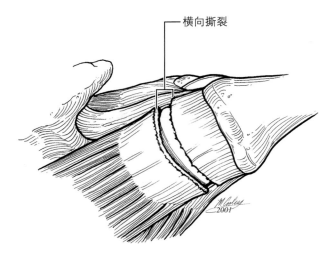

图 13.37 横向撕裂的示意图

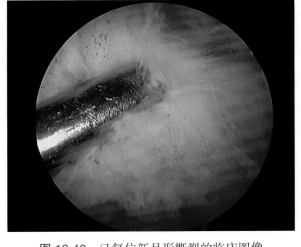

图 13.40 已复位新月形撕裂的临床图像

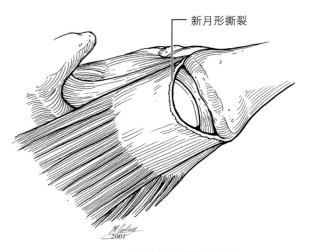

图 13.38 新月形撕裂的示意图

具有一个纵向劈裂。倒 L 形撕裂：沿肩袖间隙出现纵向撕裂，且撕裂向后旋转。纵向撕裂一般出现在肩袖间隙的区域内，偶尔会出现在冈上肌内。U 形撕裂在前后具有纵向撕裂。V 形撕裂除有纵向撕裂外还有向外侧撕脱（图 13.41 ~ 图 13.49）。

在评估巨大撕裂的形态时，首先尝试通过横向牵引来复位组织。如果失败，则可以通过前入路引入抓钳，抓持肌腱的后部，然后向前侧牵拉（图 13.48）。这通常比向后拉动前侧肩袖更有效，因为通过肩袖间隙的撕裂更为常见。如果失败，则进行多次尝试，以将肌腱的不同部分复位到大结节上，直到获得最佳匹配为止。只有了解了撕裂的形状，才能进行有效的修复。然后将手臂支架固定以保持手臂位置（图 13.50 ~ 图 13.55）。

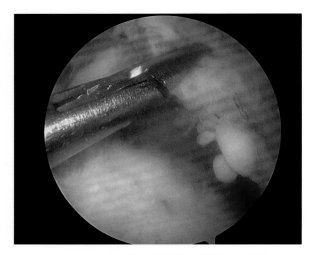

图 13.39 未复位新月形撕裂的临床图像

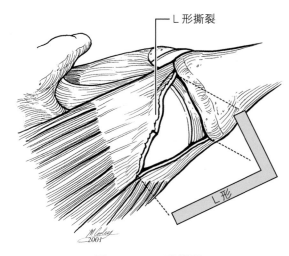

图 13.41 L 形撕裂

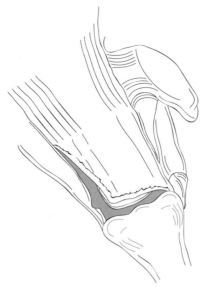

图 13.42　L 形撕裂

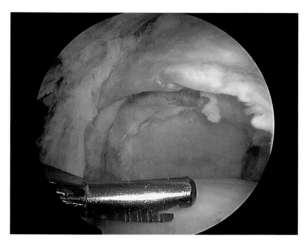

图 13.45　右肩的 L 形撕裂未复位

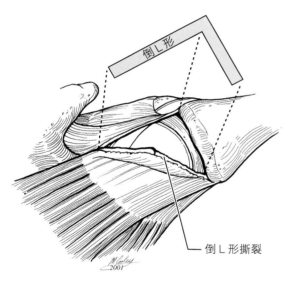

—— 倒 L 形撕裂

图 13.43　倒 L 形撕裂

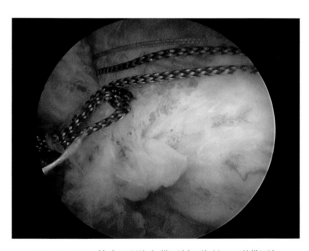

图 13.46　修复了纵向撕裂部分的 L 形撕裂

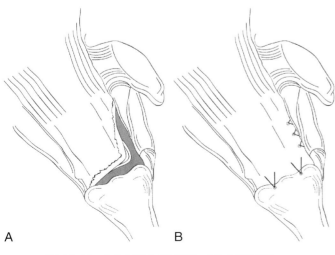

A　　　　　　　B

图 13.44　（A）倒 L 形撕裂；（B）修复后

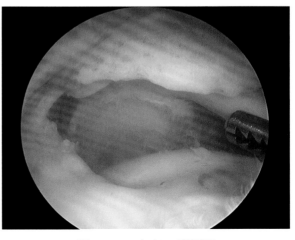

图 13.47　右肩 U 形撕裂

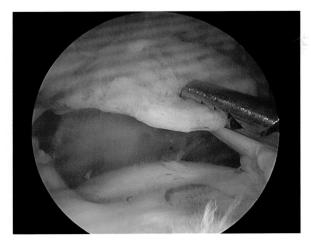

图 13.48 U 形撕裂向前外侧牵拉

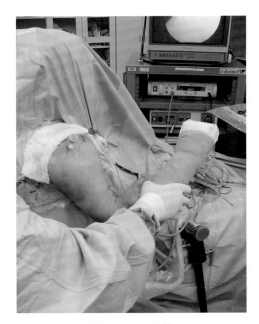

图 13.50 内旋

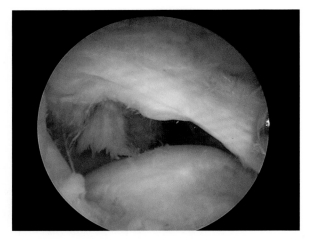

图 13.49 右肩的 V 形撕裂

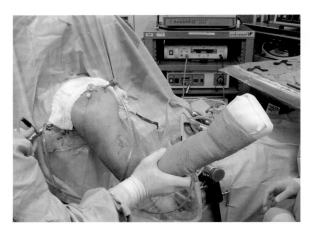

图 13.51 外旋

　　肌腱的可修复性不仅取决于肌腱的活动性，还取决于组织的质量以及其固定缝线用于修复的能力。抓住并复位肌腱时，会感受到肌腱质量。这会影响是否可以进行解剖修复的决定。我们不建议仅仅为了使肌腱达到结节而强行外展手臂。如果这样做，则将手臂重新内收时修复将失败。如果在没有过度的肌腱张力的情况下不可能进行解剖修复，则对肌腱进行内侧修复，并相应地调整大结节上的骨制备部位。肌腱边缘可以在解剖止点的内侧最多 10 mm 处修复，而不会让患者显著丧失过顶抬高能力。在这种情况下，去除 5 mm 的肱骨头关节软骨带是有帮助的。这使修复的肌腱显露出更多的去皮质骨表面，并可能有助于肌腱的愈合。如果肌腱即使经过这样的妥协也无法修复，则应将其前缘和后缘在解剖学上得到修复。我们认为，在适当的张力

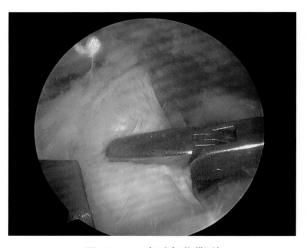

图 13.52 尝试复位撕裂

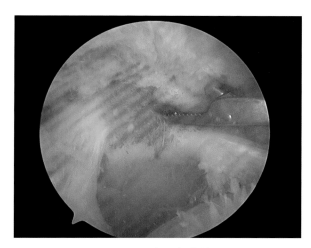

图 13.53　尝试复位撕裂

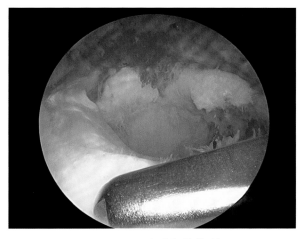

图 13.54　尝试复位撕裂

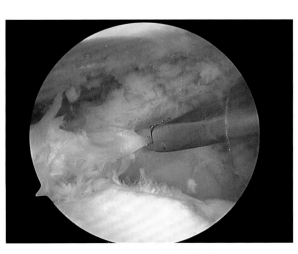

图 13.55　尝试复位撕裂

下以这种方式修复的肌腱，可重建前后力偶，优于在过度的张力下进行的"解剖"修复（图 13.56 ）。

　　与较小的撕裂相比，所有巨大撕裂都有更大的失败可能性。其原因包括愈合所需较大区域、劣质的组织质量以及因回缩而对修复造成的张力。此外，由于这些因素，即使在进行了解剖修复的情况下，肩袖也可能无法正常工作，并且在手臂抬高期间不能将肱骨头向下压到关节盂中。这些患者解剖学上完好无损，但肩袖功能不足。如果通过肩峰成形术和喙肩韧带切除术去除了来自上方喙肩弓的被动约束，则肱骨头向前上半脱位。这种情况下，抬高患肢将是有限且疼痛的。对于肩袖无功能（或存在不可修复的撕裂）的患者，对其行喙肩韧带松解联合肩峰成形术，将让患者从抬高过程中疼痛转变为疼痛且无法抬高手臂的状态。由于这些原因，我们不建议在修复巨大肩袖撕裂时进行肩峰成形术或喙肩韧带切除术。

修复顺序

　　面对较大或巨大的肩袖撕裂时，通常有必要随机应变确定修复顺序。由于撕裂很大，因此可以在继续进行下一个锚钉之前，完成放置锚钉、缝线挂住组织、打结的过程。例如，在右肩的 L 形撕裂患者中，在安放更前部锚钉的缝线之前，将后部锚钉的缝线挂住组织后打结可能会有帮助。这会将巨大撕裂转变成正常大小的横向撕裂（图 13.57 ）。

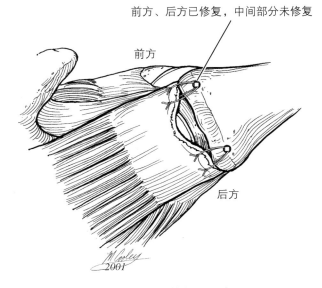

前方、后方已修复，中间部分未修复

前方

后方

图 13.56　部分修复的示意图

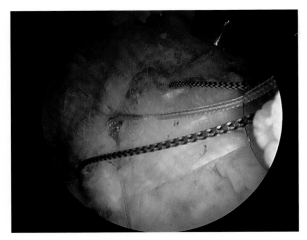

图 13.57　后方锚钉放置在右肩的 L 形撕裂处，并首先打结

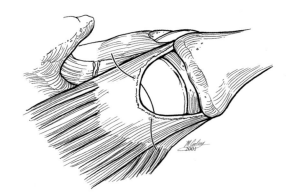

图 13.58　近端边缘对合示意图

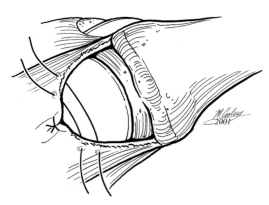

图 13.59　近端边缘对合示意图

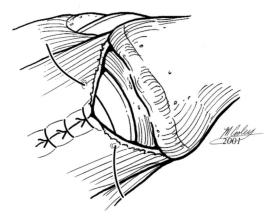

图 13.60　近端边缘对合示意图

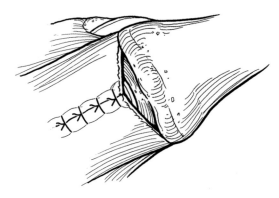

图 13.61　近端边缘对合示意图

缝线管理

通常，将内排前部锚钉穿过前入路放置，将内排后部锚钉穿过后入路放置，并将任何内排中央锚钉穿过经皮穿刺口放置。该技术将缝线自行分出入口或出口部位，并且大多数缝线过线通过前外侧入口进行。

近端边缘对合

近端边缘对合涉及对 L 形、倒 L 形、V 形和一些 U 形撕裂的尖端部分首先开始进行腱对腱修复。仅当医生成功识别出撕裂模式之后，才能应用此概念。目的是最大程度地减小修复结构的张力，同时加强前后力偶（图 13.58 ~ 图 13.66）。

肩胛下肌腱撕裂

肩胛下肌腱撕裂常在巨大冈上肌和冈下肌撕裂的患者中发现。如上一章所述的方法解决。它们在冈上肌和冈下肌修复之前首先得到修复，并且在修复之前可能需要适度松解（图 13.67 ~ 图 13.70）。

术后管理

如第 19 章所述，术后处理与常规肩袖修复的患者相似。

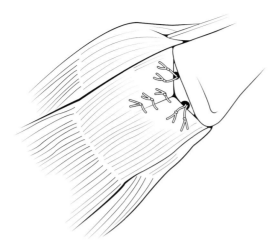

图 13.62　近端边缘对合、内侧锚钉修复示意图

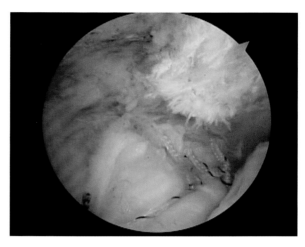

图 13.65　近端边缘对合的内侧视图

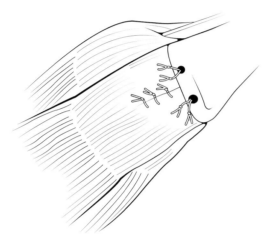

图 13.63　近端边缘对合、解剖锚钉修复示意图

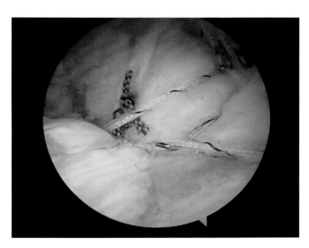

图 13.66　近端边缘对合的外侧视图。大结节部分未覆盖

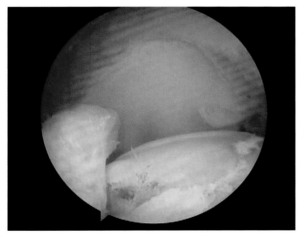

图 13.64　右肩巨大撕裂：近端边缘对合之前

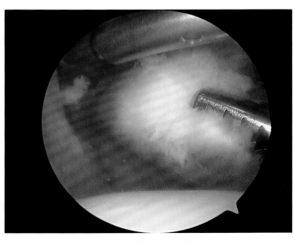

图 13.67　右肩肩胛下肌撕裂回缩

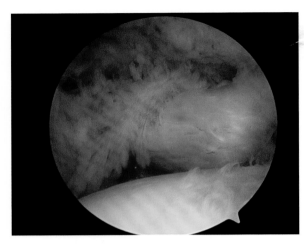

图 13.68　肩胛下肌向外侧牵拉

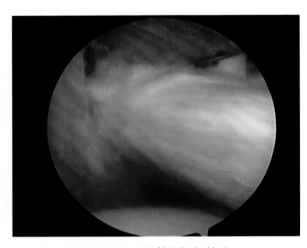

图 13.69　用射频松解粘连

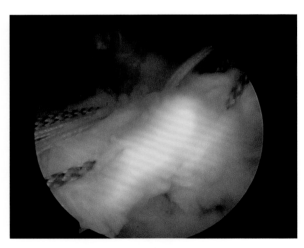

图 13.70　修复肩胛下肌腱

参考文献

Burkhart SS. Partial repair of massive rotator cuff tears: the evolution of a concept. *Orthop Clin North Am.* 1997;28:125–132.

Burkhart SS. The principle of margin convergence in rotator cuff repair as a means of strain reduction at the tear margin. *Ann Biomed Eng.* 2004;32:166–170.

Burkhart SS, Athanasiou KA, Wirth MA. Margin convergence: a method of reducing strain in massive rotator cuff tears. *Arthroscopy.* 1996;12:335–338.

Burkhart SS, Barth JR, Richards DP, et al. Arthroscopic repair of massive rotator cuff tears with stage 3 and 4 fatty degeneration. *Arthroscopy.* 2007;23:347–354.

Burkhart SS, Danaceau SM, Pearce CE. Arthroscopic rotator cuff repair: analysis of results by tear size and by repair technique—margin convergence versus direct tendon-to-bone repair. *Arthroscopy.* 2001;17:905–912.

Burkhart SS, Tehrany AM. Arthroscopic subscapularis tendon repair: Technique and preliminary results. *Arthroscopy.* 2002;18:454–463.

Cordasco FA, Bigliani LU. The rotator cuff: large and massive tears. Technique of open repair. *Orthop Clin North Am.* 1997;28:179–193.

Costouros JG, Porramatikul M, Lie DT, Warner JJ. Reversal of suprascapular neuropathy following arthroscopic repair of massive supraspinatus and infraspinatus rotator cuff tears. *Arthroscopy.* 2007;23:1152–1161.

DiGiovanni J, Marra G, Park JY, Bigliani LU. Hemiarthroplasty for glenohumeral arthritis with massive rotator cuff tears. *Orthop Clin North Am.* 1998;29:477–489.

Fenlin JM, Chase JM, Rushton SA, Frieman BG. Tuberoplasty: Creation of an acromiohumeral articulation—a treatment option for massive, irreparable rotator cuff tears. *J Shoulder Elbow Surg.* 2002;11:136–142.

Galatz LM, Ball CM, Teefey SA, et al. The outcome and repair integrity of completely arthroscopically repaired large and massive rotator cuff tears. *J Bone Joint Surg Am.* 2004;86:219–224.

Gartsman GM, Khan M, Hammerman SM. Arthroscopic repair of full-thickness tears of the rotator cuff. *J Bone Joint Surg Am.* 1998;80:832–840.

Gerber C, Schneeberger AG, Hoppeler H, Meyer DC. Correlation of atrophy and fatty infiltration on strength and integrity of rotator cuff repairs: a study in thirteen patients. *J Shoulder Elbow Surg.* 2007;16:691–696.

Keen J, Nyland J, Kocabey Y, Malkani A. Shoulder and elbow function 2 years following long head triceps interposition flap transfer for massive rotator cuff tear reconstruction. *Arch Orthop Trauma Surg.* 2006;126:471–479.

Richards DP, Burkhart SS, Lo IK. Subscapularis tears: arthroscopic repair techniques. *Orthop Clin North Am.* 2003;34:485–498.

Sano H, Nakajo S. Repeated hemarthrosis with massive rotator cuff tear. *Arthroscopy.* 2004;20:196–200.

Vad VB, Southern D, Warren RF, et al. Prevalence of peripheral neurologic injuries in rotator cuff tears with atrophy. *J Shoulder Elbow Surg.* 2003;12:333–336.

Zingg PO, Jost B, Sukthankar A, et al. Clinical and structural outcomes of nonoperative management of massive rotator cuff tears. *J Bone Joint Surg Am.* 2007;89:1928–1934.

关节镜治疗巨大肩袖撕裂的最大问题是误诊的可能性。通常，大的撕裂会回缩并显得无法修复，但在软组织松解后，缺损可部分或完全修复。另一方面，医生通常会在术前根据影像感觉到可能进行修复，但是在手术时却意识到不可能进行修复（图14.1）。如果病变是真正无法修复的，那么与开放治疗相比，关节镜治疗具有明显的优势。它可以进行彻底的清创术、盂肱关节检查、三角肌止点的保留以及对肩袖的完整检查，而无须进行肩峰成形、喙肩韧带切除或肩胛下肌切断。可能最难治疗的患者是那些在行开放性肩峰成形术和行喙肩韧带切除术后被诊断为无法修复的撕裂的患者。喙肩弓的静态约束力的丧失使肱骨头向前上方平移。相对疼痛的肩关节抬高转变为非常疼痛的耸肩——这是经典的肩关节假性麻痹表现。

文献综述

当在手术中发现肩袖肌腱有巨大的、无法修复的缺损时，医生可以选择多种治疗方法。已经提出应用剩余完好的肩袖进行局部组织转位、使用肩胛下肌的上部，也有联合应用肱二头肌腱的关节内部分、冈上肌前移、三角肌瓣、合成材料和同种异体肌腱等的建议和报道。Gerber 等描述了背阔肌转位，但是对于这种手术的并发症发生率以及移植物的动态功能存在疑问。对于从事过顶工作的患者，强壮的外旋肌力至关重要，背阔肌转位提供的相对的收益可能也较为受用。肩胛下肌转位，合并肱二头肌固定很少进行。目前，合成移植物引起了人们的极大兴趣，但是很少有科学证据来指导骨科医生。出色的关节囊重建技术越来越受欢迎，但需要更多数据。由于无法修复的肌腱撕裂几乎总是伴有

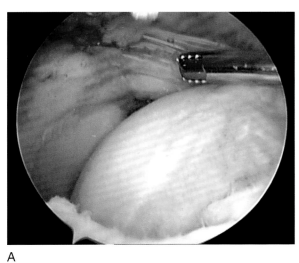
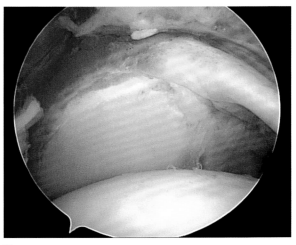

A   B

图 14.1 （A、B）不可修复的肩袖撕裂

严重的肌肉萎缩和脂肪浸润，因此，与无活力的肌肉相连的合成肌腱似乎不太可能起作用。

Rockwood描述了一种最广泛使用的开放手术，他将缺血肌腱的边缘清创，通过对肩峰前部和下部、喙肩韧带以及滑囊切除，彻底减压肩峰下间隙。三角肌经过精心修复。术后，患者开始立即康复计划。Rockwood使用该技术获得了良好的效果，患者获得了疼痛缓解，功能得到了明显改善。我们自己的经验并不那么积极，成功率较低。我们发现在此手术之后，一些患者的疼痛有所改善，但肌力下降。

Nirschl教会我们避免在这些患者中进行肩峰成形术。保留喙肩弓有助于将肱骨头保持在肱骨头关节的中心，并防止肱骨头前上半脱位的灾难性并发症。

关节镜治疗不可修复的撕裂的报道较少。通过关节镜治疗，我们在有限的患者中实现了良好的止痛效果；在长达5年的随访中，大多数患者都有可观的止痛效果。我们强调彻底的清创术和滑膜切除术，不遗留任何向下突出的肩峰或骨赘。Burkhart报道，在25例无法修复的大面积撕裂患者中，有88%的患者在关节镜治疗后效果良好或优异；这些结果并不会随着时间的流逝而恶化。许多老年人的主动和被动运动相对较好。然而，疼痛是他们的主要主诉。关节镜清创术和肱二头肌腱切断术可提供良好的疼痛缓解，且并发症发生率低。对于需要更多运动或力量的个人，反向肩关节置换术是一个可行的选择。

诊断

体格检查通常显示出正常或接近正常的被动运动范围；但是，由于关节囊挛缩，可能会有所受限。可以观察到冈上肌和冈下肌萎缩。手动抗阻试验表明，随着外旋和抬高，肌力降至3级或更低。应该使用压腹试验或内旋抬离试验来评估患者的肩胛下肌功能。

X线平片可能显示肱骨头位于盂肱关节中心，也可能存在明显的向上移位。一些医生在年长的患者中通常不使用的磁共振成像（MRI）可能具有重要的价值。在MRI上比在关节造影上更清楚地显示肌腱回缩的程度，而且也许更重要的是，可以帮助理解肩袖肌肉萎缩和脂肪变性的程度（图14.2）。如果患者的肩袖肌力不超过3级，并且MRI显示肱骨头上移、肌腱向肩盂缘回缩以及严重的肌肉萎缩，则肩袖缺损几乎可以肯定是无法修复的。

肩胛下肌的状态需要密切注意。肩胛下肌撕裂无法修复的患者可以通过关节镜清创术治疗。然而，Burkhart已报道，即使存在肱骨头上移，可修复的肩胛下肌撕裂患者也将从修复中受益（图14.3）。

非手术治疗

非手术治疗包括活动调整、非甾体抗炎药、可的松注射剂和旨在维持或改善肩部运动范围的锻炼并增强三角肌、肩胛回旋肌、肱二头肌等的物理治疗计划。

我们进行非手术治疗至少6个月。令人惊讶的是，随着炎症的减轻，患者的疼痛减轻了，并且通过肌力锻炼肌肉恢复了适当的功能。拉伸通常可以改善关节囊挛缩并进一步减轻疼痛。

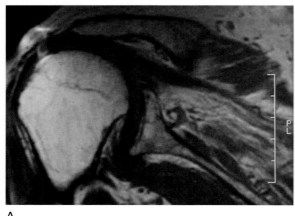
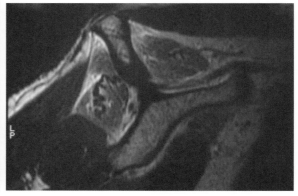

A　　　　　　　　　　　　　B

图14.2 （A）冈上肌脂肪浸润，冠状位；（B）冈上肌和冈下肌脂肪浸润，矢状位

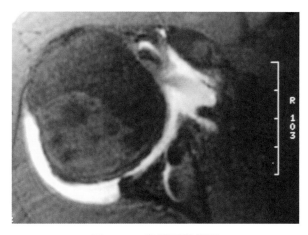

图 14.3　肩胛下肌撕裂

手术适应证

手术指征包括干扰日常工作或活动的疼痛，或对非手术治疗无反应的夜间疼痛。患者应在平片上显示有一个基本完好的盂肱关节间隙，并且有相对无痛的（手在外侧）被动外旋。完整的肱二头肌可以作为疼痛产生的来源，并且肱二头肌腱切断术可能对该患者有效。肱二头肌脱位（通常位于内侧）通常会非常疼痛，并且对肱二头肌腱切断术反应良好。

另一个较不常见的手术指征是肩袖撕裂性关节病患者的复发性关节出血。

手术禁忌证

因为此手术的目的是减轻疼痛，所以需要力量和功能的过顶工作患者通常对清创术的结果并不满意。清创术对于希望避免进行关节置换术的年龄较大且活动较少的患者最为有效。被动内外旋疼痛和晚期盂肱关节病的患者不适合进行关节镜下清创术。这些有明显的肩袖撕裂性关节病的患者，最好通过反向肩关节置换术治疗。

手术技术

检查肩关节的运动范围，并将其与对侧肩关节进行比较。进行轻柔的推拿以纠正外展、抬高以及内外旋中的任何活动范围丧失。通常被动运动范围不会受限。

盂肱关节

使用标准的后入路进入和检查盂肱关节。由于没有冈下肌腱，因此很容易进入关节。肩袖撕裂无法修复的患者通常年龄较大，并且发现有多种盂肱关节异常。我们对盂唇撕裂的区域关注较少，因为它们通常不是造成疼痛的原因。其实，应解决可能引起机械症状的盂唇瓣状撕裂。创建一个标准的前入路来放置器械。用刨刀或射频切除盂唇撕裂及肥厚的滑膜。评估肱二头肌腱；如果仍然完整，则进行肱二头肌腱切断术。肱二头肌的长头很少正常。它通常会有中度滑膜炎、部分撕裂或半脱位。

肩峰下间隙

虽然看起来似乎没有必要像常规手术那样去掉套管然后钝性松解肩峰下间隙后插入关节镜，因为医生可以透过无法修复的撕裂同时看到盂肱关节和肩峰下间隙。然而，这是有必要的，因为观察的角度会有所不同。通常，这可以更好地了解冈下肌。使用相同的后皮肤切口进入肩峰下间隙。将钝芯连同套管指向平行于肩峰的位置，然后沿下表面滑动，直到钝芯尖端位于肩峰前边缘的后方 1 cm。这具有三个有益效果：①钝芯尖端可用于剥离附着在肩峰上的任何粘连的肩袖肌腱（图 14.4）；②套管的位置平行于肩峰的下表面，而不是指向上方；③将关节镜放置与距肱骨头最大距离处，从而改善了对肩袖病变的大小和形状的认识。

如前几章所述，在将关节镜移至侧入路之前，先在后入路中进行滑囊切除术。然后将关节镜置于外侧入路，该视图通常可以更好地评估撕裂程度（图 14.5 和图 14.6）。通过拉动肩袖边缘以评估活动度（图 14.7 ~ 图 14.10），如果可行，做肩袖巨大撕裂修复术（如第 13 章所述）。如果缺少肩袖肌

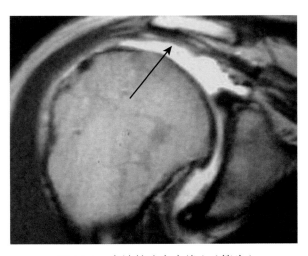

图 14.4　肩袖粘连在肩峰上（箭头）

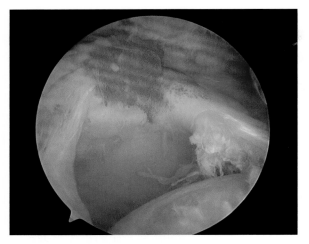

图 14.5　无法修复的肩袖撕裂的外侧入路视图

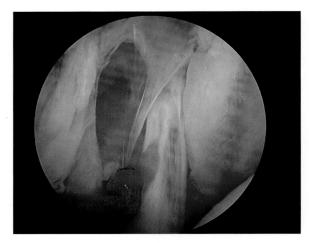

图 14.8　右肩小圆肌上边界

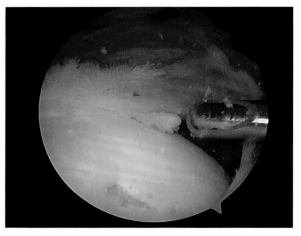

图 14.6　无法修复的肩袖撕裂的外侧入路视图

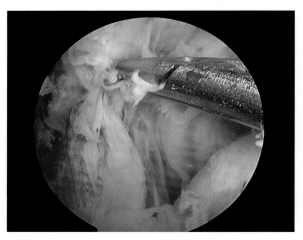

图 14.9　右肩质量不佳的冈下肌

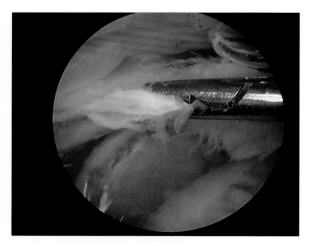

图 14.7　冈上肌肌腱活动度不佳

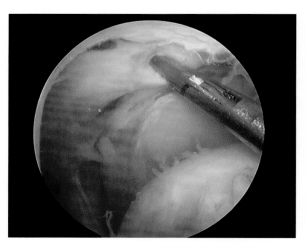

图 14.10　冈上肌肌腱深层活动度不佳

腱，或者如果需要过度拉紧才能完成修复，则进行清创术。使用刨刀和射频工具从大结节中去除肩袖残留物。如果大结节突出或肥大，则将其磨平（图14.11 和图 14.12）。切除滑囊和在三角肌前、外和后沟内的粘连。

正如 Nirschl 和 Flatow 报道的那样，在没有肩袖功能的患者中，去除喙肩弓会导致毁灭性并发症：肱骨头前上脱位。所以不行喙肩韧带切除，不行肩峰成形术。

不可修复的肩袖撕裂患者的重要疼痛来源可能是肱二头肌腱。如果肱二头肌腱质量较差，部分撕裂或向内侧脱位，则行肌腱切断术（图 14.13 和图14.14）。仅在极少数情况下，在无法修复的肩袖撕裂的情况下，我们不会对肱二头肌进行肌腱切断术。我们会在术前与患者讨论肌腱切断术，并提醒他们注意畸形的可能性。

对于复发性痛性关节出血的患者，治疗方法是射频处理所有可能出血的表面，包括滑膜、滑囊和肩袖边缘（图 14.15 ～ 图 14.19）。

术后管理

主动辅助活动范围练习术后立即开始。一旦患者从肌间沟阻滞中恢复过来，就可以开始日常例行活动的主动运动范围练习。手臂只能放在吊带中，直到阻滞消失为止。如果患者不能在 4 周之后恢复术前运动，我们将开始进行水疗。

术后运动范围达到或超过术前后，患者可以根据需要使用阻力带或非常轻的哑铃（1 ～ 5 磅）开始肌力锻炼计划。目的是增强三角肌、内旋肌和肩胛骨稳定肌。重要的是要鼓励患者，并告知他们要达到手术目标需要花费数月的时间。

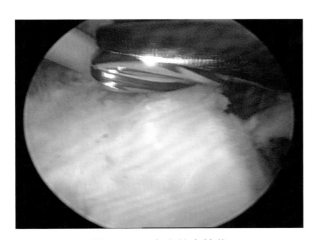

图 14.11　突出的大结节

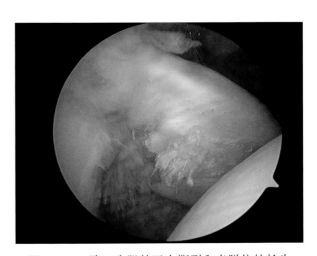

图 14.13　肱二头肌的巨大撕裂和半脱位的长头

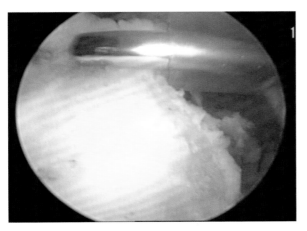

图 14.12　磨平后的大结节

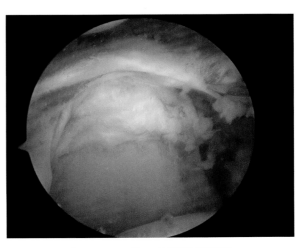

图 14.14　肱二头肌腱切断后

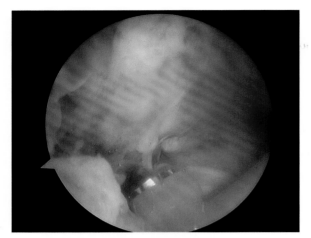

图 14.15　滑囊滑膜炎症

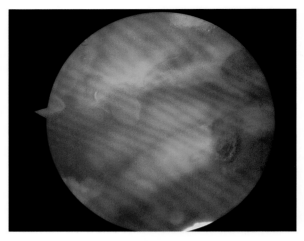

图 14.18　射频治疗

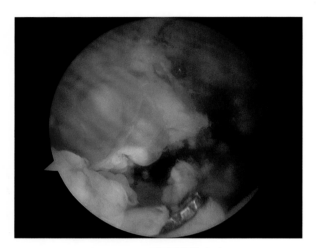

图 14.16　滑囊滑膜炎症

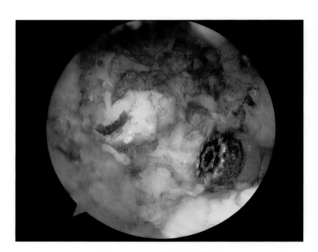

图 14.19　射频治疗后

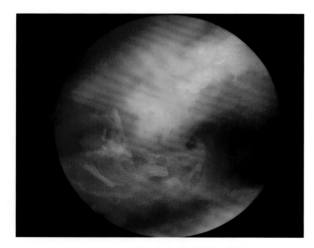

图 14.17　反复出血关节的血凝块

并发症

　　最具有破坏性的并发症是肱骨头前上方脱位。通过保留喙肩韧带完整且不进行肩峰成形术，可以避免此问题。治疗可能需要反向肩关节置换术。

参考文献

Aluisio FV, Osbahr DC, Speer KP. Analysis of rotator cuff muscles in adult human cadaveric specimens. *Am J Orthop.* 2003;32:124–129.

Boileau P, Baqué F, Valerio L, et al. Isolated arthroscopic biceps tenotomy or tenodesis improves symptoms in patients with massive irreparable rotator cuff tears. *J Bone Joint Surg Am.* 2007;89:747–757.

Boileau P, Krishnan SG, Coste JS, Walch G. Arthroscopic biceps tenodesis: a new technique using bioabsorbable interference screw fixation. *Arthroscopy.* 2002;18:1002–1012.

Burkhart SS. Arthroscopic treatment of massive rotator cuff tears: clinical results and biomechanical rationale. *Clin Orthop Relat Res*. 1991;267:45–56.

Burkhart S, Nottage WM, Ogilvie-Harris DJ, et al. Partial repair of irreparable rotator cuff tears. *Arthroscopy*. 1994;10:363–370.

Codsi MJ, Hennigan S, Herzog R, et al. Latissimus dorsi tendon transfer for irreparable posterosuperior rotator cuff tears: surgical technique. *J Bone Joint Surg Am*. 2007;89(suppl 2):1–9.

Costouros JG, Espinosa N, Schmid MR, Gerber C. Teres minor integrity predicts outcome of latissimus dorsi tendon transfer for irreparable rotator cuff tears. *J Shoulder Elbow Surg*. 2007;16:727–734.

Dines DM, Moynihan DP, Dines JS, McCann P. Irreparable rotator cuff tears: what to do and when to do it; the surgeon's dilemma. *Instr Course Lect*. 2007;56:13–22.

Duralde XA, Bair B. Massive rotator cuff tears: the result of partial rotator cuff repair. *J Shoulder Elbow Surg*. 2005;14: 121–127.

Edwards TB, Walch G, Nové-Josserand L, et al. Arthroscopic debridement in the treatment of patients with isolated tears of the subscapularis. *Arthroscopy*. 2006;22:941–946.

Ellman H, Kay SP, Wirth M. Arthroscopic treatment of full-thickness rotator cuff tears: 2- to 7-year follow-up study. *Arthroscopy*. 1993;9:195–200.

Fenlin JM, Chase JM, Rushton SA, Frieman BG. Tuberoplasty: creation of an acromiohumeral articulation—a treatment option for massive, irreparable rotator cuff tears. *J Shoulder Elbow Surg*. 2002;11:136–142.

Funakoshi T, Majima T, Iwasaki N, et al. Application of tissue engineering techniques for rotator cuff regeneration using a chitosan-based hyaluronan hybrid fiber scaffold. *Am J Sports Med*. 2005;33:1193–1201.

Gartsman GM. Arthroscopic assessment of rotator cuff tear reparability. *Arthroscopy*. 1996;12:546–549.

Gartsman GM. Massive, irreparable tears of the rotator cuff: results of operative debridement and subacromial decompression. *J Bone Joint Surg Am*. 1997;79:715–721.

Gerber C, Maquieira G, Espinosa N. Latissimus dorsi transfer for the treatment of irreparable rotator cuff tears. *J Bone Joint Surg Am*. 2006;88:113–120.

Halder AM, O'Driscoll SW, Heers G, et al. Biomechanical comparison of effects of supraspinatus tendon detachments, tendon defects, and muscle retractions. *J Bone Joint Surg Am*. 2002;84:780–785.

Iannotti JP, Hennigan S, Herzog R, et al. Latissimus dorsi tendon transfer for irreparable posterosuperior rotator cuff tears: factors affecting outcome. *J Bone Joint Surg Am*. 2006;88:342–348.

Jost B, Puskas GJ, Lustenberger A, Gerber C. Outcome of pectoralis major transfer for the treatment of irreparable subscapularis tears. *J Bone Joint Surg Am*. 2003;85:1944–1951.

Klinger HM, Steckel H, Ernstberger T, Baums MH. Arthroscopic debridement of massive rotator cuff tears: negative prognostic factors. *Arch Orthop Trauma Surg*. 2005;125:261–266.

Konrad GG, Sudkamp NP, Kreuz PC, et al. Pectoralis major tendon transfers above or underneath the conjoint tendon in subscapularis-deficient shoulders: an in vitro biomechanical analysis. *J Bone Joint Surg Am*. 2007;89:2477–2484.

Ma HL, Hung SC, Wang ST, Chen TH. The reoperation of failed rotator cuff repairs. *J Chin Med Assoc*. 2003;66: 96–102.

Moore DR, Cain EL, Schwartz ML, Clancy WG. Allograft reconstruction for massive, irreparable rotator cuff tears. *Am J Sports Med*. 2006;34:392–396.

Morelli M, Nagamori J, Gilbart M, Miniaci A. Latissimus dorsi tendon transfer for massive irreparable cuff tears: an anatomic study. *J Shoulder Elbow Surg*. 2007;17:139–143.

Mura N, O'Driscoll SW, Zobitz ME, et al. Biomechanical effect of patch graft for large rotator cuff tears: a cadaver study. *Clin Orthop Relat Res*. 2003;415:131–138.

Nirschl RP. Rotator cuff surgery. *Instr Course Lect*. 1989; 38:447–462.

Pearle AD, Kelly BT, Voos JE, et al. Surgical technique and anatomic study of latissimus dorsi and teres major transfers. *J Bone Joint Surg Am*. 2006;88:1524–1531.

Postacchini F, Gumina S. Results of surgery after failed attempt at repair of irreparable rotator cuff tear. *Clin Orthop Relat Res*. 2002;397:332–341.

Walch G, Edwards TB, Boulahia A, et al. Arthroscopic tenotomy of the long head of the biceps in the treatment of rotator cuff tears: clinical and radiographic results of 307 cases. *J Shoulder Elbow Surg*. 2005;14:238–246.

Werner CM, Zingg PO, Lie D, et al. The biomechanical role of the subscapularis in latissimus dorsi transfer for the treatment of irreparable rotator cuff tears. *J Shoulder Elbow Surg*. 2006;15:736–742.

Wirth MA, Rockwood CA. Operative treatment of irreparable rupture of the subscapularis. *J Bone Joint Surg Am*. 1997;79:722–731.

Zingg PO, Jost B, Sukthankar A, et al. Clinical and structural outcomes of nonoperative management of massive rotator cuff tears. *J Bone Joint Surg Am*. 2007;89:1928–1934.

第15章

肩锁关节病变

肩锁关节病变可分为引起疼痛的情况或可能引起疼痛和功能受损的关节不稳定。肩锁关节痛可能继发于某次创伤、反复轻微创伤或是衰老过程的一部分。疼痛的最常见病因是创伤后关节炎、低度肩锁关节脱位引起的持续疼痛、原发性骨关节炎、类风湿关节炎、化脓性关节炎、先前骨折的后遗症和锁骨远端的骨溶解（图 15.1～图 15.3）。不稳定是由外伤引起的，包括Ⅲ、Ⅳ、Ⅴ和Ⅵ型肩锁关节脱位（图 15.4）。

文献综述

可以在关节镜下进行肩锁关节切除，结果令人满意。Snyder 和 Flatow 在 90％ 的患者中报告了良好的效果。Neviaser 展示了仅切除内侧肩峰而不切除远端锁骨的功效。直接进入肩锁关节的入路和经肩峰下滑囊的间接入路似乎都同样有效。在过去的几年中已广泛报道了关节脱位的关节镜重建。科技驱动了许多新技术产生。

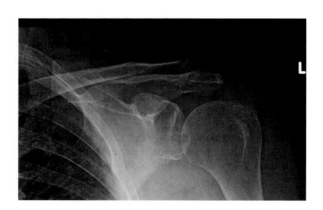

图 15.1 肩锁关节炎

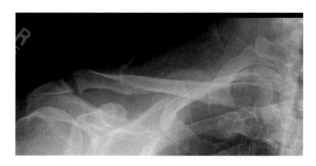

图 15.3 顶端倾斜位肩锁关节炎视图

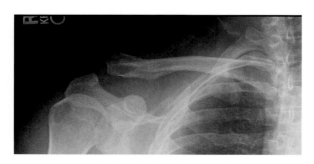

图 15.2 锁骨远端骨折的畸形愈合和隆起

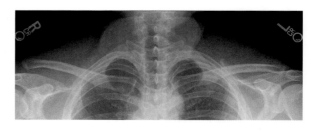

图 15.4 右侧Ⅴ型肩锁关节脱位

诊断

疼痛

患者抱怨在进行交叉身体内收（清洗对侧的腋窝或系上安全带）或背后进行内旋（系紧胸罩）时，肩锁关节区域疼痛。举重运动员在平坦或倾斜的床上进行卧推过程中会感到疼痛。体格检查显示正常的主动和被动活动范围，但可见由于疼痛引起的内收或内旋受限。触诊肩锁关节的前部或上半部会感到疼痛。选择性注射（稍后描述）是有用的辅助诊断手段。

前后位平片可显示关节间隙狭窄、关节半脱位、下方骨赘或锁骨远端骨溶解。15° 倾斜位可更清楚地显示肩锁关节（见图 15.3）。磁共振成像（MRI）通常在 40 岁以后患者中显示肩锁关节炎表现。放射科医生很愿意解读肩锁关节炎的影像学变化。外科医生应根据适当的患者病史和体格检查小心地解释此类改变（图 15.5 和图 15.6）。

不稳定

肩锁关节不稳定更容易诊断。患者通常有过创伤史，例如跌倒时肩关节着地。这可能发生在体育运动中、从高处跌倒或与车辆（如自行车或摩托车）有关的伤害时。患者肩锁关节处出现畸形，源于锁骨远端的抬高。根据损伤的能量，软组织肿胀和瘀斑会延伸到外侧胸壁。由于疼痛，患者通常会难以举起手臂。

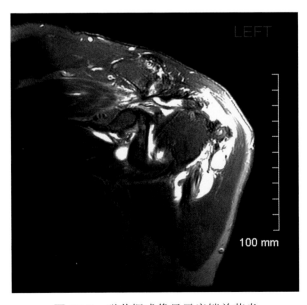

图 15.5　磁共振成像显示肩锁关节炎

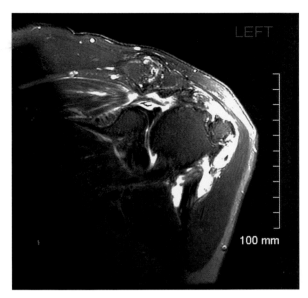

图 15.6　磁共振成像显示肩锁关节炎

鉴别诊断

一些上盂唇自前向后（SLAP）损伤患者的表现与肩锁关节炎患者相似。患者的疼痛位于肩锁关节深处，并因内收和在后背内旋而疼痛。肩锁关节触诊压痛可能为阴性。内收类似于在 O'Brien 试验的动作，并且可能会误导医生。外伤性肩锁关节脱位通常易于诊断，因此鉴别诊断不是主要问题。但是，引起肩锁关节脱位的同一创伤可能会损伤其他结构，医生应意识到这种可能性（图 15.7 和图 15.8）。

非手术治疗

通常，非手术治疗疼痛有效，包括避免疼痛的姿势和活动、使用非甾体抗炎药（NSAIDs）和肩锁关节注射。建议患者至少等待 6～12 个月再考虑手术。

Ⅰ、Ⅱ和Ⅲ型肩锁关节脱位的非手术治疗通常需要时间，主要措施有口服 NSAID 和定期复查。通常，疼痛和功能会在 4～12 周内逐渐恢复，具体取决于患者所需的活动和受伤程度。偶有长期疼痛病例，将来可能需要手术干预。Ⅳ型和Ⅵ型脱位很少见，需要进行开放式手术复位。Ⅴ型脱位可以通过非手术方式解决，但会导致中等程度的畸形、疼痛和无力。但是，这在某些人群中是可以接受的，比如年龄较大的患者。

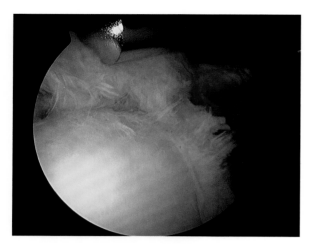

图 15.7   Ⅰ 型 SLAP 损伤，与 Ⅴ 型肩锁关节脱位相关

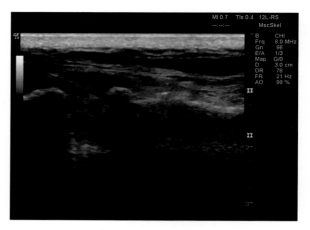

图 15.9   超声检查见放置在肩锁关节中的针

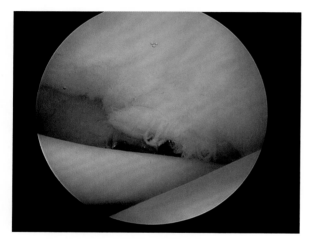

图 15.8   与 Ⅴ 型肩锁关节脱位相关的冈上肌部分 / 肩袖间隙撕裂

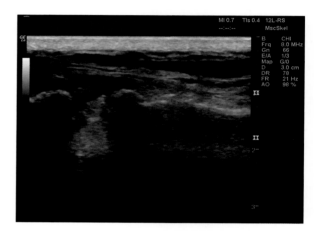

图 15.10   超声引导在肩锁关节处注射

注射

　　肩锁关节和肩峰下间隙的病变可能很难区分。肩锁关节炎会引起下方的肩袖刺激，肩袖疾病的肩关节力学改变可能使正常的肩锁关节出现退变。选择性肩锁关节注射有两个可能的好处：它可以帮助医生诊断疼痛的主要来源，并且如果可的松减轻关节炎症，则可能具有治疗作用。这可以通过触诊完成，也可以在超声引导下完成（图 15.9 和图 15.10）。

手术适应证及技术

疼痛

　　当通过患者病史、体格检查、X 线平片以及

MRI 确定肩锁关节炎是肩痛的来源时，则可进行手术。疼痛会干扰日常生活、工作或运动的患者，并且对至少 6 个月的保守治疗没有反应的患者，很适合进行关节镜肩锁关节切除术。MRI 表现出肩锁关节炎但疼痛不局限于肩锁关节的患者不适合进行肩锁关节切除术。

手术技术

　　关节镜肩锁关节切除术的两个目标是去除锁骨的远端异常部分，并在内侧肩峰和锁骨远端之间留出足够的空间，以便在肩关节运动期间消除二者的接触。传统上，开放式切除术需要切除 1 ～ 1.5 cm 的远端锁骨。关节镜肩锁关节切除术通过切除 8 ～ 10 mm 的远端锁骨和 1 ～ 2 mm 的肩峰内侧形成大约 1 cm 的空间。

　　常规进行患者体位摆放和诊断性盂肱关节镜检

查。首先需要完成任何其他需要执行的手术。这包括解决所有关节内病变、肩袖修复、肱二头肌腱固定和肩峰下减压（如果有指征）。

从后入路或侧入路观察时，首先进行肩锁关节的软组织清创术。如果从后部观察，则以外侧入路为工作入路。如果从侧方观察，前外侧入路或后侧入路可以是最初的工作入路。锁骨远端显露后，使用刨刀或磨钻去除肩锁关节顶侧的下表面（图 15.11 ~ 图 15.14）。

通常，之前已经建立了可用于肩锁关节切除的前入路。通过将钝芯穿过切口确认适当的位置。如果此点不能很好地接近关节，则可以创建一个新的入路。然后放置一个小的套管，并放置射频或刨刀以清创软组织（图 15.15 和图 15.16）。

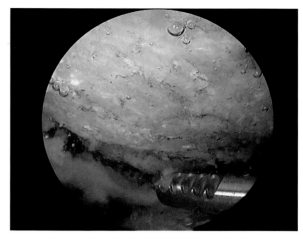

图 15.13　与图 15.12 相同的视图，其中镜头略微缩回，显示了内侧肩峰突出

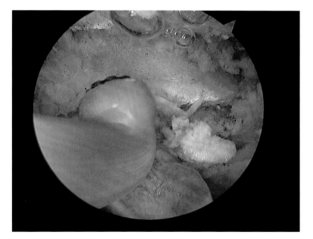

图 15.11　从右肩外侧入路观察时，后入路的操作显露肩锁关节

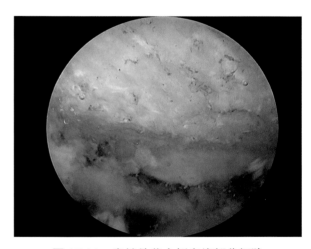

图 15.14　肩锁关节内侧肩峰部分切除

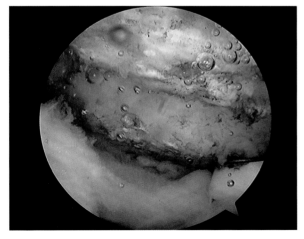

图 15.12　从外侧入路进入的镜头，观察左肩远端锁骨的下表面

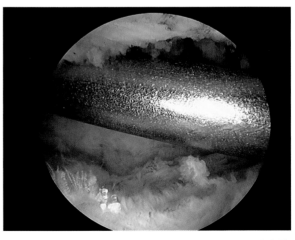

图 15.15　从左肩前入路放置的转换棒放置在前套管

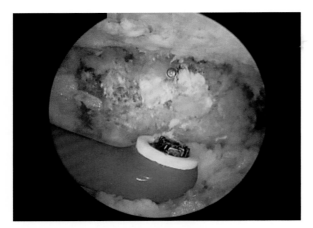

图 15.16　通过左肩前部套管进行操作继续显露锁骨远端的软组织

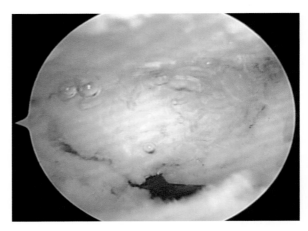

图 15.18　右肩外侧锁骨远端切除开始时的外侧入路视图

　　此时，可以使用刨刀或磨钻开始锁骨远端切除。很难从外侧入路观察到切除面的上方，因此一旦认为已经创建了足够的空间，就可以将镜头转至前方入路。值得注意的是，在使用刨刀或磨钻切骨时，应始终使用套管。这些工具在切除骨骼时会变热，如果没有用套管保护皮肤，则会引起皮肤灼伤（图 15.17 和图 15.18）。

　　一旦将镜头放置在前面，就使用腰穿针从外向内建立肩锁关节后方入路。首先，仅放置刨刀或射频清理出部分空间。最终，放置套管并使用磨钻继续切除。通常，此入路使外科医生可以看到上方骨组织多少尚未切除。通常通过磨钻的已知宽度来衡量。我们使用直径 5.5 mm 的带帽磨钻。如果磨钻的 2 倍直径可以容纳在所创建的空间中，则切除完成（图 15.19 ～图 15.25）。

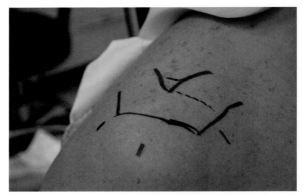

图 15.19　右肩上用于锁骨远端切除的入路。注意肩锁关节后入路的皮肤切口

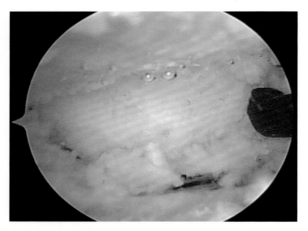

图 15.17　右肩外侧锁骨远端切除术的外侧入路视图

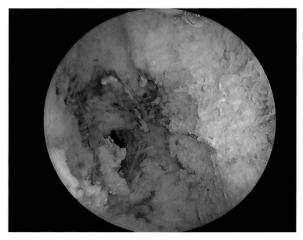

图 15.20　右肩的前入路视图，显示切除不完全

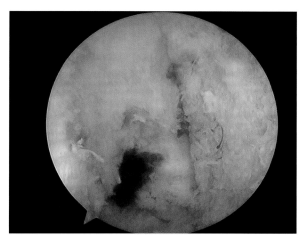

图 15.21 右肩前入路视图，切除已得到改善

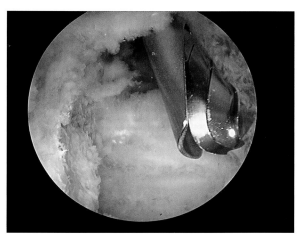

图 15.24 磨钻在左肩前入路内侧向内移动，以确认切除充分

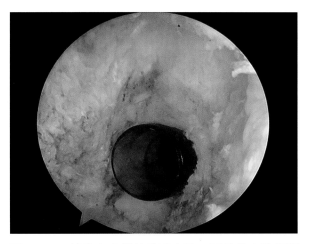

图 15.22 镜头在肩锁关节后入路，可见前入路套管

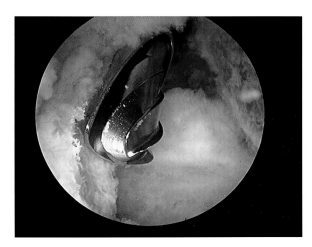

图 15.25 磨钻在左肩前入路横向移动，以确认切除充分

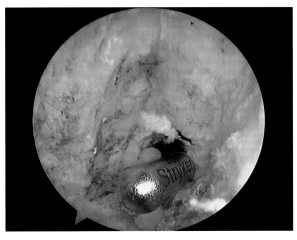

图 15.23 从前入路置入刨刀以调整切除范围

术后管理

冰袋可减轻术后肿胀、炎症和疼痛。前 2 周每天佩戴 4 次，每次持续 1 小时。术后第一天开始主动和被动活动范围练习。当肌力抗阻检查显示无痛时，即开始肌力锻炼。患者可以耐受工作和运动。术后 6 ~ 12 个月通常可获得最大程度的改善。如果将来出现并发症或受伤的情况，应及时拍摄 X 线片（图 15.26 和图 15.27）。

并发症

通常涉及三个方面。首先，肩锁切除后可能会出现肩锁关节不稳定。锁骨远端切除术限于 10 ~ 15 mm，以避免侵犯喙锁韧带。关节镜切除术

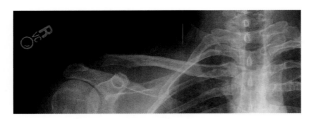

图 15.26　锁骨远端切除后 6 周，肩锁关节 X 线片

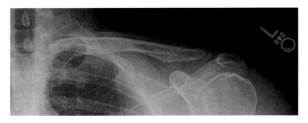

图 15.27　锁骨远端切除 12 年后肩锁关节 X 线片

的一个优点是它不需要像开放式切除术那样侵犯上关节囊，因此可以使关节更加稳定。其次是切除不完全。由于切除后持续的疼痛，有些患者需要接受再次切除。最后，要考虑的是在切除前是否获得了正确的诊断。这是关节镜切除术的优势。它可以对肩关节进行诊断检查。然而，颈椎病和关节外肱二头肌病变症状上可能类似于肩锁关节疼痛。

不稳定

一本教科书可以以专门的一个章节讨论开放式肩锁关节固定术的不同技术。关节镜或关节镜辅助技术也被广泛引入。在关节镜技术中越来越流行的一个通用概念是使用带有金属纽扣的高强度缝线材料将喙突下方和锁骨上方固定。我们采用了这种技术，并在此处将其作为一般概念进行介绍。我们还常规添加同种异体移植物或自体移植组织，以增强重建带袢钛板的生物修复潜力。

手术技术

可以通过皮肤触及锁骨远端，但是为了通过自体移植或同种异体移植物，我们更喜欢采用位于锁骨远端并与之平行的长 3 ~ 4 cm 的微型开放切口。我们在关节镜检查之前做这个切口，以避免关节镜检查导致的软组织肿胀。切除锁骨远端 5 ~ 10 mm，以改善疼痛并在最后无阻挡的情况下获得更好的复位。

然后，通过后入路启动标准的盂肱关节镜检查，并解决所有相关的病变问题。首先建立前上入路。通过该入路，将肩胛下肌上方和喙突下方的前关节囊和软组织清除，以开始显露喙突（图15.28 ~ 图 15.31）。

后入路所提供的视野通常受到限制，因此关节镜将最终转移到前上入路。在此之前，在前下入路中安放大直径的前套管。该套管是柔软的，其具有关节内部分的开口以卡在关节内组织上，以避免随着反复进入和退出关节而被拉出。可以使用其他大直径套管，也可以不使用任何套管。一旦建立前上入路，将镜头转移到该入路（图 15.32 ~ 图15.35）。

通过前下入路完成对喙突下表面的准备。导向器用于从锁骨上钻至喙突下。可采用术中透视用于

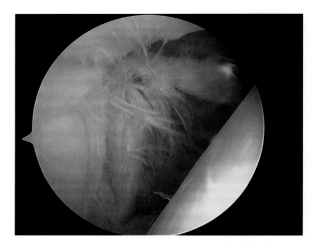

图 15.28　右肩的后入路视图，显示了相关的前上盂唇撕裂

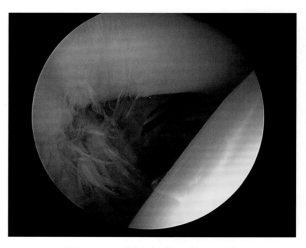

图 15.29　腰穿针位于前上入路

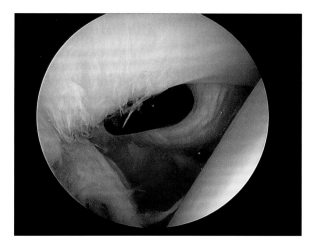

图 15.30　放置前上套管

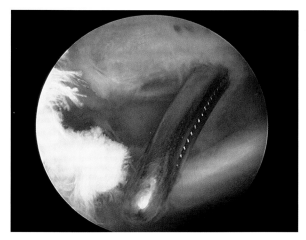

图 15.33　血管钳标记前下入路

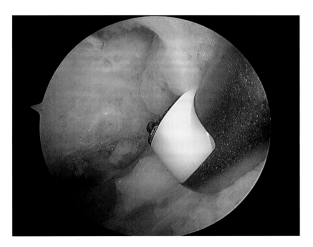

图 15.31　前上入路射频清创喙突的下表面

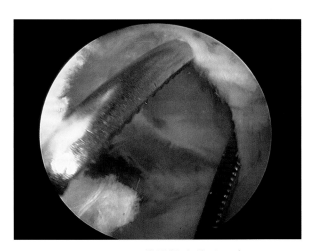

图 15.34　血管钳扩张前下入路

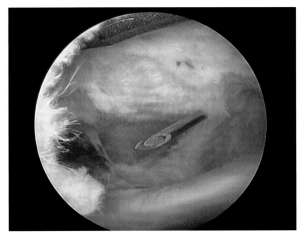

图 15.32　腰穿针定位前下入路

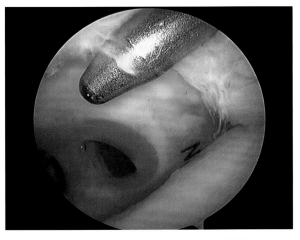

图 15.35　前入路套管与前上入路转换棒

确认导针位置。锁骨的起点是距锁骨切除术远端的内侧 1.5 ~ 2 cm，并且位于锁骨中后 1/3 的交界处。导针是空心的，用于使环形导丝穿过，并在拔出空心钻时从前下入路取出。然后用导丝将 2 号转移缝线的两个自由端向后拉回。该通过的转移缝线用于将带线纽扣钢板拉回并穿过锁骨。如果使用环形导丝直接通过带袢钛板，则可能会因力量过大而折断（图 15.36 ~ 图 15.41）。

一旦带袢钛板通过，就将其放置在喙突的下表面适当的位置。接下来，从喙突后内侧的上方切口穿过手术钳，直到从关节侧看到为止。通过打开钳子尖端来扩大其通过的间隔。随后，应用该手术

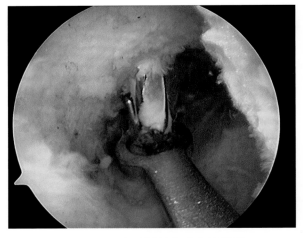

图 15.38　穿过锁骨和喙突的导针

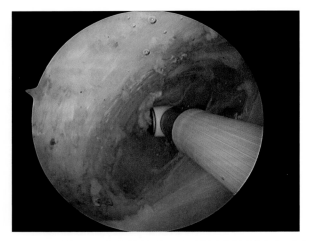

图 15.36　前上入路内的镜头，经射频术清创喙突下表面

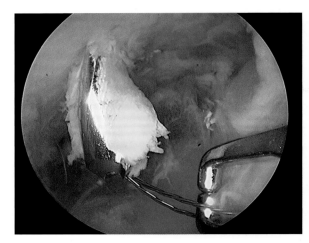

图 15.39　从前下套管取回的导丝环

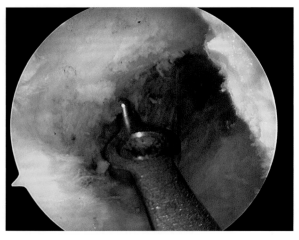

图 15.37　放置钻孔导向器

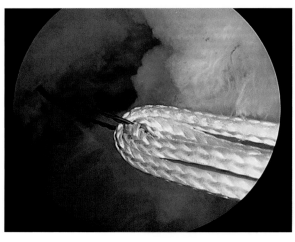

图 15.40　导丝用于将缝线向上拉

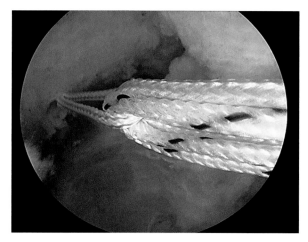

图 15.41　用缝线将纽扣带袢钛板拉至喙突下表面

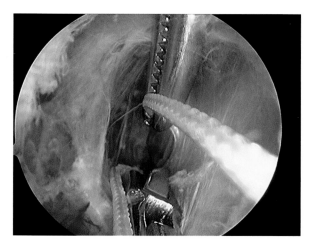

图 15.43　将血管钳放置在喙突内侧，以从前下入路取回缝线

钳夹住 2 号不可吸收编织缝线的环形端。这是从前下入路获取的。或者，将缝线从前下入路传送到手术钳尖端。使用在喙突外侧的手术钳重复相同的扩张步骤。从前下入路进入的缝线环形端现在被送到钳子尖端，并且缝线通过上切口被拉出。这些步骤导致环形的缝线在喙突周围环扎，并通过上切口退出。该缝线的路径已经扩大，将允许同种异体移植物或自体移植物通过。一旦通过，将移植物以 8 字形环绕锁骨，并应用带线纽扣带袢钛板固定（图 15.42 ~ 图 15.47 ）。

术后处理

放射线照相复查在 2 周、6 周、3 个月和 6 个月时获得。患者使用吊带 6 周。被动活动范围练习

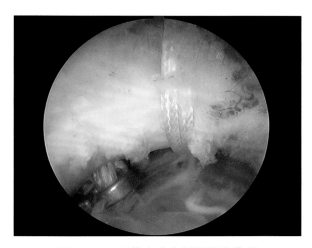

图 15.44　环绕在喙突周围的缝线环

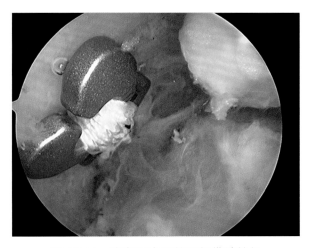

图 15.42　喙突下表面的纽扣带袢钛板

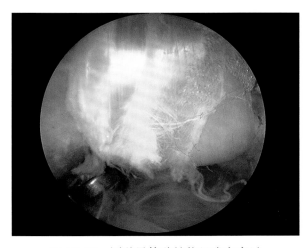

图 15.45　同种异体移植物经喙突穿过

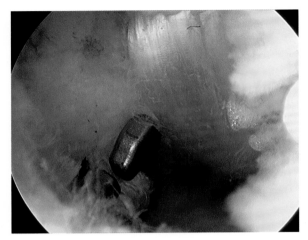

图 15.46 复位和绑扎完成后带袢钛板的最终视图

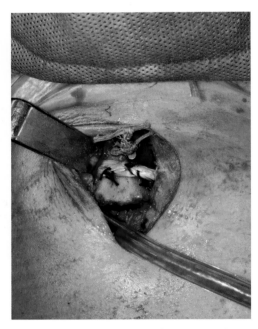

图 15.47 锁骨上表面的带袢钛板的最终视图

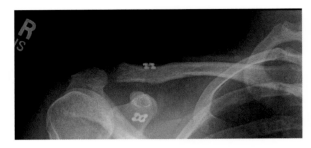

图 15.48 术后 2 周的 X 线片

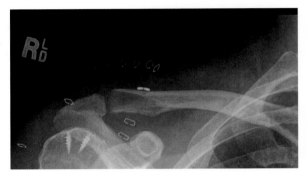

图 15.49 术后 2 周的 X 线片显示良好的复位

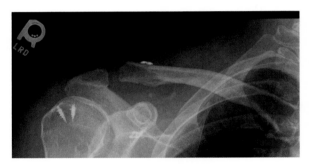

图 15.50 与图 15.49 相同的患者在术后 6 个月时的 X 线片，显示轻度复位丢失

在 4 周时在仰卧位开始，然后在 6 周时开始坐位或站立位练习。在 8 周时开始主动辅助活动范围和水疗锻炼。主动活动范围练习从 10~12 周开始。肌力练习从 4 个月开始，术后 6 个月之前不能进行卧推或过顶阻力练习。这是一个缓慢而渐进的方案，因为根据我们的经验，肩锁关节的重建往往在手术后的前 3 个月松动。目标是将其概率最小化（图 15.48~图 15.50）。

并发症

主要关注的问题是反复出现的不稳定或固定失败、内固定物移位、感染或持续疼痛。

参考文献

Berg EE, Ciullo JV. The SLAP lesion: a cause of failure after distal clavicle resection. *Arthroscopy*. 1997;13:85–89.

Boehm TD, Barthel T, Schwemmer U, Gohlke FE. Ultrasonography for intraoperative control of the amount of bone resection in arthroscopic acromioclavicular joint resection.

Arthroscopy. 2004;20(suppl 2):142–145.

Buford D, Mologne T, McGrath S, et al. Midterm results of arthroscopic co-planing of the acromioclavicular joint. *J Shoulder Elbow Surg.* 2000;9:498–501.

Charron KM, Schepsis AA, Voloshin I. Arthroscopic distal clavicle resection in athletes: a prospective comparison of the direct and indirect approach. *Am J Sports Med.* 2007;35:53–58.

Chernchujit B, Tischer T, Imhoff AB. Arthroscopic reconstruction of the acromioclavicular joint disruption: Surgical technique and preliminary results. *Arch Orthop Trauma Surg.* 2006;126:575–581.

Clavert P, Leconiat Y, Dagher E, Kempf JF. Arthroscopic surgery of the acromioclavicular joint. *Chirurgie Main.* 2006;25(suppl 1):S36–S42.

Debski RE, Fenwick JA, Vangura A, et al. Effect of arthroscopic procedures on the acromioclavicular joint. *Clin Orthop Relat Res.* 2003;406:89–96.

Elser F, Chernchujit B, Ansah P, Imhoff AB. A new minimally invasive arthroscopic technique for reconstruction of the acromioclavicular joint. *Unfallchirurg.* 2005;108:645–649.

Flatow EL, Duralde XA, Nicholson GP, et al. Arthroscopic resection of the distal clavicle with a superior approach. *J Shoulder Elbow Surg.* 1995;4:41–50.

Freedman BA, Javernick MA, O'Brien FP, et al. Arthroscopic versus open distal clavicle excision: comparative results at six months and one year from a randomized, prospective clinical trial. *J Shoulder Elbow Surg.* 2007;16:413–418.

Gartsman GM. Arthroscopic resection of the acromioclavicular joint. *Am J Sports Med.* 1993;21:71–77.

Gartsman GM. Extra-articular uses of the arthroscope—acromioclavicular arthroplasty. *Clin Sports Med.* 1993;12:111–121.

Gartsman GM, Combs AH, Davis PF, et al. Arthroscopic acromioclavicular joint resection: an anatomical study. *Am J Sports Med.* 1991;19:12–15.

Kay SP, Dragoo JL, Lee R. Long-term results of arthroscopic resection of the distal clavicle with concomitant subacromial decompression. *Arthroscopy.* 2003;19:805–809.

Kharrazi FD, Busfield BT, Khorshad DS. Acromioclavicular joint reoperation after arthroscopic subacromial decompression with and without concomitant acromioclavicular surgery. *Arthroscopy.* 2007;23:804–808.

Lafosse L, Baier GP, Leuzinger J. Arthroscopic treatment of acute and chronic acromioclavicular joint dislocation. *Arthroscopy.* 2005;21:1017.

Lervick GN. Direct arthroscopic distal clavicle resection: a technical review. *Iowa Orthop J.* 2005;25:149–156.

Levine WN, Soong M, Ahmad CS, et al. Arthroscopic distal clavicle resection: a comparison of bursal and direct approaches. *Arthroscopy.* 2006;22:516–520.

Mullett H, Benson R, Levy O. Arthroscopic treatment of a massive acromioclavicular joint cyst. *Arthroscopy.* 2007;23:446.e1–446.e4.

Nourissat G, Kakuda C, Dumontier C, et al. Arthroscopic stabilization of Neer type 2 fracture of the distal part of the clavicle. *Arthroscopy.* 2007;23:674.e1–674.e4.

Nuber GW, Bowen MK. Arthroscopic treatment of acromioclavicular joint injuries and results. *Clin Sports Med.* 2003;22:301–317.

Pennington WT, Hergan DJ, Bartz BA. Arthroscopic coracoclavicular ligament reconstruction using biologic and suture fixation. *Arthroscopy.* 2007;23:785.e1–785.e7.

Petchell JF, Sonnabend DH, Hughes JS. Distal clavicular excision: a detailed functional assessment. *Aust N Z J Surg.* 1995;65:262–266.

Rolla PR, Surace MF, Murena L. Arthroscopic treatment of acute acromioclavicular joint dislocation. *Arthroscopy.* 2004;20:662–668.

Stein BE, Wiater JM, Pfaff HC, et al. Detection of acromioclavicular joint pathology in asymptomatic shoulders with magnetic resonance imaging. *J Shoulder Elbow Surg.* 2001;10:204–208.

Tennent TD, Beach WR. An improved technique for arthroscopic resection of the acromioclavicular joint. *Arthroscopy.* 2003;19:E119–E120.

Tytherleigh-Strong G, Gill J, Sforza G, et al. Reossification and fusion across the acromioclavicular joint after arthroscopic acromioplasty and distal clavicle resection. *Arthroscopy.* 2001;17:E36.

导致肩关节急性疼痛中最痛苦的疾病之一便是钙化性肌腱炎。在无创伤的情况下突然出现的剧烈疼痛发作（静息痛），并随肩关节活动而加剧。疼痛通常非常严重，足以使个体去急诊室处理或要求在骨科医生门诊进行立即评估与诊治。患者通常焦虑窘迫。

文献综述

急性钙化性肌腱炎的病因尚不清楚，但 Uhthoff 对该病的分析是最好的。他认为钙化性肌腱炎是一种具有预钙化期的自愈性肌腱病，在此阶段，氧张力的降低使一部分肌腱转变为纤维软骨。在这个阶段，软骨细胞介导钙的沉积。在形成阶段之后，钙可以无限期存在并且不产生任何症状。随后，吞噬细胞在这些钙化灶周围聚集，并发生血管增殖。当这些新的血管通道提供吸收途径并恢复正常的组织灌注和氧张力时，吸收阶段开始。急性疼痛始于吸收期。钙化吸收后，肌腱能够正常行使功能。

Ellman 报告了一项针对 131 例经关节镜治疗的患者的多中心研究。平均 Constant 功能评分为 69.4（最高为 75）。患者的年龄、钙化程度与症状持续时间互无关联。肩峰成形术未展现任何获益。相反，Mole 及其同事报告，肩峰成形术可改善患者的预后。

诊断

钙化性肌腱炎的诊断是基于影像学检查的。普通 X 线片通常显示位于冈上肌腱（65%）中的单个或多个钙沉积物。它们也可以发生在冈下肌（30%），或更罕见的肩胛下肌腱（5%）中。必须仔细评估沉积物的大小、密度和位置，以将这种

情况与萎缩性钙化区分开来，后者在肩袖肌腱病中偶然发生。这些发现总结在表 16.1 中并示于图 16.1 ~ 图 16.5。

患者的肩关节通常是肿胀的，皮肤对触摸敏感。在冈上肌止点处施加的最小压力可能引起严重的疼痛。主动和被动活动范围因疼痛而受限。急性肩痛的另一个原因是神经根型颈椎病，医生应尝试

表 16.1	钙沉积的射线照相特征	
特征	钙化性肌腱炎	肩袖肌腱病
大小	5 ~ 15 mm	<5 mm
部位	大结节内侧 10 ~ 15 mm	紧贴大结节
密度	略有浑浊	致密
性质	软	硬

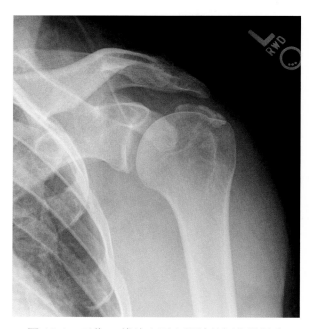

图 16.1 正位 X 线片上冈上肌腱的钙化肌腱病

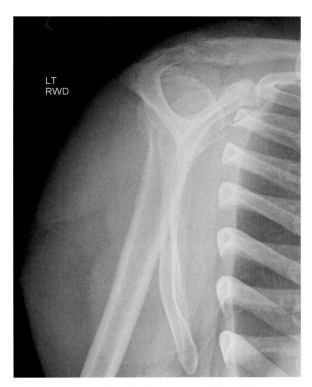

图 16.2　出口位 X 线片上冈上肌腱的钙化肌腱病

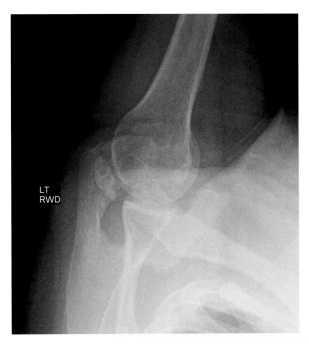

图 16.3　Bernageau 位 X 线片上冈上肌的钙化性肌腱病

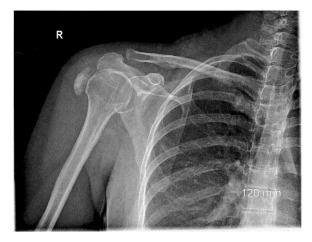

图 16.4　肩关节内旋时，显示冈下肌的钙化性肌腱病

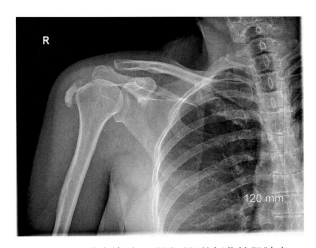

图 16.5　稍内旋时显示冈下肌的钙化性肌腱病

检查也是一种简单有效的诊断方法（图 16.6 和图 16.7）。

非手术治疗

急性钙化性肌腱炎发作的患者很可能处于吸收期，病情是自限性的。因此，非手术治疗是有意义的，包括对病情及自然病程耐心的解释、麻醉性止痛药、肌肉松弛剂、口服抗炎药（包括甾体或非甾体抗炎药）、休息和冷疗。通常，急性疼痛会在几周内消失，因此这种方法通常是成功的。但是，某些患者可能残留有中度或反复发作的疼痛，且频率较高。在这种情况下，我们将考虑进行针刺疗法。针刺治疗指对钙化进行针刺处理，以切断或抽吸钙化病变的内容物。这可能是一个痛苦的过程，并可能在短期内加剧疼痛。向患者注射可的松和利多

询问神经痛或感觉异常的存在，并仔细检查患者是否有颈部运动引起的颈部疼痛。对 X 线片的评估即可以确认诊断。由于持续的剧烈疼痛，患者经常会进行磁共振成像以评估肩袖肌腱。诊断性超声

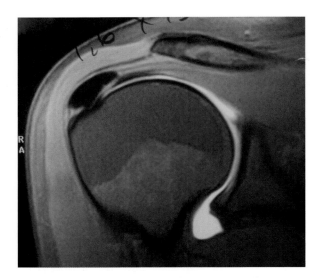

图 16.6 钙化性肌腱病的磁共振成像

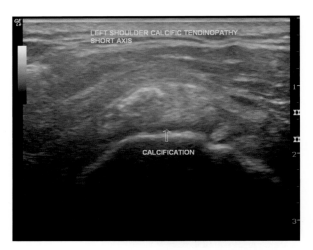

图 16.8 超声检查示冈上肌的钙化性肌腱病

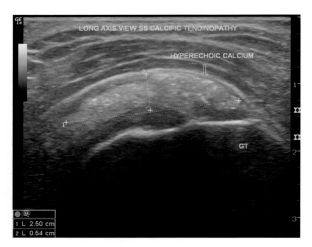

图 16.7 超声检查示冈上肌的钙化性肌腱病

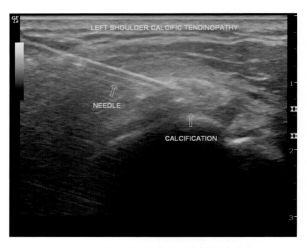

图 16.9 使用超声检查引导针刺治疗

卡因，以减轻中长期症状。Mole 及其同事研究了治疗对钙沉积的影响，发现同时应用支持治疗，4 年时钙化消失率为 0%，应用体外冲击波 1 年时钙化消失率为 35%，而应用针刺 1 年时钙化消失率为 60%。最近的其他研究也证实了针刺的效果（图 16.8 ~ 图 16.11）。

手术适应证

手术适应证包括急性钙化性肌腱炎反复发作，对保守治疗无效。没有特定的发作次数指示需要手术。患者对严重疼痛发作的耐受能力差异很大。一些患者选择一年一年地忍受疼痛而不进行手术，而另一些患者则欢迎和珍惜进行手术干预的机会。选

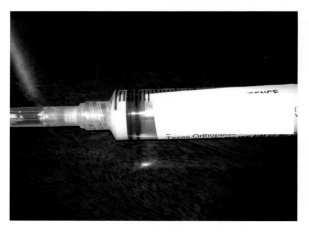

图 16.10 用针刺抽吸的病灶内容物

择手术的另一个关键是要警告患者，在手术时其肩袖肌腱连接处通常需要被打断和修复，并且手术后仍需要长达 6 个月的时间才能使患者充分受益。

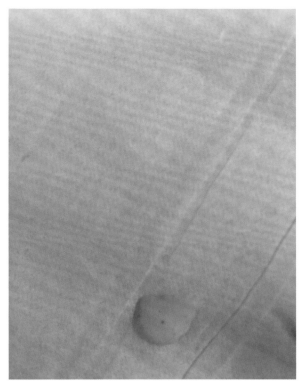

图 16.11　分散在手术巾上的病变物。这些病变更像是浓稠的牛奶，而不是粉笔或牙膏

手术技术

沉积物的位置需要通过查看上肢在不同位置时所拍摄的射线照片来确定。在前后位 X 线片上，当手臂内旋时，冈上肌腱中的沉积物向内移动，而肩胛下肌的病变则向外侧移动。要注意病灶与大结节的相互位置。需要研究腋位 X 线片以确定钙化沉积物的位置。

病灶切除通常会产生强烈的炎症反应，许多患者在术后会遭受急性发作。因此，在术后即刻给予患者强力麻醉剂和肌肉松弛剂。斜角肌阻滞麻醉对这些患者的治疗非常有必要。有时，手术后患者需要短期服用激素抑制炎症，但这通常不是必需的。

进行常规的后方入路及盂肱关节检查。评估肩袖关节表面的红斑区域及有无增生血管，这可能与钙沉积的位置相对应（图 16.12）。当有异常时，通常位于前方肩袖及肩胛下肌腱内。可用腰穿针标记。但是，在慢性钙化性肌腱炎患者中，关节侧肩袖表面通常是正常的。如果关节侧肩袖和盂肱关节的其余部分看起来正常，则将关节镜放置在肩峰下间隙中。

对外侧、前外侧和前方入路进行常规创建和评

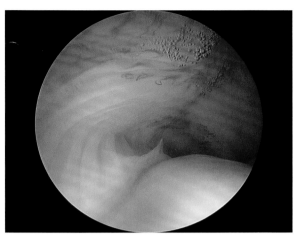

图 16.12　关节侧血管增生和隆起，在钙化肌腱病中常见

估，完整切除滑囊。该操作可去神经支配减轻术后疼痛。有时钙化非常容易看到，而有时则很难。在这些困难的情况下，触诊和术中再次检查 X 线片很重要。用钝的套管针或探针触及可疑区域，触诊其致密度。重要的是不要疑惑于冈上肌位于大结节止点处钙质沉积物表面的坚硬感觉。如果通过检查或触诊仍未发现钙沉积物，则可将一根腰穿针穿刺可疑区域，并寻找钙的流出。在某些情况下，钙化与肩袖的部分撕裂有关，并且很容易识别（图 16.13 ～ 图 16.16）。

一旦确定了钙沉积物，就使用 Beaver 刀片、腰穿针或骨刀在钙化表面上做一个与肩袖走形平行的清晰的切口。钙沉积物的致密度是可变的。它可能感觉像骨头一样硬，或类似于牙膏或呈颗粒状。

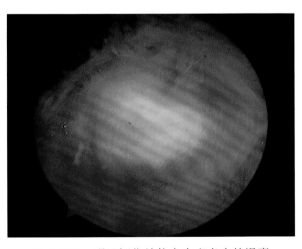

图 16.13　明显钙化并伴有中度炎症的滑囊

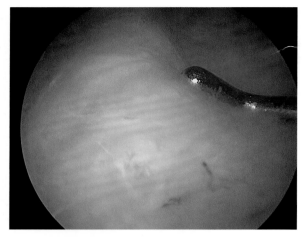

图 16.14   不易发现的钙化仅通过术中再次核对 X 线片和触诊进行定位。探钩直接压力下显示钙化病灶的突出

按压肌腱可能会挤出钙沉积物，在这种情况下，可以看到其充满肩峰下间隙。通常，一部分钙黏附在肌腱纤维上或散布在肌腱中。可以使用刨刀作为探针对钙沉积物施加压力，并可以使用吸引去除钙沉积物（图 16.17 ~ 图 16.24）。刨刀或钝芯去除尽可能多的钙质，同时破坏尽可能少的肌腱。我们宁愿留下一些钙沉积物而不牺牲肌腱的完整性。

根据缺损的大小，修复被破坏的肌腱。通常，根据所形成的切口进行边对边缝合。如果钙化和撕裂扩展到大结节，则可以放置锚钉。因为没有任何一种皮肤缝合是防水渗出的，所以钙沉积物可能会继续渗出，并使其进一步吸收（图 16.25 ~ 图 16.29）。

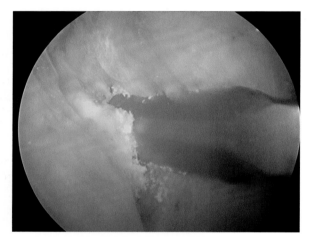

图 16.15   与图 16.14 相同的区域，显示骨刀进入钙化部位

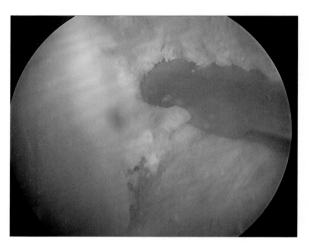

图 16.17   在右肩上使用骨刀进入钙化部位

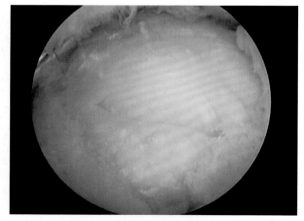

图 16.16   大的钙化，滑囊侧肩袖肌腱部分厚度的侵蚀。没有关节侧撕裂的迹象

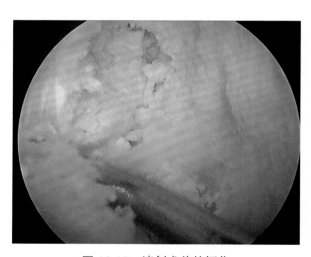

图 16.18   清创术前的钙化

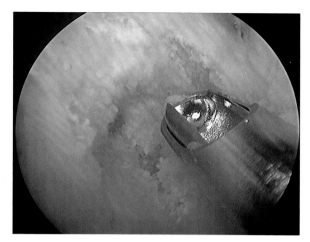

图 16.19　清创开始后的钙化

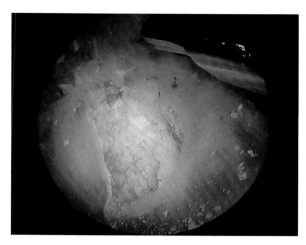

图 16.22　纵裂病变

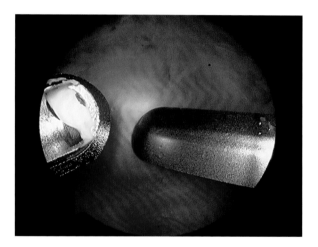

图 16.20　用 Beaver 刀片切开前的钙化灶

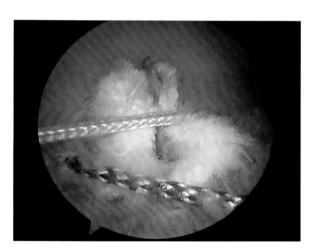

图 16.23　两针边对边缝合

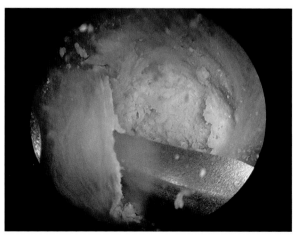

图 16.21　用 Beaver 刀片切开后的钙化灶

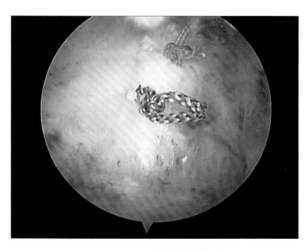

图 16.24　边对边缝合后

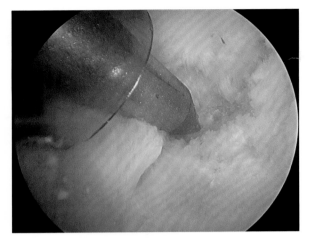

图 16.25　调整套管位置，便于锚钉置入

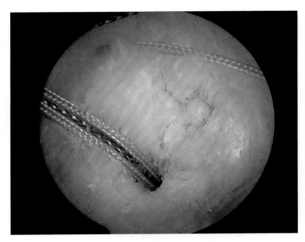

图 16.28　放置锚钉并对急性钙化肌腱病进行了边对边缝合

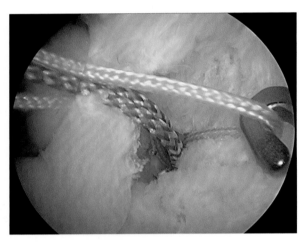

图 16.26　将锚钉置于边对边缝合的外侧

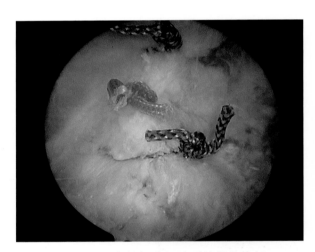

图 16.29　急性钙化切除后的最终修复

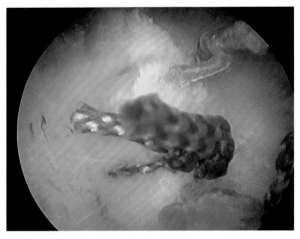

图 16.27　完成缝合后的特写镜头

术后管理

在手术之后，患者肩关节有僵硬粘连的趋势，因此康复应尽可能早开始。术后第 1 天，患者开始钟摆运动。不鼓励患者使用肩带支具。在术后 2 周，开始爬墙运动；术后 3 周可以泡澡。术后 4 周鼓励主动运动。直到 3 个月后才开始肌力锻炼。

可以在术后获取 X 线片以追踪钙化随时间的进展。但是，它并不能真正指导术后的管理。通常在远期，钙化会随着时间而吸收（图 16.30 和图 16.31 ）。

能需要手术以松解粘连。但是，一般来讲，大多数患者在手术后确实得到改善。术后恢复进程不等。有些患者可能需要 6 个月的时间。

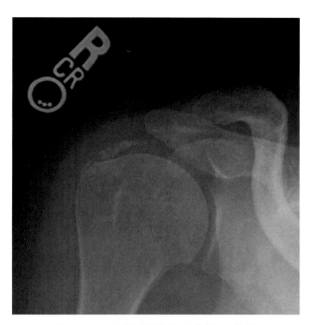

图 16.30　钙化肌腱病的术前 X 线片

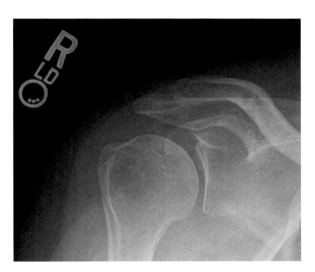

图 16.31　图 16.30 中患者的 X 线片，无钙化

并发症

主要并发症是关节僵硬或持续性疼痛。在极少数情况下，患者可能会发展为继发性冻结肩，并可

参考文献

Ark JW, Flock TJ, Flatow EL, Bigliani LU. Arthroscopic treatment of calcific tendinitis of the shoulder. *Arthroscopy*. 1992;8:183–188.

Arrigoni P, Brady PC, Burkhart SS. Calcific tendinitis of the subscapularis tendon causing subcoracoid stenosis and coracoid impingement. *Arthroscopy*. 2006;22:1139.e1–1139.e3.

Ellman H. Shoulder arthroscopy: current indications and techniques. *Orthopedics*. 1988;11:45–51.

Gotoh M, Higuchi F, Suzuki R, Yamanaka K. Progression from calcifying tendinitis to rotator cuff tear. *Skeletal Radiol*. 2003;32:86–89.

Hurt G, Baker CL. Calcific tendinitis of the shoulder. *Orthop Clin North Am*. 2003;34:567–575.

Jerosch J, Strauss JM, Schmiel S. Arthroscopic treatment of calcific tendinitis of the shoulder. *J Shoulder Elbow Surg*. 1998;7:30–37.

Krasny C, Enenkel M, Aigner N, et al. Ultrasound-guided needling combined with shock-wave therapy for the treatment of calcifying tendonitis of the shoulder. *J Bone Joint Surg Br*. 2005;87:501–507.

Mole D, Kempf JF, Gleyze P. Calcifications of the rotator cuff. *Rev Chir Orthop Reparatrice Appar Mot*. 1993;79:532–541.

Noel E. Treatment of calcific tendinitis and adhesive capsulitis of the shoulder. *Rev Rhum Engl Ed*. 1997;64:619–628.

Nutton RW, McBirnie JM, Phillips C. Treatment of chronic rotator-cuff impingement by arthroscopic subacromial decompression. *J Bone Joint Surg Br*. 1997;79:73–76.

Rotini R, Bungaro P, Antonioli D, et al. Algorithm for the treatment of calcific tendinitis in the rotator cuff: indications for arthroscopy and results in our experience. *Chir Organi Mov*. 2005;90:105–112.

Seil R, Litzenburger H, Kohn D, Rupp S. Arthroscopic treatment of chronically painful calcifying tendinitis of the supraspinatus tendon. *Arthroscopy*. 2006;22:521–527.

Sirveaux F, Gosselin O, Roche O, et al. Postoperative results after arthroscopic treatment of rotator cuff calcifying tendonitis, with or without associated glenohumeral exploration. *Rev Chir Orthop Reparatrice Appar Mot*. 2005;91:295–299.

Sorensen L, Teichert G, Skjodt T, Dichmann OL. Preoperative ultrasonographic-guided marking of calcium deposits in the rotator cuff facilitates localization during arthroscopic surgery. *Arthroscopy*. 2004;20(suppl 2):103–104.

Uhthoff HK, Loehr JW. Calcific tendinopathy of the rotator cuff: pathogenesis, diagnosis, and management. *J Am Acad Orthop Surg*. 1997;5:183–191.

关节镜检查技术很少用于治疗肩部骨折。但是，在某些大结节骨折、喙突骨折、肩胛盂盂缘骨折和关节内肱骨头畸形愈合的情况下，关节镜检查可能是有益的。这些手术在技术上可能要求较高，最适合用于处理小骨折（图17.1）。

文献综述

大多数可处理的骨折涉及关节盂盂缘骨折（见图17.1）。在 Bankart 修复手术中，较小的碎片将与缝线固定在一起，而较大的碎片可通过空心螺钉固定。来自法国的 Hardy（见 Bauer 等）在关节镜下处理关节盂骨折方面具有丰富的经验。急性大结节骨折发生时可伴或不伴盂肱关节脱位。大结节骨折与急性前下盂肱关节脱位之间的关系是众所周知的。使用开放式外科手术方法治疗移位较大的结节性骨折的手术治疗已有很好的描述。但是，关于关节镜治疗的报道较少。

诊断

放射线片、磁共振成像（MRI）和计算机断层扫描（CT）均可单独或组合使用以辅助这些诊断（图17.2）。

非手术治疗

对于无移位的大结节骨折以及几乎所有有移位小于 5 mm 的骨折，非手术治疗是主要手段。尽管愈

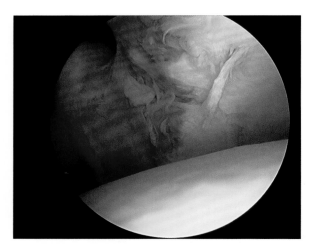

图 17.1　关节盂前缘骨折

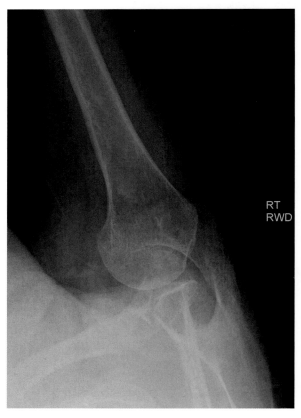

图 17.2　关节盂前缘骨折的 X 线片

合后的影像并不完美，但伴有脱位的大结节或肩胛盂骨折的老年患者通常都会愈合。最大的问题是愈合后关节僵硬，而不是反复的不稳定。该人群中的15%～20%关节盂骨折可以进行非手术治疗，并获得可接受的结果。非手术治疗较小移位的大结节骨折通常会畸形愈合，主动和被动活动范围通常可以接受（图 17.3～图 17.5 ）。

手术适应证

如果可能，应手术固定明显移位或伴有盂肱关节不稳定的关节盂骨折。如果碎片足够小，可以用

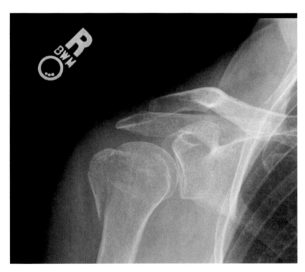

图 17.3　轻度移位的大结节骨折

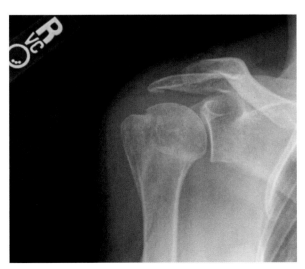

图 17.4　受伤后 2 个月与图 17.3 相同的骨折的前后视图。与对侧相比，患者的运动接近对称

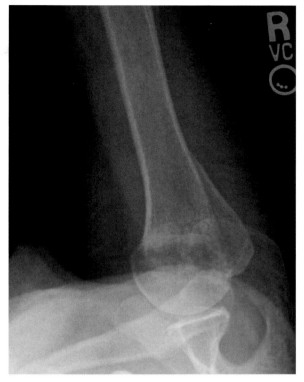

图 17.5　愈合 2 个月后骨折的 Bernageau 位视图

关节镜处理（图 17.6～图 17.8 ）。但是，对于这些患者，我们也可考虑使用 Latarjet 手术（图 17.9 和图 17.10 ）。

对于明显移位的大结节骨折，我们通常采用开放式手术。起初非手术治疗的大结节骨折转为手术指征为疼痛或无力，持续至受伤后 5～6 个月。MRI 可能显示部分或全层肩袖撕裂。持续的疼痛也可能提示不愈合，因此在考虑手术之前进行 CT 扫描可能会有所帮助。关于僵硬的章节讨论了另一种手术指征。对肱骨近端骨折进行手术或非手术治疗的患者可能会发展为僵硬，需要通过关节镜对粘连进行松解。

一些不太常见的骨折也可以通过关节镜或在关节镜协助下进行处理，包括肩峰和喙突骨折（图17.11～图 17.16 ）。

手术禁忌证

骨量不足、明显移位或结节回缩可能无法使用关节镜技术进行大结节骨折的复位和固定。这些损伤很难通过关节镜解决，并且通常，关节镜导致的肿胀可能使解决这些骨折更加困难。因为这些骨折

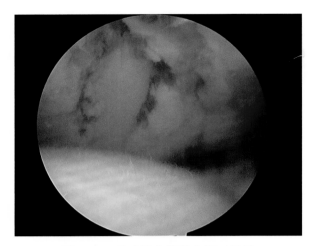

图 17.6　粉碎性右侧前肩胛盂骨折

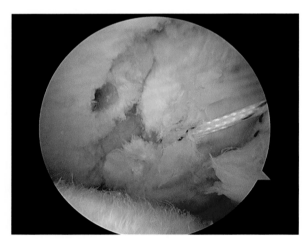

图 17.7　前方骨块的松解

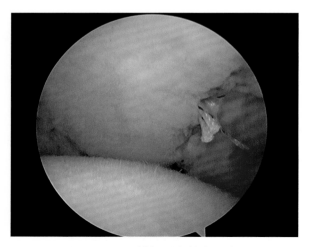

图 17.8　用锚钉固定前方骨块

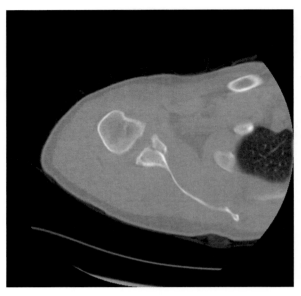

图 17.9　对一名 58 岁男性继发盂肱关节脱位的前肩胛盂骨折进行计算机断层扫描

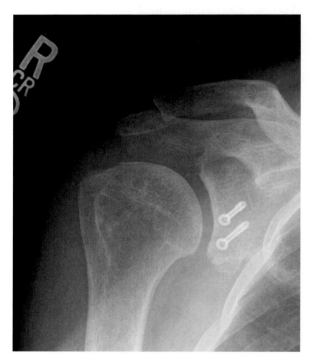

图 17.10　对图 17.9 的患者进行 Latarjet 手术后

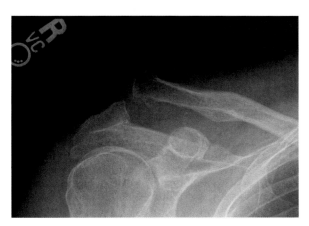

图 17.11　喙突骨折合并右肩肩锁关节分离

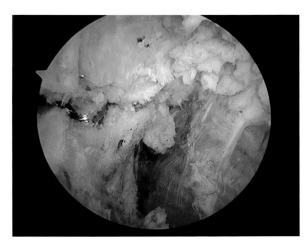

图 17.14　在加压前放置空心螺钉

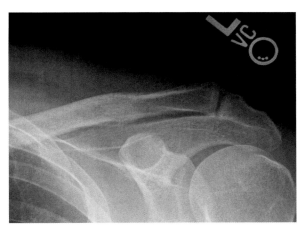

图 17.12　左肩，用于与图 17.11 比较

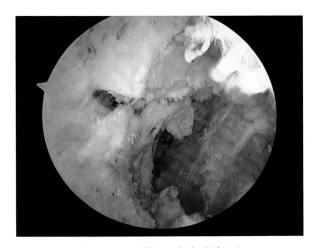

图 17.15　带空心螺钉的加压

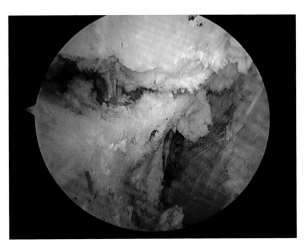

图 17.13　用丝线临时复位喙突基底骨折的关节镜图

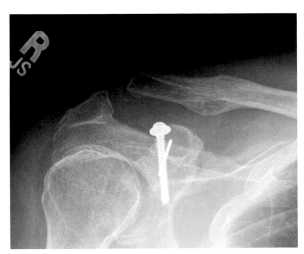

图 17.16　术后 5 个月的 X 线片，骨折已愈合，肩锁关节轻度移位

很少适合关节镜治疗，所以一位外科医生很难完成足够多的这类病例来逐渐熟练。我们倾向于应用开放手术以减少犯错，尤其是对于肱骨侧骨折。

参考文献

Barth JR, Burkhart SS. Arthroscopic capsular release after hemi-arthroplasty of the shoulder for fracture: a new treatment paradigm. *Arthroscopy*. 2005;21:1150.

Bauer T, Abadie O, Hardy P. Arthroscopic treatment of glenoid fractures. *Arthroscopy*. 2006;22:569, e1–569.e6.

Boileau P, Ahrens P. The TOTS (temporary outside traction suture): a new technique to allow easy suture placement and improve capsular shift in arthroscopic Bankart repair. *Arthroscopy*. 2003;19:672–677.

Bonsell S, Buford DA. Arthroscopic reduction and internal fixation of a greater tuberosity fracture of the shoulder: a case report. *J Shoulder Elbow Surg*. 2003;12:397–400.

Cameron SE. Arthroscopic reduction and internal fixation of an anterior glenoid fracture. *Arthroscopy*. 1998;14:743–746.

Carrera EF, Matsumoto MH, Netto NA, Faloppa F. Fixation of greater tuberosity fractures. *Arthroscopy*. 2004;20:e109–e111.

Dawson FA. Four-part fracture dislocation of the proximal humerus: an arthroscopic approach. *Arthroscopy*. 2003;19:662–666.

Flatow EL, Cuomo F, Maday MG, et al. Open reduction and internal fixation of two-part displaced fractures of the greater tuberosity of the proximal part of the humerus. *J Bone Joint Surg Am*. 1991;73:1213–1218.

Fujii Y, Yoneda M, Wakitani S, Hayashida K. Histologic analysis of bony Bankart lesions in recurrent anterior instability of the shoulder. *J Shoulder Elbow Surg*. 2006;15:218–223.

Gartsman GM, Taverna E. Arthroscopic treatment of rotator cuff tear and greater tuberosity fracture nonunion. *Arthroscopy*. 1996;12:242–244.

Gartsman GM, Taverna E, Hammerman SM. Arthroscopic treatment of acute traumatic anterior glenohumeral dislocation and greater tuberosity fracture. *Arthroscopy*. 1999;15:648–650.

Hinov V, Wilson F, Adams G. Arthroscopically treated proximal humeral fracture malunion. *Arthroscopy*. 2002;18:1020–1023.

Kim SH, Ha KI. Arthroscopic treatment of symptomatic shoulders with minimally displaced greater tuberosity fracture. *Arthroscopy*. 2000;16:695–700.

Krackhardt T, Schewe B, Albrecht D, Weise K. Arthroscopic fixation of the subscapularis tendon in the reverse Hill-Sachs lesion for traumatic unidirectional posterior dislocation of the shoulder. *Arthroscopy*. 2006;22:227, e1–227.e6.

Porcellini G, Campi F, Paladini P. Arthroscopic approach to acute bony Bankart lesion. *Arthroscopy*. 2002;18:764–769.

Porcellini G, Campi F, Paladini P. Articular impingement in malunited fracture of the humeral head. *Arthroscopy*. 2002;18:E39.

Sugaya H, Kon Y, Tsuchiya A. Arthroscopic repair of glenoid fractures using suture anchors. *Arthroscopy*. 2005;21:635.

Taverna E, Sansone V, Battistella F. Arthroscopic treatment for greater tuberosity fractures: Rationale and surgical technique. *Arthroscopy*. 2004;20:e53–e57.

Varghese J, Thilak J, Mahajan CV. Arthroscopic treatment of acute traumatic posterior glenohumeral dislocation and anatomic neck fracture. *Arthroscopy*. 2006;22:676, e1–676.e2.

超声是诊断肩袖和肱二头肌疾病的出色手段。但是，超声绝不是肩关节唯一的理想成像方式，还有其他几种优异的成像方式，例如磁共振成像（MRI）、计算机断层扫描（CT）和射线照相。与 MRI 等其他方式相比，超声具有许多优势。第一，它比 MRI 便宜，因此可以帮助减轻医疗保健系统的经济负担。但是，过去 3 年中，诊断性超声的报销大大减少。第二，它对肩袖病变的诊断非常敏感且具有特异性，在诊断肱二头肌病变方面可能比 MRI 更好。这是由于：检查是动态的，并且患者对探头进行的某些移动或触诊的反应可以提供 MRI 无法提供的实时信息。第三，患者更喜欢立即诊断，并且在医生和患者之间建立了更牢固的联系。第四，它可及性强，因为大多数机器都是便携式的。第五，该机器可用于引导治疗干预，例如注射。第六，由于幽闭恐惧症、金属动脉瘤夹、支架或起搏器而无法进行 MRI 的患者，可以进行超声检查而没有任何风险。第七，手术部位的金属植入物不会像 MRI 或 CT 扫描那样干扰超声检查。因此，超声是评估术后肩袖修复的绝佳方式。

但是，使用超声有一些弊端。首先，诊断的能力取决于操作者。需要一定实践经验。其次，应用超声查看深层结构不是一个好的方法。例如，评估盂唇病变不如 MRI 或 MR 关节造影。第三，确实需要一些时间来执行超声检查。对于非常忙碌的医生来说，这可能不可行。

骨科医生在使用肩部超声方面比其他亚专业人员更具有优势。我们有关节镜手术，作为骨科医生，我们有机会将关节镜手术时的影像学发现与实际临床表现相关联。

基本术语

本书不是关于超声的教材，因此我们不详细讨论术语，但读者应该能够基于其解剖知识来理解图像。也确实有必要定义某些基本概念或术语。这些术语的使用者可以识别病变，并将有关病变的客观发现传达给其他人。这些术语将在本章将被提及。

轴定义可视平面。三维成像（例如 CT 或 MRI）可分为矢状、冠状和轴向平面。这些平面以人体的中心轴为基准。超声是实时成像，也可以对倾斜平面进行诊查，并以观察到的结构为参考。按照惯例，可以通过定义的平面查看结构。在肩部超声中，两个视平面包括纵向平面和横向平面。纵向平面是指给定结构的长轴视图。对于肱二头肌腱，长轴视图等效于矢状视图（图 18.1）。冈上肌的长轴视图相当于冠状斜视图（图 18.2A 和 B）。横向平面是指给定结构的短轴视图。对于肱二头肌腱，短轴视图等效于轴向视图（图 18.3A 和 B）。冈上肌的短轴视图相当于斜矢状视图（图 18.4A ~ C）。

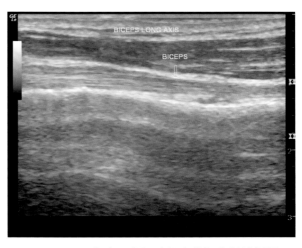

图 18.1　正常肱二头肌腱长头的超声长轴视图

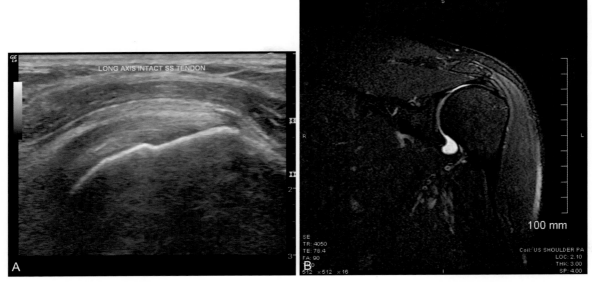

图 18.2 （A）正常的冈上肌肌腱的超声长轴视图。（B）正常的冈上肌肌腱的磁共振成像冠状斜视图

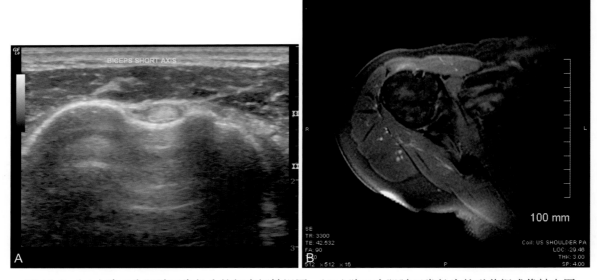

图 18.3 （A）肱二头肌腱正常长头的超声短轴视图。（B）肱二头肌腱正常长头的磁共振成像轴向图

回声性是指结构在超声光束的路径中反射回声波的能力。高回声结构显示出高反射模式，并且比周围的组织更亮（图 18.5）。等回声结构显示出与周围软组织相同的回声性（图 18.6）。低回声结构的反射模式低，并且比周围的软组织暗（图 18.5 和图 18.7）。无回声结构不能反射声波，而是连续的，或者代表了低回声结构的极端情况（图 18.7 和图 18.8）。

各向异性是指这样一种现象，其中某些高度组织化的结构如果不垂直于超声光束观察会表现出低回声。对于肩部超声，这种情况最常见于观察肱二头肌腱时。调整探头以使其垂直于探查结构，以确定该结构是否真正是低回声或是表现为各向异性（图 18.9 和图 18.10）。

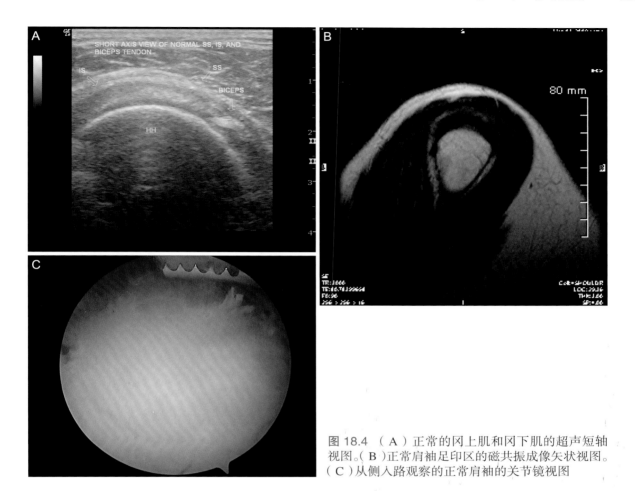

图 18.4 （A）正常的冈上肌和冈下肌的超声短轴视图。（B）正常肩袖足印区的磁共振成像矢状视图。（C）从侧入路观察的正常肩袖的关节镜视图

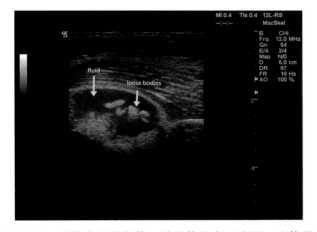

图 18.5 腱鞘中的游离体。游离体是高回声的。液体是低回声的。下方的骨组织是无回声的

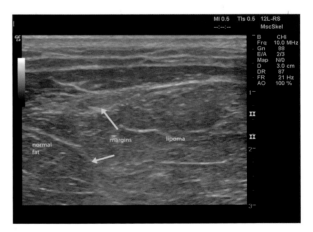

图 18.6 皮下脂肪瘤与周围的脂肪等回声

基础检查

　　一个简单可重复的肩关节超声检查如下。

肱二头肌肌腱长头

　　肱二头肌肌腱长头是在肩部超声中最容易识别的结构之一。因此，它是大多数从业人员在任何检

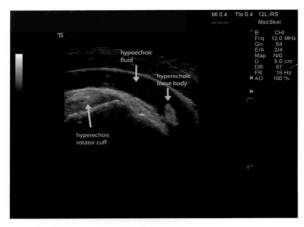

图 18.7　肩峰下积液是低回声的。积液中的游离体和下方的肩袖会产生高回声。骨组织是无回声的

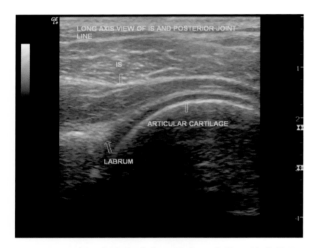

图 18.8　盂唇和肱骨皮质表面是高回声的。关节软骨和骨骼为低回声和无回声

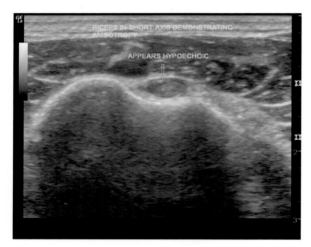

图 18.9　肱二头肌长头的各向异性。由于探头的角度，它表现为低回声

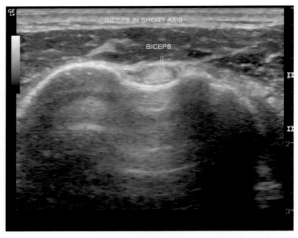

图 18.10　与图 18.9 相同的肱二头肌，探头略微倾斜

查中都能识别的首批结构之一。该结构本身是密集排列的高度组织化肌腱原纤维的集合体。因此，它通常是高回声的。在短轴视图上，探头保持垂直于肱二头肌的走向，并在深部骨槽中在小结节的内侧可以探查到（图 18.9 ~ 图 18.11）。它是椭圆形或圆形的高回声结构。在长轴视图中，它被视为沿肱骨皮质前缘的细丝状高回声结构（图 18.12 和图 18.13）。通常注意到的病变是肱二头肌周围的腱鞘内积液、鞘中的游离体，而肱二头肌腱（有时会合并撕裂或半脱位）可能不可见。在某些情况下，手臂的内旋和外旋可显示动态肱二头肌半脱位。也可以对肌腱固定成功或失败进行术后评估（图 18.14 ~ 图 18.27）。

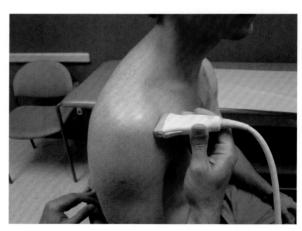

图 18.11　肱二头肌的短轴视图和肩胛下肌腱的长轴视图的探头和手臂位置

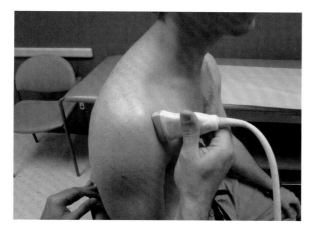

图 18.12　肩胛下肌腱短轴视图和肱二头肌长轴视图的探头和手臂位置

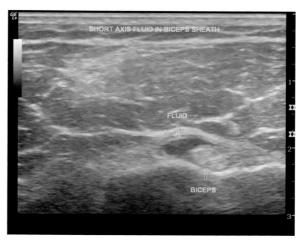

图 18.14　肱二头肌腱鞘积液的短轴视图

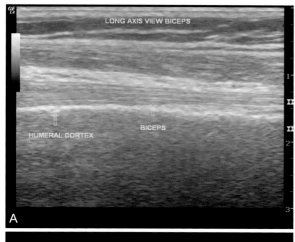

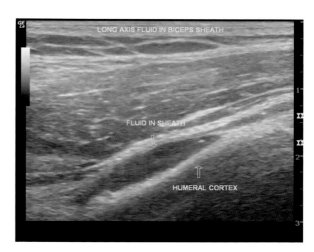

图 18.15　肱二头肌腱鞘积液的长轴视图

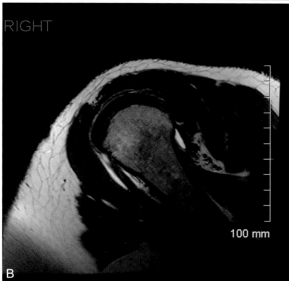

图 18.13　（A）肱二头肌长头的超声长轴视图。（B）肱二头肌长头的磁共振成像矢状视图

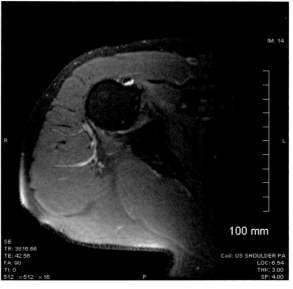

图 18.16　肱二头肌腱鞘积液的轴向磁共振成像

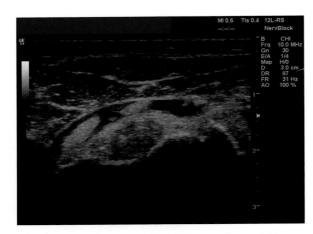

图 18.17　肱二头肌腱鞘积液和游离体的短轴视图

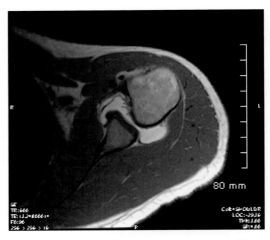

图 18.20　与图 18.19 相同的肱二头肌内侧半脱位的轴向磁共振成像

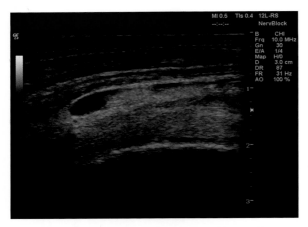

图 18.18　肱二头肌腱鞘积液和游离体的长轴视图

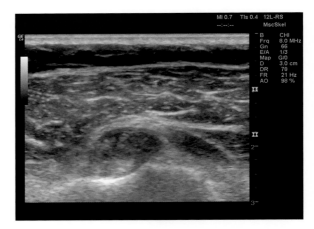

图 18.21　肱二头肌长头和腱鞘积液的异质性的短轴视图，表明实质内部撕裂

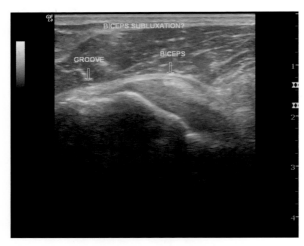

图 18.19　肱二头肌长头在肩胛下肌腱表面的内侧半脱位的短轴视图

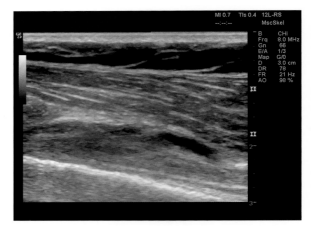

图 18.22　与图 18.21 相同的肱二头肌的长轴视图，其中腱鞘内有液体

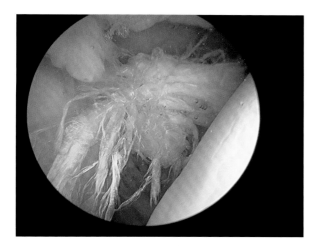

图 18.23　图 18.21 和图 18.22 肱二头肌腱的关节镜视图

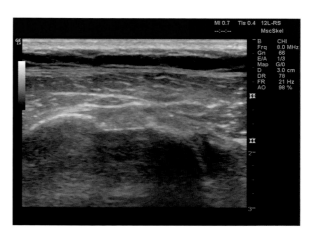

图 18.26　成功的肱二头肌腱固定的短轴视图

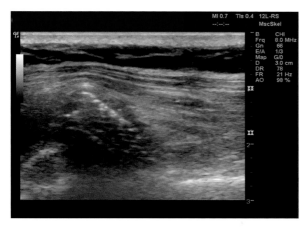

图 18.24　肱二头肌腱固定螺钉移位的长轴视图

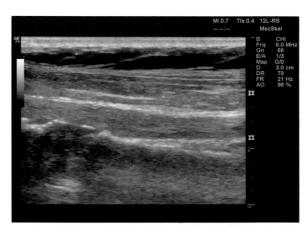

图 18.27　成功的肱二头肌腱固定的长轴视图

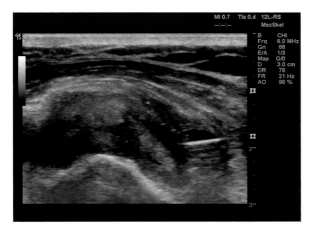

图 18.25　肱二头肌腱固定螺钉移位的斜视图

肩胛下肌腱

肩胛下肌腱是超声相对容易识别的。探头位置与用于查看肱二头肌的位置相同，但轴垂直。当探头横向且垂直放置时，可以看到肩胛下肌腱长轴视图，而短轴视图可以看到肱二头肌，反之亦然（见图 18.11 和图 18.12 ）。外侧边界为小结节和肱二头肌间沟。从长轴观察，探头平行于肌腱。这与轴向 MRI 视图类似。短轴视图垂直于肌腱，与 MRI 矢状视图类似。在长轴视图中上下移动超声探头，以区分肩胛下肌的肌腱部分（相对高回声）和肌腹部分（低回声）。还可以通过手臂内旋和外旋来识别肩胛下肌腱并确认其连续性。短轴视图可以显示肩胛下肌肌腱部分的独立束（图 18.28 ~ 图 18.30 ）。

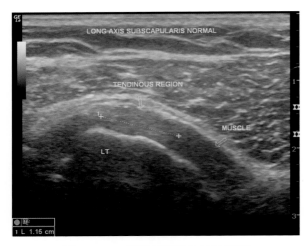

图 18.28　肩胛下肌腱的长轴视图

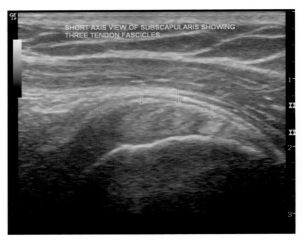

图 18.29　肩胛下肌腱的短轴视图

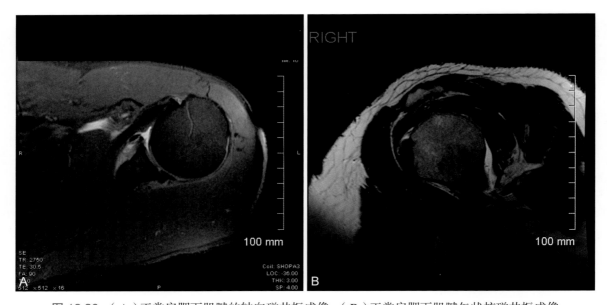

图 18.30　（A）正常肩胛下肌腱的轴向磁共振成像。（B）正常肩胛下肌腱矢状核磁共振成像

冈上肌腱和冈下肌腱

冈上肌腱在超声下可视。它也是最常见的肩袖撕裂肌腱。因此，它可能是大多数超声检查的重点。最好将手臂放在两个位置之一的位置，这两个位置只是内旋的程度不同。这两个位置被称为 Crass 位置和改良 Crass 位置（图 18.31 ~ 图 18.36）。垂直放置探头可在长轴视图中看到肌腱（见图 18.2A），而横向放置探头显示肌腱的短轴视图（见图 18.4A）。长轴视图与冠状 MRI 视图类似，而短轴视图与矢状视图类似。可以看到冈上肌和冈下肌的部分或全层撕裂，以及滑囊炎和钙化肌腱病。也可以评估术后肩袖的修复（图 18.37 ~ 图 18.59）。

注射

超声可用于引导整个肩关节的抽吸和注射。这包括在肩峰下间隙、肩锁关节、盂肱关节和肱二头肌腱鞘内注射。钙化肌腱病可以行穿刺术处理。可以抽吸囊肿（图 18.60 ~ 图 18.65）。

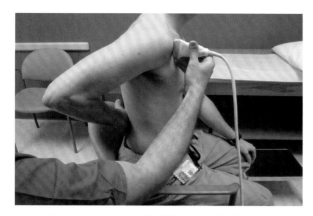

图 18.31　Crass 位观察冈上肌长轴视图

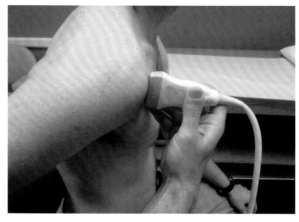

图 18.35　纵向探头方向的特写

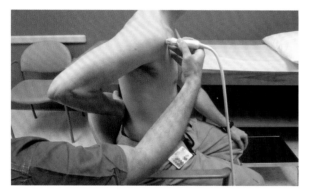

图 18.32　Crass 位观察冈上肌短轴视图

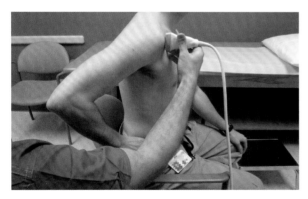

图 18.33　改良 Crass 位，以纵向探头方向观察冈上肌

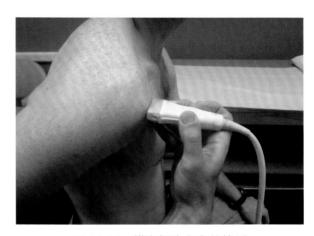

图 18.36　横向探头方向的特写

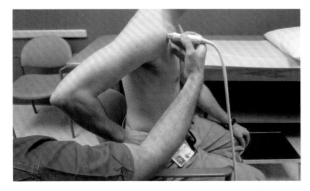

图 18.34　改良 Crass 位，以横向探头方向观察冈上肌

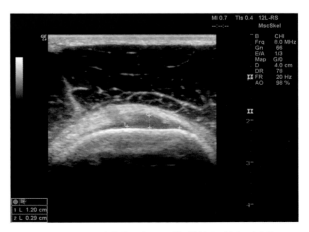

图 18.37　关节侧冈上肌撕裂的短轴超声图

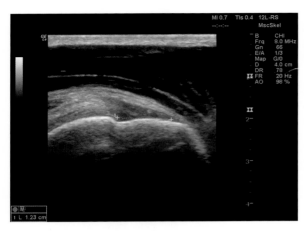

图 18.38   同一关节侧冈上肌撕裂的长轴超声图

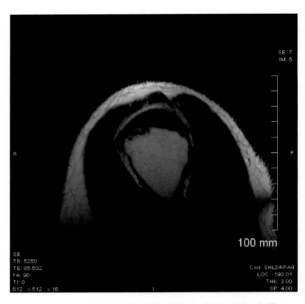

图 18.41   相同足印区撕裂的矢状磁共振成像

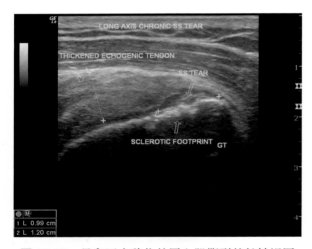

图 18.39   足印区未移位的冈上肌撕裂的长轴视图

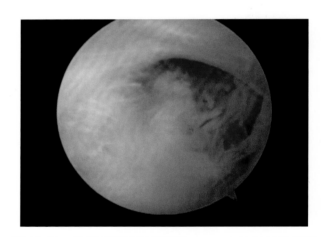

图 18.42   关节镜下试图观察图 18.40/18.41 显示的撕裂

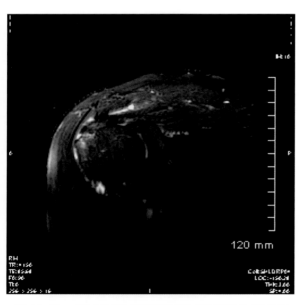

图 18.40   相同足印区撕裂的斜冠状位磁共振成像

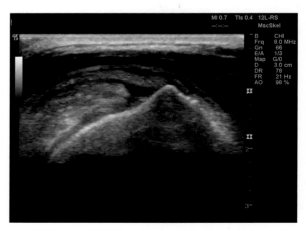

图 18.43   由于周围液体的对比作用，容易看到冈上肌全层撕裂伴最小回缩的长轴视图

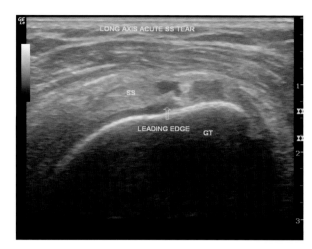

图 18.44　冈上肌不规则全层撕裂的长轴视图

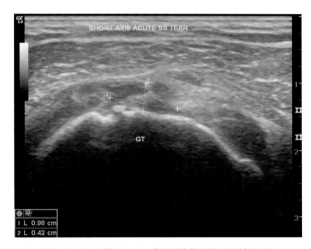

图 18.45　图 18.44 中相同撕裂的短轴视图

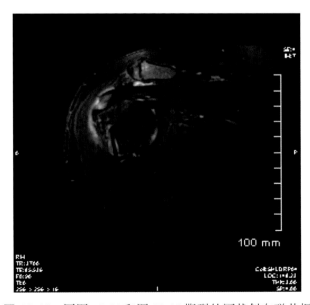

图 18.46　同图 18.44 和图 18.45 撕裂的冠状斜向磁共振成像

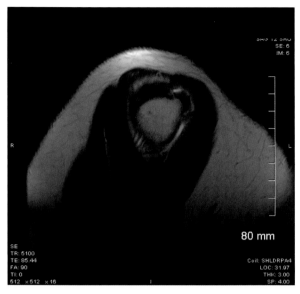

图 18.47　图 18.44 ~ 图 18.46 撕裂的矢状磁共振成像

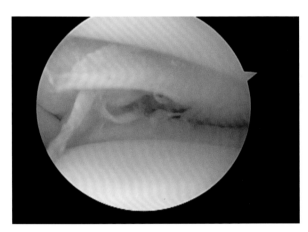

图 18.48　先前图中相同撕裂的关节镜视图（关节侧）

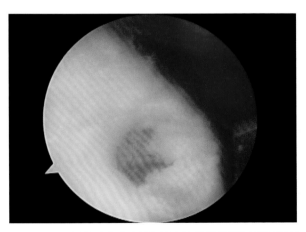

图 18.49　先前图中相同撕裂的关节镜视图（滑囊侧）

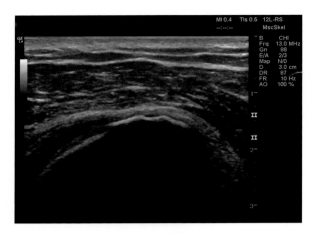

图 18.50 新月形冈上肌撕裂的长轴超声图

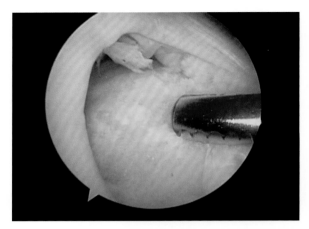

图 18.53 先前图中相同撕裂，修复前关节镜滑囊侧视图

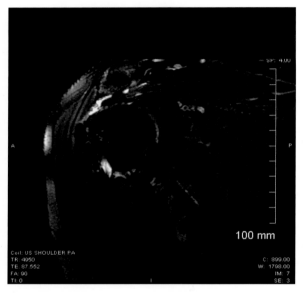

图 18.51 图 18.50 中相同撕裂的斜冠状位磁共振成像

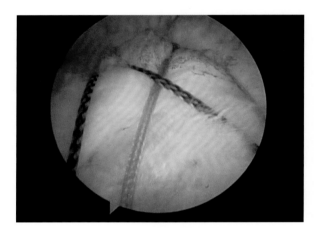

图 18.54 先前图中相同撕裂，修复后关节镜滑囊侧视图

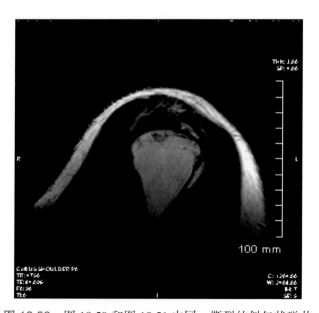

图 18.52 图 18.50 和图 18.51 中同一撕裂的斜矢状磁共振成像

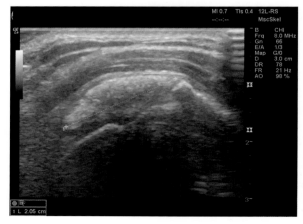

图 18.55 冈上肌肌腱中大量钙沉积的长轴视图

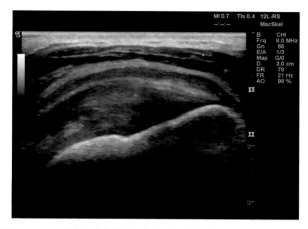

图 18.56　肩峰下方滑囊中积液的长轴视图。肩袖在此特定平面上完整无缺损

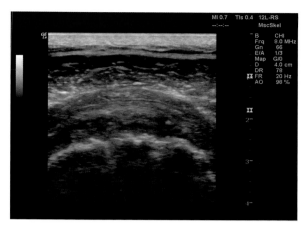

图 18.59　完整的肩袖修复的短轴视图，扫描平面上显示了两个锚钉和一些缝线横截面

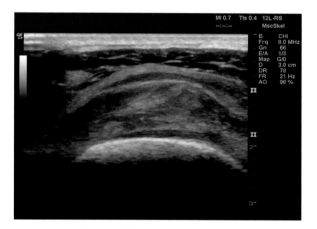

图 18.57　肩峰下滑囊内积液的短轴视图，显示了冈上肌不规则全层撕裂

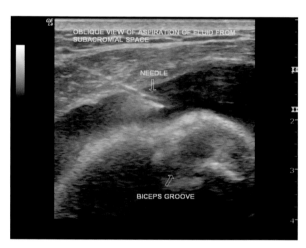

图 18.60　肩峰下积液的超声引导下针吸

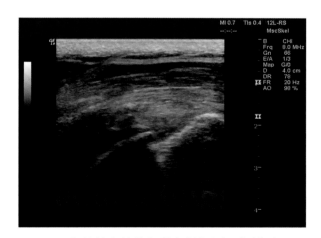

图 18.58　完整的肩袖修复的长轴视图，扫描平面上显示一个缝合锚

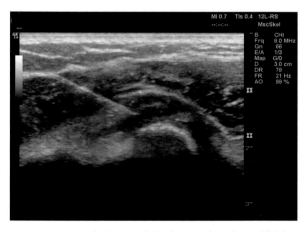

图 18.61　超声引导下将针头置于肱二头肌腱鞘中

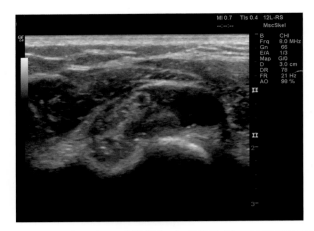

图 18.62　肱二头肌腱鞘的超声引导注射，显示了腱鞘的扩张

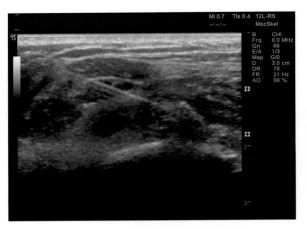

图 18.65　超声引导下，用于钙化肌腱病针刺抽吸

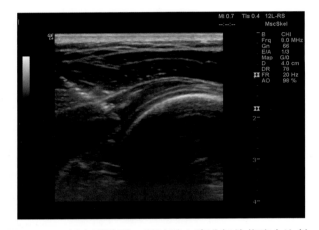

图 18.63　超声引导下，通过后入路进行关节腔内注射，将针头放置在盂肱关节间隙

总结

关节镜手术的魅力使骨科医生有效地将超声用作诊断和处理许多肩部疾病的工具。

参考文献

Ambacher T, Kirschniak A, Holz U. Intraoperative localization of calcification in the supraspinatus via a percutaneous marking suture after preoperative ultrasound. *J Shoulder Elbow Surg.* 2007;16:146–149.

Arkun R. Diagnostic imaging of the rotator cuff. *Acta Orthop Traumatol Turc.* 2003;37(suppl 1):13–26.

Cullen DM, Breidahl WH, Janes GC. Diagnostic accuracy of shoulder ultrasound performed by a single operator. *Australas Radiol.* 2007;51:226–229.

Fealy S, Adler RS, Drakos MC, et al. Patterns of vascular and anatomical response after rotator cuff repair. *Am J Sports Med.* 2006;34:120–127.

Fealy S, Rodeo SA, MacGillivray JD, et al. Biomechanical evaluation of the relation between number of suture anchors and strength of the bone-tendon interface in a goat rotator cuff model. *Arthroscopy.* 2006;22:595–602.

Ferri M, Finlay K, Popowich T, et al. Sonography of full-thickness supraspinatus tears: comparison of patient positioning technique with surgical correlation. *AJR Am J Roentgenol.* 2005;184:180–184.

Galatz LM, Ball CM, Teefey SA, et al. The outcome and repair integrity of completely arthroscopically repaired large and massive rotator cuff tears. *J Bone Joint Surg Am.* 2004;86:219–224.

Goldberg JA, Bruce WJ, Walsh W, Sonnabend DH. Role of community diagnostic ultrasound examination in the diagnosis of full-thickness rotator cuff tears. *Aust N Z J Surg.* 2003;73:797–799.

Husby T, Haugstvedt JR, Brandt M, et al. Open versus arthroscopic subacromial decompression: a prospective, randomized study of 34 patients followed for 8 years. *Acta Orthop Scand.* 2003;74:408–414.

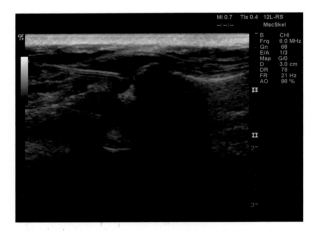

图 18.64　超声引导下，用于在肩锁关节中注射

Iannotti JP, Ciccone J, Buss DD, et al. Accuracy of office-based ultrasonography of the shoulder for the diagnosis of rotator cuff tears. *J Bone Joint Surg Am.* 2005;87:1305–1311.

Kartus J, Kartus C, Rostgård-Christensen L, et al. Long-term clinical and ultrasound evaluation after arthroscopic acromioplasty in patients with partial rotator cuff tears. *Arthroscopy.* 2006;22:44–49.

Kayser R, Hampf S, Seeber E, Heyde CE. Value of preoperative ultrasound marking of calcium deposits in patients who require surgical treatment of calcific tendinitis of the shoulder. *Arthroscopy.* 2007;23:43–50.

Kluger R, Mayrhofer R, Kröner A, et al. Sonographic versus magnetic resonance arthrographic evaluation of full-thickness rotator cuff tears in millimeters. *J Shoulder Elbow Surg.* 2003;12:110–116.

McIntyre LF, Norris M, Weber B. Comparison of suture welding and hand-tied knots in mini-open rotator cuff repair. *Arthroscopy.* 2006;22:833–836.

Middleton WD, Payne WT, Teefey SA, et al. Sonography and MRI of the shoulder: comparison of patient satisfaction. *AJR Am J Roentgenol.* 2004;183:1449–1452.

Middleton WD, Teefey SA, Yamaguchi K. Sonography of the rotator cuff: analysis of interobserver variability. *AJR Am J Roentgenol.* 2004;183:1465–1468.

Milosavljevic J, Elvin A, Rahme H. Ultrasonography of the rotator cuff: a comparison with arthroscopy in one-hundred-and-ninety consecutive cases. *Acta Radiol.* 1987;46:858–865.

Moon YL, Kim SJ. Bursoscopic evaluation for degree of rotator cuff tear using an air-infusion method. *Arthroscopy.* 2004;20:105–107.

Moosmayer S, Smith HJ. Diagnostic ultrasound of the shoulder—a method for experts only? Results from an orthopedic surgeon with relative inexperience compared to operative findings. *Acta Orthop.* 2005;76:503–508.

Morag Y, Jacobson JA, Lucas D, et al. US appearance of the rotator cable with histologic correlation: preliminary results. *Radiology.* 2006;241:485–491.

Pan PJ, Chou CL, Chiou HJ, et al. Extracorporeal shock wave therapy for chronic calcific tendinitis of the shoulders: a functional and sonographic study. *Arch Phys Med Rehabil.* 2003;84:988–993.

Prickett WD, Teefey SA, Galatz LM, et al. Accuracy of ultrasound imaging of the rotator cuff in shoulders that are painful postoperatively. *J Bone Joint Surg Am.* 2003;85:1084–1089.

Reilly P, Macleod I, Macfarlane R, et al. Dead men and radiologists don't lie: A review of cadaveric and radiological studies of rotator cuff tear prevalence. *Ann R Coll Surg Engl.* 2006;88:116–121.

Rudzki JR, Adler RS, Warren RF, et al. Contrast-enhanced ultrasound characterization of the vascularity of the rotator cuff tendon: age- and activity-related changes in the intact asymptomatic rotator cuff. *J Shoulder Elbow Surg.* 2007;17(1 suppl):96S–100S.

Schneider TL, Schmidt-Wiethoff R, Drescher W, et al. The significance of subacromial arthrography to verify partial bursal-side rotator cuff ruptures. *Arch Orthop Trauma Surg.* 2003;123:481–484.

Seil R, Litzenburger H, Kohn D, Rupp S. Arthroscopic treatment of chronically painful calcifying tendinitis of the supraspinatus tendon. *Arthroscopy.* 2006;22:521–527.

Sofka CM, Adler RS. Original report: sonographic evaluation of shoulder arthroplasty. *AJR Am J Roentgenol.* 2003;180:1117–1120.

Sørensen AK, Bak K, Krarup AL, et al. Acute rotator cuff tear: do we miss the early diagnosis? A prospective study showing a high incidence of rotator cuff tears after shoulder trauma. *J Shoulder Elbow Surg.* 2007;16:174–180.

Strobel K, Hodler J, Meyer DC, et al. Fatty atrophy of supraspinatus and infraspinatus muscles: Accuracy of US. *Radiology.* 2005;237:584–589.

Taverna E, Battistella F, Sansone V, et al. Radiofrequency-based plasma microtenotomy compared with arthroscopic subacromial decompression yields equivalent outcomes for rotator cuff tendinosis. *Arthroscopy.* 2007;23:1042–1051.

Teefey SA, Middleton WD, Payne WT, Yamaguchi K. Detection and measurement of rotator cuff tears with sonography: analysis of diagnostic errors. *AJR Am J Roentgenol.* 2005;184:1768–1773.

Teefey SA, Rubin DA, Middleton WD, et al. Detection and quantification of rotator cuff tears: comparison of ultrasonographic, magnetic resonance imaging, and arthroscopic findings in seventy-one consecutive cases. *J Bone Joint Surg Am.* 2004;86:708–716.

Verma NN, Dunn W, Adler RS, et al. All-arthroscopic versus mini-open rotator cuff repair: a retrospective review with minimum 2-year follow-up. *Arthroscopy.* 2006;22:587–594.

Wu HP, Dubinsky TJ, Richardson ML. Association of shoulder sonographic findings with subsequent surgical treatment for rotator cuff injury. *J Ultrasound Med.* 2003;22:155–161.

Ziegler DW. The use of in-office, orthopaedist-performed ultrasound of the shoulder to evaluate and manage rotator cuff disorders. *J Shoulder Elbow Surg.* 2004;13:291–297.

患者接受手术后，我们更愿意在没有物理治疗师帮助的情况下指导他们进行家庭康复计划。这让我们知道这些锻炼是适当的，并且患者不太可能被一种以上的信息来源所混淆。尽管如此，互联网经常会干扰康复计划。一定要切合实际，超越完成任务通常没有任何回报和意义。外科医生应教育患者知晓这一点。总体目标是提高活动范围或力量。练习应保持简单易行。如果患者难以理解我们的指示或希望借助相应器材进行更深入的治疗，则在我们确信患者即便缺乏依从性也几乎不会获得明显伤害后，我们可以推荐合格的物理治疗师。如果患者没有接受手术，我们会请物理疗师为患者提供指导。

练习类型

锻炼可以按照对肩关节结构的挑战程度来划分。从最小的挑战到最大的挑战，其递进如下：

1. 被动活动范围练习（图 19.1 ~ 图 19.5）。
2. 主动辅助活动范围练习（图 19.6 ~ 图 19.18）
3. 主动活动范围练习
4. 肩关节以下肌力练习（图 19.19 ~ 图 19.25）
5. 过顶肌力练习

我们认为，在另一个人的帮助下，很难实现真正的被动活动范围练习，甚至一个人也很难实现。因为患者往往需要完全放松患病侧的肢体，这一点可能很难。有时，我们直接进行主动辅助运动练习。

主动辅助运动练习包括钟摆运动、手放在桌子上移动练习、手扶墙移动练习以及将手臂背于脑后于午睡位置。有些人会认为这些是被动运动，但是，如上所述，患者实际上需要激活肩带肌肉以进行这些运动。由于这个原因，我们将钟摆运动归类为被动运动和主动辅助运动的范畴之内，这取决于

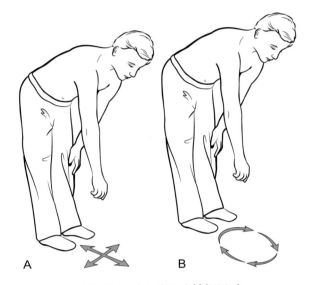

图 19.1 （A 和 B）钟摆运动

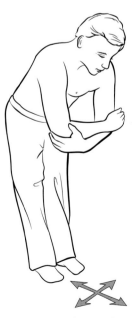

图 19.2 钟摆运动

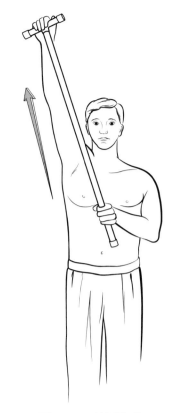

图 19.3　前屈拉伸

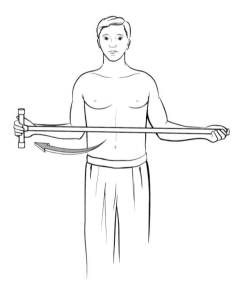

图 19.4　外旋拉伸

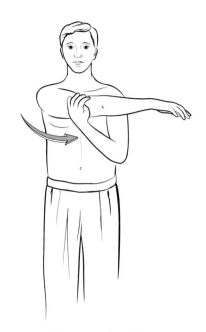

图 19.5　内收拉伸

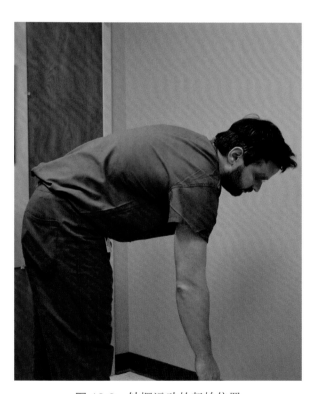

图 19.6　钟摆运动的起始位置

患者在锻炼肩关节肌肉时可以放松多少。钟摆运动的关键是身体旋转，导致被动手臂运动，或者另一只手臂用来辅助术后的手臂以使其被动移动，而不是主动旋转术后的手臂（见图 19.1、图 19.2 和图 19.6～图 19.8）。

作为一般原则，除了在高需求运动员，我们应完全避免肩以上的过顶肌力练习。当开始肌力练习时，从肱二头肌和肱三头肌开始，因为这些运动通常无痛并有助于建立患者的信心并减少恐惧。可以使用 1～5 磅的哑铃来提供阻力。如果没有疼痛

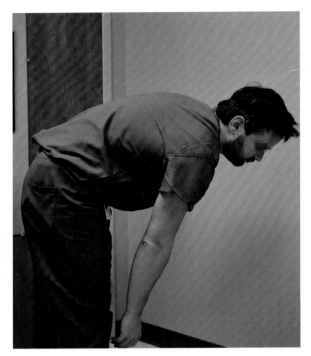

图 19.7   钟摆运动的范围

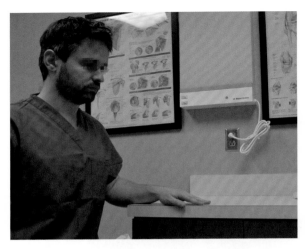

图 19.9   手放在桌子上移动练习的起始位置

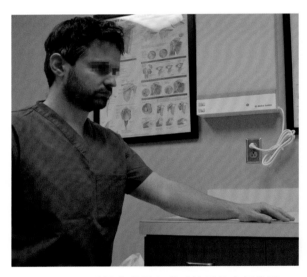

图 19.10   手放在桌子上移动练习的中间位置

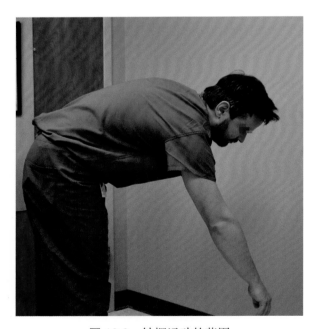

图 19.8   钟摆运动的范围

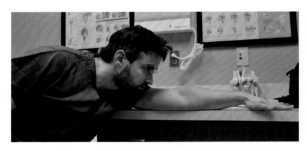

图 19.11   手放在桌子上移动练习的终点位置

和不适，患者可以增加重量。这些练习每周进行 3～5 次。我们通常建议 3 组，每组 10 个。

通常，锻炼可以在不同频率下进行，这些频率根据所进行的具体锻炼、患者的疼痛耐受性以及特定条件下的疼痛是否可接受而有所调整。将在下文中针对具体病变进行综述。

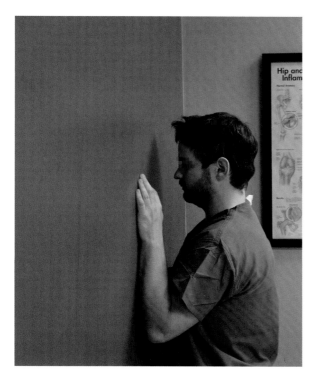

图 19.12　手扶墙移动练习的起始位置

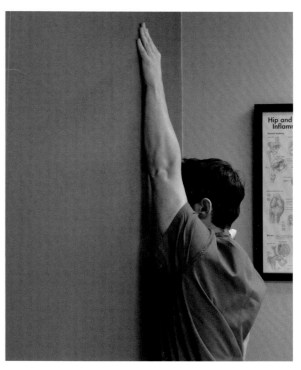

图 19.14　手扶墙移动练习的终点位置

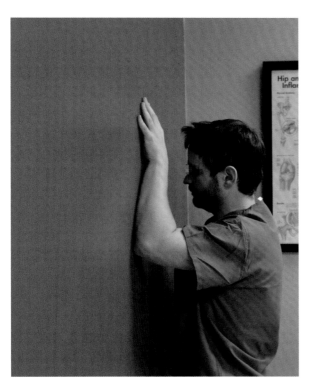

图 19.13　手扶墙移动练习的中间位置

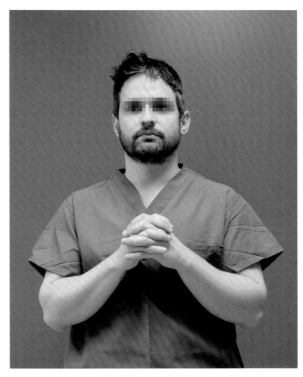

图 19.15　手放在午睡位置练习的起始位置

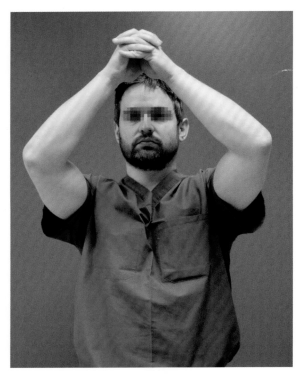

图 19.16　手放在午睡位置练习的中间位置

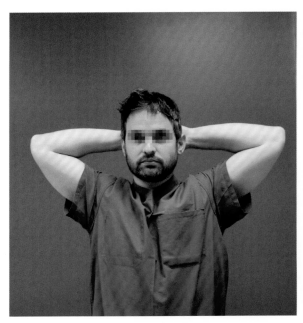

图 19.18　手放在午睡位置练习的最终姿势

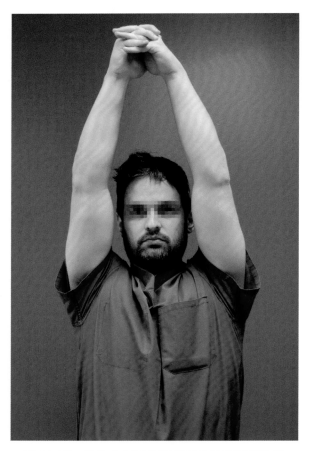

图 19.17　手放在午睡位置练习的最高过顶位置

改善活动范围的手术

在此标题下有几种潜在的情况。通常，这里包括关节囊松解、盂肱关节清创或粘连松解等手术。这些手术主要用于粘连性关节囊炎，但也用于既往手术、既往骨折或骨关节炎相关的强直。我们不鼓励使用吊带，并鼓励使用口服药物来减轻疼痛，使患者能够进行锻炼。手术后立即将患者转诊给理疗师，并告知患者物理治疗过程中会有些疼痛。可通过外科医生开具的药物和治疗师实施的相关措施来控制疼痛。被动、主动辅助和主动活动范围练习是训练的关键。对于这些情况，肌力练习并不重要。一旦切口已充分愈合，水疗可能会非常有用。鼓励患者尝试在温水淋浴时进行一些运动，这通常有助于缓解疼痛。患者最初应每天至少进行 4 次运动，并以疼痛情况指导运动频率。

钟摆运动的时间可逐渐增加 1 ~ 2 分钟。在各个时间段之间给定 2 分钟的休息时间。所有拉伸可进行 10 次或更多次，保持拉伸 20 秒钟，每次拉伸中间休息 20 秒钟。通过这种方式进行的锻炼包括前屈肌拉伸、外旋肌拉伸和内收肌拉伸（见图 19.1 ~ 图 19.5）。每天可以进行多次练习，根据疼痛情况，逐渐达到最大活动范围，患者可以根据自己的疼痛承受能力展开练习。

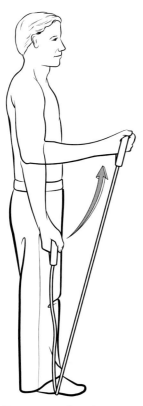

图 19.19　肱二头肌屈曲

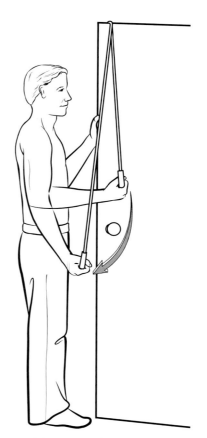

图 19.20　肱三头肌拉伸

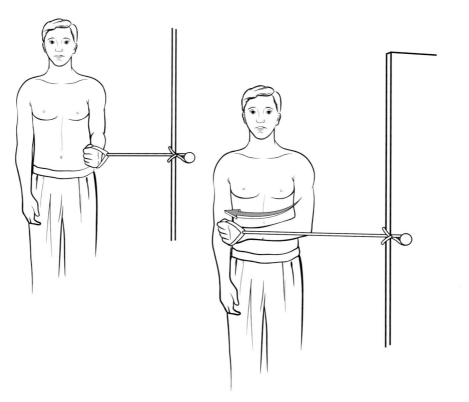

图 19.21　内旋肌力练习

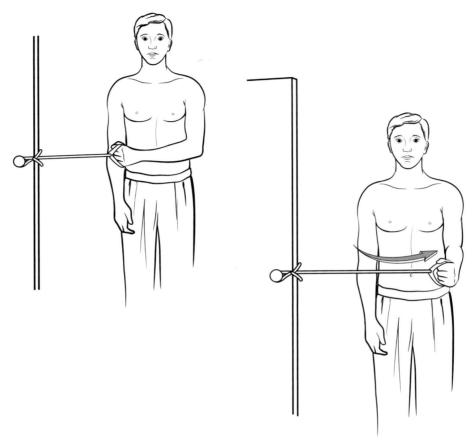

图 19.22　外旋肌力练习（外展）

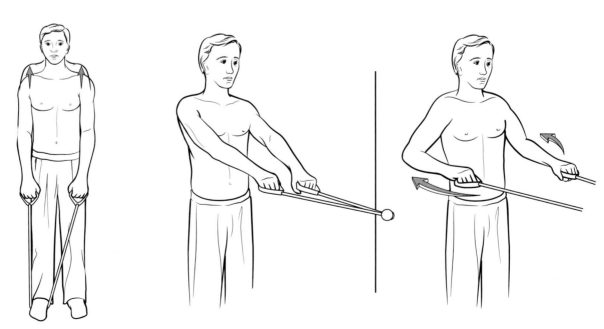

图 19.23　耸肩练习　　　　　　　图 19.24　低位肩胛骨稳定肌练习

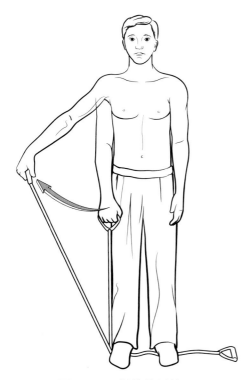

图 19.25　低位外展练习

无须修复且肩袖完整的手术

很少进行单独的肩峰下减压，因此这不是常见的情况。锁骨远端切除的患者可能属于这一类。这些患者的疼痛很明显，但在手术前没有活动受限。康复的目的是避免手术后丢失任何运动范围，且不会破坏手术的成果。允许患者在公共场所间歇使用吊带，最多 1 周，但他们可以主动使用手臂进行简单的日常生活活动，包括进行个人着装和化妆。患者从主动辅助运动开始，根据疼痛情况，迅速发展到所有平面的主动活动范围练习。我们要求他们将疼痛保持在视觉模拟评分（VAS）的 2 分以下。肌力练习可能会在 6 周后开始，如果受疼痛限制，则可以稍后进行。

不可修复的肩袖撕裂

此处的目的是改善或维持活动范围，并改善肌肉力量。在这些情况下，通常会进行手术以通过清创术或肩胛上神经松解来改善疼痛。我们不鼓励患者强忍疼痛来进行锻炼，VAS 评分应为为 2/10。

在这些通常年龄较大的患者中，必须训练正常

的肌肉来代偿萎缩的肌肉。必须商定切合实际的目标，患者应了解这可能是一个 6 个月的过程。

患者开始进行钟摆运动作为热身。然后进行主动辅助的活动范围练习，最后是肌力练习。水疗通常对这类患者非常有帮助。

肩袖修复

撕裂的大小、患者的年龄、软组织和骨的质量、修复的安全性、患者的运动模式以及相关手术方式，都决定了患者的具体术后康复方案。通常，所有患者都应佩戴吊带 4 周。如果对愈合失败存在一些担忧，则最多可以增加至 5 ~ 6 周。指示患者在睡觉时也应佩戴。他们经常需要在躺椅或倾斜的床上以倾斜的姿势睡觉长达 12 周。

始终允许手和腕部运动以及主动的肘关节伸直。如果未进行肱二头肌腱成形术，则可在术后头 6 周内即允许主动屈肘。否则，必须被动弯曲拉伸的肘关节。

我们赞成一个保守的计划，除了在特殊情况下，前 4 周通常不涉及任何活动范围练习。我们为患者设定了要达到的参数或"里程碑"，并鼓励他们在指定时间内不超过这些"里程碑"。

第 4 ~ 12 周

患者停止佩戴吊带。他们可以尝试用患肢持小器具进餐，并提起重量不足 1 磅的物体，最初 12 周最大重量为 5 磅。以上练习是假设没有进行肱二头肌腱固定的情况下制订的。如果进行了肱二头肌腱固定术，则锻炼开始推迟到 6 周。

患者首先开始钟摆运动。然后，他们在连续几周内添加手放在桌子上的移动练习、手扶墙移动练习和手放在午睡位置练习，如下所示：

第 4 ~ 5 周：仅限钟摆运动。

第 5 ~ 6 周：钟摆运动和手放在桌子上移动练习。

第 6 ~ 7 周：钟摆运动、手放在桌子上移动练习和手扶墙移动练习。

第 8 周：增加手放在脑后、午睡姿势的练习。如果钟摆运动或手放在桌子上移动在此时没有挑战性，则可以停止。

一般原则是，疼痛是所有运动进行和进展的指导。VAS 评分不应超过 2/10。患者可以每天进行分

次运动。

预计在第 8 周，患者在进行手扶墙移动时至少可以向前抬高 120°。预计在 12 周患者可以主动抬高到 160°。通常，他们无须过分努力就可以实现。如果 8 周或 8 周后的任何时候患者没有取得适当的进展，需转诊给理疗师进行主动和被动的活动范围练习，并鼓励进行水疗。

通常允许患者在第 6 周走入游泳池，在第 8 周尝试蛙泳。

在这一时间点上，还没有进行改善内旋或外展运动的练习。

第 12 周

除外展外，鼓励所有活动范围的活动，包括内旋。不鼓励外展，因为外展有可能导致撞击，并且在其他动作正常恢复的前提下，外展通常会自行改善。肩关节肌力练习从第 12 ~ 16 周开始，具体取决于是否已达到完全活动范围。

盂肱关节固定术

根据手术前的不稳定程度和患者固有的松弛程度，患者应将佩戴吊带 4 ~ 6 周。

第 4 ~ 6 周到第 12 周

患者的年龄和基础诊断对术后康复计划的确定起着重要作用。一位患有 Ehlers-Danlos 综合征和多方向不稳定的年轻女性，将可以轻松地开始与肩袖修复患者一样的主动辅助活动范围练习。他们将在没有治疗师的情况下恢复运动，其目标是最终遗留一些关节僵硬。患有外伤性单向性脱位并进行前盂唇修复的患者的主要目标是在第 12 周时在手臂外展位可以达到最大外旋的 75%。

第 12 周

肌力练习从 12 周到 6 个月开始。这些患者通常希望可以做头顶肌力练习。允许这样做，并谨慎地从 6 个月开始。